W0038707

Prof. Alexander Kekulé

DER CORONA-KOMPASS

Prof. Alexander Kekulé

DER CORONA-KOMPASS

Wie wir mit der Pandemie leben und
was wir daraus lernen können

ULLSTEIN

Abbildungen im Innenteil:

Baggen Design und Nerd Communications: S. 205
Freedomhouse.org: S. 147
Anna Fuchs: S. 41, 43, 45, 63, 65, 91, 134 f.,166 f., 185, 251 ff.,
261, 263
Alexander Kekulé/Red Cape Production: 125, 196 f., 215, 226 ff.,
258, 266, 274
Peter Palm: S. 130 f.
Shutterstock: S. 98

Editorischer Hinweis:
Redaktionsschluss dieses Buches war der 7. 10. 2020.

Aktuelle Informationen auf:
Twitter: @AlexanderKekule
www.Corona-Kompass.de

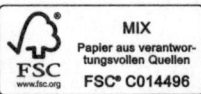

ISBN 978-3-550-20140-0

Gesetzt aus der Malabar LT Pro
Redaktionelle Mitarbeit: Wiebke Heiss, Franca Conradis-Jansen,
Manuela Pecoraro
Satz: Red Cape Production
Druck und Bindearbeiten: GGP Media GmbH, Pößneck
Printed in Germany

Meiner wunderbaren Familie

INHALT

1. EINLEITUNG   13
SCHWARZER SCHWAN UND VOGEL STRAUSS
Ein ungutes Gefühl   13
Alarm mit Schlummertaste   14
Der Geist ist aus der Flasche   19
Mahner und Bremser   20
Alarmstufe Rot   22
Das Virus überrascht Europa   26
Europa schwenkt um – in kleinen Schritten   27
Vom Virus überholt   31
Vom Gegner lernen   34

2. AUS EINER ANDEREN DIMENSION   39
DIE PARALLELWELT DER VIREN
Zwischen Leben und Tod   40
Datenleak in der Stunde null des Lebens   44
Woher kommen Viren? Und was wollen sie von uns?   48
Trojaner, Mörder, Trittbrettfahrer   50
Krankheit und Tod – aus Versehen   53

3. WIE SICH UNSER KÖRPER WEHRT   57
ANTIKÖRPER, KILLERZELLEN UND ANDERE WUNDERWAFFEN
So komplex wie das Gehirn   58
Immunantwort erster und zweiter Klasse   60
Ein fast perfektes Fossil   61
Die zweite Stufe wird gezündet   64
Von Schafen und Menschen   67

4. ÜBERFALL AUS DEM TIERREICH 71
WIE PANDEMIEN ENTSTEHEN

Spillover – Viren aus dem Tierreich 72
Das Vogelsterben von Hongkong 73
Woher kommen neue Influenzaviren? 75
Das Geheimnis der Spanischen Grippe 77
Ein virologischer Dinosaurier 78

5. DER UNBEKANNTE DRITTE 81
WAS CORONAVIREN SO GEFÄHRLICH MACHT

Generalprobe für die Pandemie 83
Nachricht aus Dschidda 87
Dr. Jekyll und Mr. Hyde 88
Wie Superspreading entsteht 90
Vermehrung um jeden Preis? 92
Die Müllabfuhr dreht durch 93
Orkan der Botenstoffe 94
Schweine als Blaupause 95

6. VIRUSJÄGER 101
VON PLANERN UND PROPHETEN

Ein unbequemer Vorschlag 102
Weckruf für die WHO 103
Ein Oldtimer wird aufpoliert 104
Eine neue wissenschaftliche Disziplin 106
Spiele und Pläne 107
Drei Botschaften und ein Zauberwort 111
Die heimliche Generalprobe 114

7. DER STURM BRICHT LOS   119
DER SIEGESZUG DES VIRUS BEGANN IN EUROPA
Ein ziemlich tödliches Virus   122
Aus Italien in die Welt   127
Die magische Zahl *R*   132
Blinde Passagiere   133
Keine Pandemie ohne Superspreader   139
Erfolglose Ausbruchsversuche   142

8. DIE DUNKLE QUELLE   147
WOHER KAM SARS-COV-2?
Lügen und andere Unwahrheiten   148
Patient zero   151
Ein Virus im Zeugenstand   152
Missing Link   154
Schauergeschichten   158

9. DIE WISSENSCHAFT SCHLÄGT ZURÜCK   163
TESTS, THERAPIEN UND DIE RETTENDE IMPFUNG
Diagnostik: Die Untoten ans Licht bringen   164
Therapie: Zwischen Skylla und Charybdis   171
Impfstoffe: Kommt die Rettung rechtzeitig?   178
Ein uraltes Prinzip ...   180
... und seine moderne Anwendung   181
Champions für die Rettung der Welt   183

10. GEWINNER UND VERLIERER 195
WAS GEGEN COVID HALF – UND WAS NICHT

Kampf der Auguren 199
Forscher und ihre Kritiker 202
Zwei Kulturen 204
Im Blaulichtmodus 206
Die Zutaten des Erfolges 207
Lockdowns und andere Irrwege 212
Tanz um das goldene Kalb 214
Virus Busters 218
Hoffen auf Erlösung 219

11. MIT DEM VIRUS LEBEN 223
WIE WIR DEN GEGNER IN SCHACH HALTEN KÖNNEN

Verpasste Chancen 224
Den Tanz beenden 230
SMART 233
Modus vivendi mit einem Virus 262
Wie tödlich ist Corona? 268
Gefährliche Vorsicht 271
Wie viele Tote sind zu viel? 275
Ein Plädoyer 278

12. DIE PANDEMIE ALS CHANCE 283
DIE ZUKUNFT NACH CORONA

Jenseits von Gut und Böse 284
Lehrer und Zerstörer 287
Gefährliche Alleingänge 289
Follow the Facts 291
Die sechste Plage 293
Die Rote Königin 297

GLOSSAR 303
ANMERKUNGEN 321
REGISTER 343

1.

EINLEITUNG
SCHWARZER SCHWAN UND VOGEL STRAUSS

EIN UNGUTES GEFÜHL

Der Vorbote der Katastrophe lag vollkommen daneben. Ob wir in Deutschland denn wieder vom Schneechaos heimgesucht würden, wollte der Anrufer wissen. Mein Kollege war vorigen Winter in den bayerischen Bergen zu Besuch gewesen. Die klirrende Kälte, meterhohe Eiswände am Straßenrand, in den Seitengräben heulende Autos und von der Außenwelt abgeschnittene Dörfer hatten ihn enorm beeindruckt.

Doch leider musste ich ihn enttäuschen. In diesem Jahr war alles anders. Seit Wochen hatte es kein einziges Mal geschneit. Draußen regnete es bei zehn Grad plus. Es war ein früher Januartag des Jahres 2020.

Am anderen Ende der Leitung wehte ein angenehm warmes Lüftchen, wie meistens um diese Jahreszeit. Mein Gesprächspartner richtete seine Kamera auf das Fenster seines Büros. Zwischen den glitzernden Hochhausfassaden von Hongkong Island konnte ich ein Stück Himmel sehen, strahlend blau mit ein paar weißen Wölkchen.

»Schön ist das bei euch«, sagte ich. »In diesem Jahr komme ich auf jeden Fall vorbei und sehe mir das neue Sicherheitslabor an. Versprochen!«

Was ich von dem SARS-Ausbruch in Wuhan halte, wollte mein chinesischer Kollege wissen. Könnte das die nächste Pandemie werden, vor der wir immer gewarnt hätten?

»Nein, das würde mich wundern.« Ich hatte am 31. Dezember eine kurze Nachricht darüber gelesen. Die chinesischen Behörden untersuchten eine ungewöhnliche Häufung von Lungenentzündungen, insgesamt 27 Fälle. Es war angeblich noch nicht einmal klar, ob alle dasselbe hatten.

»Die Gerüchte hier in Hongkong klingen ernster«, sagte die Stimme im Hörer. Demnach seien mehrere Intensivstationen in Wuhan bereits voll mit Patienten, die typische Symptome der Lungenkrankheit SARS zeigten. Der Ausbruch sei, so hieß es, von einem Tier auf dem *Huanan Seafood Market* im Zentrum von Wuhan ausgegangen.

»Für mich sieht das so aus, als hätte China CDC gut gearbeitet und die Sache schnell aufgeklärt«, meinte ich. China CDC (CCDC), das ist die staatliche chinesische Gesundheitsbehörde.

»Ja, so sieht es aus. Und genau das ist es, was mir Sorgen macht. Der Winter war hier in Hongkong übrigens auch nicht normal. Es wird von Jahr zu Jahr wärmer. Irgendwann werden wir vor lauter Klimaerwärmung gar keine Jahreszeiten mehr haben.«

Das Gespräch hinterließ bei mir ein ungutes Gefühl. Wenn man die Klimaveränderung jetzt sogar in Hongkong spürt, wo auf der Wetterkarte sowieso nur »trockenwarm«, »schwülwarm« oder »lauwarm mit Regen« zur Auswahl steht, musste es wirklich schlecht stehen um unseren Planeten. Für das neue Jahr nahm ich mir vor, mich intensiver mit den Folgen des Klimawandels zu beschäftigen.

ALARM MIT SCHLUMMERTASTE

Unter anderen Umständen hätte ich die DON vom 5. Januar 2020 auf meinem Smartphone glatt überblättert: »*Pneumonia of unknown cause – China*« leuchtete mir auf dem Display entgegen.

In China war also wieder einmal eine ungeklärte Lungenentzündung aufgetreten. Seuchenausbrüche sind auf diesem Planeten keine Ausnahme, sondern die Regel. Die Weltgesundheitsorganisation WHO registriert etwa 200 ungewöhnliche Infektionsgeschehen pro Jahr, die Dunkelziffer ist wesentlich höher. Ob sich daraus kleinere oder größere Epidemien entwickeln, ist jeweils schwer vorherzusagen. Besonders gefürchtet sind neuartige, aus dem Tierreich stammende Grippeviren. Sie galten bisher als wahrscheinlichste Auslöser einer Pandemie, also der weltweiten Verbreitung einer lebensgefährlichen Infektionskrankheit.

Die Genfer Zentrale der WHO fasst Lageberichte nationaler Gesundheitsorganisationen und ihrer eigenen Regionalbüros zusammen. Zusätzlich analysieren die Seuchenwächter Informationen über mögliche Krankheitshäufungen aus dem Internet, sie werten weltweite Nachrichten und soziale Medien aus. Was hier zusammengetragen wird, erscheint im globalen Seuchen-Informationsdienst, den *Disease Outbreak News*. Diese DONs melden jeden noch so vagen Verdachtsfall, von jedem noch so abgelegenen Ort der Welt, 24 Stunden am Tag.

Daneben gibt es mehrere unabhängige Wachhunde, etwa den Newsletter ProMED-Mail. Sie gehen unter anderem Hinweisen aus Internetforen nach und organisieren Netzwerke von Wissenschaftlern, die Häufungen ungewöhnlicher Erkrankungen – sogenannter *Emerging Diseases* – melden.

Wer so einen Informationsdienst abonniert hat, kann das Treiben der Mikroben[1] auf dem Erdball nahezu in Echtzeit miterleben: Pest in Madagaskar, Polio in Kamerun, Ebola im Kongo, Zika in Indien, Hantafieber in Panama … Seuche ist immer und überall. Epidemiologen haben dagegen eine dicke Hornhaut entwickelt, sonst lägen ihre Nerven ständig blank.

Pneumonia of unknown cause, eine Lungenentzündung unbekannter Ursache, könnte in China alles Mögliche sein.

15

Oft steckt eine Pilzinfektion oder eine Legionelle aus der Dusche dahinter. Oder ein Mensch hat sich ausnahmsweise mit einer Tierkrankheit angesteckt. Von Tieren übertragene Krankheiten sind in ländlichen Regionen Asiens nicht selten. Oft leben die Menschen mit ihren Fleischvorräten unter einem Dach, getötet und zerlegt werden sie in der Küche. Wenn dann kothaltiger Staub in die Lunge oder Schlachtblut in kleine Wunden kommt, springen tierische Erreger schon einmal auf den falschen Wirt über. Eine weitere Übertragung von Mensch zu Mensch kommt in solchen Fällen allerdings fast nie vor.

Es gab also eigentlich keinen Grund, die Meldung auf dem DON-Ticker meines Smartphones zu öffnen – wenn da nicht zuvor das Gespräch mit meinem Kollegen aus Hongkong gewesen wäre. Ihm war es zwar nicht gelungen, mich mit seinem Misstrauen gegenüber den Pekinger Behörden anzustecken. Aber neugierig hatte er mich schon gemacht.

Was die WHO jetzt, an diesem 5. Januar 2020, meldete, war ziemlich beunruhigend. 44 Fälle mit unklarer Lungenentzündung sollte es mittlerweile in Wuhan geben, elf davon in lebensbedrohlichem Zustand.

Das passte ganz und gar nicht zu den Informationen vom Jahreswechsel. Wie konnten in wenigen Tagen 17 neue Fälle dazugekommen sein, wenn angeblich die Infektionsquelle bereits bekannt war und der Erreger nicht von Mensch zu Mensch übertragen wurde? Und warum fand sich in der WHO-Mitteilung kein Hinweis darauf, dass die chinesischen Behörden die gefürchtete Infektionskrankheit SARS in Verdacht hatten?

SARS steht für *severe acute respiratory syndrome* – eine durch das Coronavirus SARS-CoV² ausgelöste Lungenentzündung. Die hoch ansteckende Krankheit war 2003 in China aufgetreten, hatte sich in kurzer Zeit in Südostasien verbreitet und mehrere Ausbrüche auf anderen Kontinenten verursacht. Die WHO stufte das Ereignis damals als Pandemie ein, obwohl das Virus bereits nach sechs Monaten unter Kontrolle war. Von den insgesamt 8422 registrierten Fällen starben knapp zehn Prozent.[3] Es wird vermutet, dass der Erreger von einem wild gefangenen Larvenroller stammte, einem katzengroßen Raubtier, das in Asien als Delikatesse gilt.

Der Gedanke an SARS weckte unangenehme Erinnerungen. Den Ausbruch vor 17 Jahren hatte die chinesische Regierung lange verheimlicht und erst nach Monaten der WHO gemeldet.

Ich suchte mir die asiatischen Medienberichte vom 31. Dezember 2019 heraus. Demnach hatte die Nationale Gesundheitskommission Chinas bereits an diesem Tag Experten aus Peking entsandt, um den Ausbruch zu untersuchen. Da es in Wuhan ein eigenes Büro der CCDC gibt, war dieser Schritt sehr ungewöhnlich. Das städtische Gesundheitsamt hatte alle medizinischen Einrichtungen aufgefordert, die Patientenakten zu überprüfen und Fälle mit verdächtigen Symptomen bis zum 30. Dezember 2019, 16:00 Uhr, zu melden. Die Krankenhäuser in Wuhan sollten ihre Nothilfen und intensivmedizinischen Abteilungen verstärken, die Katastrophenpläne überprüfen und für Patienten mit unklarer Lungenentzündung den *Green Channel* öffnen. Über den *Green Channel*, ein privilegiertes Notfallmanagement ohne Wartezeiten, kommt in China nur ins Krankenhaus, wer dafür sehr viel Geld bezahlt – oder in höchster Lebensgefahr schwebt.

Am folgenden Dreikönigstag liefen dann die Leitungen heiß (sofern man das im Zeitalter des Internets noch so nennen darf). Von Bangkok bis San Francisco diskutierten Fachleute über die mysteriösen Ereignisse in Wuhan – und das Gerücht, die Kollegen vom *Wuhan Institute of Virology* hätten bei einem der Erkrankten ein neues, dem SARS-Erreger ähnliches Coronavirus nachgewiesen. In den chinesischen sozialen Medien kursierten Meldungen, wonach es weit mehr Infizierte geben sollte, als offiziell zugegeben wurde. Das Gesundheitsamt von Wuhan, das in der dortigen Amtssprache »Gesundheitskommission« heißt, hatte angeblich bereits am 31. Dezember angeordnet, dass in der Öffentlichkeit Gesichtsmasken getragen werden mussten und Versammlungen sowie geschlossene Bereiche zu meiden waren. Wenn diese Nachricht stimmte, mussten die lokalen Behörden Hinweise auf eine Übertragung von Mensch zu Mensch haben.

Doch kurz darauf gab die WHO Entwarnung. Am 12. Januar verschickte sie eine weitere *Disease Outbreak News* zur Situation in Wuhan, diesmal mit dem Titel: *Novel Coronavirus – China.*

Die chinesische nationale Gesundheitsbehörde und das *Wuhan Institute of Virology* hatten tatsächlich ein bisher unbekanntes Coronavirus identifiziert. Doch dieses sollte nach Angaben der chinesischen Behörden nur in Ausnahmen von Mensch zu Mensch übertragen werden. Dazu passte, dass angeblich bereits seit neun Tagen keine weiteren Erkrankten gefunden wurden. Im Gegenteil: Statt von 44 war jetzt nur noch von 41 Fällen die Rede. Es sei nur ein Todesfall aufgetreten, der zudem eine Vorerkrankung gehabt habe.

Die WHO sah keinen Grund, an diesen Angaben zu zweifeln. Sie bestätigte die chinesische Darstellung, wonach sich die Patienten in einem Markt in Wuhan infiziert hätten und es keine Hinweise auf Übertragungen von Mensch zu Mensch gäbe. Nach dieser Meldung sah es für einen Moment so aus, als sei das neue Virus vergleichsweise harmlos und die Lage in Wuhan unter Kontrolle. Offenbar war alles nur ein Fehlalarm gewesen.

Doch wie sich kurz darauf herausstellen sollte, hatten die Genfer Gesundheitswächter nur die Schlummertaste gedrückt.

DER GEIST IST AUS DER FLASCHE

Nur einen Tag später, am 13. Januar, läuteten die Alarm-
glocken erneut. In Thailand war zum ersten Mal ein Fall
außerhalb Chinas bestätigt worden. Das Königreich hatte
den offiziellen Angaben misstraut und bereits am 5. Januar
mit Einreisekontrollen für Flüge aus Wuhan begonnen. Die
Wärmebildkameras waren erst drei Tage in Betrieb, als sie
am Flughafen von Bangkok eine 61-jährige Passagierin mit
Fieber entdeckten. Mithilfe der Gensequenz des neuen Virus,
die chinesische Wissenschaftler am 10. Januar veröffentlicht
hatten, konnte die Infektion eindeutig nachgewiesen werden. Mit solchen Einreisekontrollen, die auch andere asiatische Länder frühzeitig einführten, wurden in den folgenden
Wochen zahlreiche infizierte Passagiere abgefangen.

Die Nachricht aus Thailand war für Fachleute eine Hi-
obsbotschaft. Denn damit stand fest, dass Flugreisende den
neuen Erreger bereits seit Anfang Januar in alle Welt ver-
schleppten. Vom *Wuhan Tianhe International Airport* star-
teten jeden Tag rund 75 000 Passagiere, davon rund 9000
zu internationalen Destinationen. Doch das war nur ein
Teil des Problems. Genauso besorgniserregend war, dass
nach Ermittlungen der thailändischen Behörden weder die
erkrankte Chinesin noch eines ihrer fünf mitgereisten Fa-
milienmitglieder den Markt in Wuhan besucht hatten. Das
Virus musste also von Mensch zu Mensch übertragen worden
sein. Die chinesischen Behörden hatten, wie bereits beim
SARS-Ausbruch von 2003, nur die halbe Wahrheit gesagt.

Später habe ich mit meinem Kollegen Klaus Stöhr über
die Anfangstage der Pandemie und die Gegenmaßnahmen
der verschiedenen Staaten gesprochen. Als Direktor des
Influenza-Programms der WHO hatte er beim SARS-Ausbruch 2003 die internationalen Forschungsaktivitäten koordiniert, die damals in Rekordzeit zur Identifizierung des

Erregers führten. Die Lage Mitte Januar 2020, als die ersten exportierten Fälle der neuen Lungenkrankheit bekannt geworden waren, brachte er schnörkellos auf den Punkt: »Zu diesem Zeitpunkt war klar, dass der Geist aus der Flasche ist. Und nichts auf der Welt konnte ihn dorthin zurückbringen.«[4]

MAHNER UND BREMSER

Erst eine gute Woche später, am 22. Januar, berief die WHO das *Emergency Committee* ein. Dieser Schritt ist laut den einschlägigen Statuten erforderlich, wenn sich ein Seuchenausbruch zu einer internationalen Gefahr zu entwickeln droht. Das Notfallkomitee soll dann beurteilen, ob der Ausbruch einen *Public Health Emergency of International Concern*[5] (PHEIC), also einen internationalen Gesundheitsnotfall, darstellt. Die Erklärung des PHEIC ist eine gewichtige Maßnahme, denn damit werden unter anderem Berichtspflichten des betroffenen Staates, internationale Befugnisse und Empfehlungen der WHO zu Beschränkungen des Reiseverkehrs in Gang gesetzt.

An diesem Mittwochmorgen war ich, wie viele meiner internationalen Kollegen, fest überzeugt, dass die WHO umgehend den Gesundheitsnotfall ausrufen würde. Denn dass die SARS-ähnliche Krankheit nach Europa eingeschleppt würde, war nur eine Frage der Zeit. Deshalb müssten dringend Grenzkontrollen und Tests auf das neue Coronavirus durchgeführt werden.[6] Lauren Gardner und ihre Kollegen von der *Johns Hopkins University* in Baltimore stellten an diesem Tag das berühmte »Dashboard« online, das heute die weltweite Referenz für die Corona-Fallzahlen ist. Zu jenem Zeitpunkt hatte China bereits 571 Fälle gemeldet. In umliegenden Ländern Südostasiens gab es mittlerweile zehn importierte Infektionen.

Zwei Tage zuvor hatte die Pekinger Regierung endlich zugegeben, dass die neue Lungenkrankheit von Mensch zu Mensch weitergegeben wird. Aufgrund der genetischen Ähnlichkeit war zu vermuten, dass das neue Virus wie SARS-CoV vor allem beim Husten und Niesen übertragen wird. Ersten Schätzungen zufolge starben etwa zwei Prozent der Erkrankten. Damit war die mysteriöse Lungenkrankheit zwar weniger gefährlich als SARS, jedoch mindestens zehnmal tödlicher als die Grippe. Und im Gegensatz zur Grippe war vermutlich niemand auf der Welt gegen das neue Virus immun – die perfekten Zutaten für eine verheerende Pandemie.

Zur Überraschung der internationalen Fachwelt entschied WHO-Generalsekretär Tedros Ghebreyesus jedoch, den Ausbruch mit dem neuen Coronavirus nicht zum Gesundheitsnotfall zu erklären. Dafür wurde die WHO später heftig kritisiert – nicht nur von US-Präsident Donald Trump, sondern auch von zahlreichen Fachleuten.

Da es aus Genf keine konkreten Empfehlungen gab, setzten viele Regierungen auf den Rat ihrer einheimischen Virologen und Gesundheitsbehörden. Die waren sich jedoch nicht immer einig, weder innerhalb eines Landes noch international. Thailand, Singapur, Südkorea, Vietnam, Hongkong und Taiwan* hatten – entgegen den Empfehlungen der WHO – längst strenge Einreisekontrollen eingeführt und untersuchten auch im jeweiligen Land Menschen mit verdächtigen Symptomen auf das neue Virus.

Dagegen machte man sich in Europa zunächst weniger Sorgen. Bei deutschen Regierungsberatern etwa fand die abwartende Haltung der WHO breite Unterstützung. Der

---

* Hongkong ist eine Sonderverwaltungszone der Volksrepublik China. Taiwan gehört offiziell zu China, sieht sich jedoch als selbstständigen Staat. In diesem Buch werden sie wie Länder behandelt, weil sie unterschiedliche Corona-Maßnahmen ergriffen haben.

Präsident des Robert Koch-Instituts (RKI), Lothar Wieler, hielt es für »unwahrscheinlich«, dass sich das neue Virus außerhalb Chinas nennenswert verbreiten werde; noch wochenlang erklärte er politischen Entscheidungsträgern und der deutschen Öffentlichkeit, die normale Grippe sei viel gefährlicher[7]. Ein Berater der Bundesregierung verglich das Problem mit einer »Erkältungskrankheit« und sagte, es sei »zu früh, Alarm zu schlagen.«[8] Auch andere deutsche Virologen unterstützten die abwartende Haltung des RKI und sahen Empfehlungen für Grenzkontrollen und Tests als übertrieben an.

Die Gefahr wurde auch von den Regierungen anderer Staaten unterschätzt. Der britische Gesundheitsminister Matt Hancock berief am 24. Januar den Nationalen Krisenstab COBRA ein. Nach der Beratung verkündete er, die Gefährdung für die Bürger des Vereinigten Königreichs sei »gering«[9]. Am selben Tag beruhigte die französische Gesundheitsministerin Agnès Buzyn im Fernsehen: »Das Risiko einer Weiterverbreitung importierter Fälle ist sehr gering«.[10]

ALARMSTUFE ROT

Hätte ich eine Ampel für meinen inneren Corona-Alarmzustand, dann wäre diese am 8. Februar 2020 von Gelb auf Rot gesprungen. An jenem Tag bestätigten die Behörden einen Ausbruch in den französischen Alpen. Im idyllischen Skiort Les Contamines-Montjoie, am Fuße des Mont Blanc, waren vier Erwachsene und ein Kind positiv auf das neue Coronavirus getestet worden. Sie zeigten nur leichte Symptome. Die offizielle Zahl der in Frankreich Infizierten war damit auf elf angestiegen. Damals war diese Zunahme so eklatant, dass die Gesundheitsministerin Agnès Buzyn am Samstagmorgen eine Pressekonferenz einberufen hatte.

Mich beunruhigte jedoch nicht die Zahl der Fälle – in Deutschland gab es zu diesem Zeitpunkt ebenfalls elf Infizierte. Sorge bereitete mir vielmehr, auf welchem Weg sich die Leute in Frankreich infiziert hatten. Alarmierend war auch die Art und Weise, wie das bemerkt worden war.

Eine britische Familie, die ein Chalet in Les Contamines-Montjoie bewohnte, hatte bereits zwei Wochen zuvor Besuch gehabt. Ein Landsmann war nach einer Konferenz in Singapur vorbeigekommen und kurz darauf nach London weitergereist. Danach bemerkte er grippeähnliche Symptome und ließ sich auf das neue Coronavirus untersuchen, mit positivem Ergebnis.

Die britischen Behörden informierten über das Europäische Frühwarnsystem für Infektionskrankheiten (*Early Warning and Response System*, EWRS) ihre französischen Kollegen. Bei der sofort eingeleiteten Untersuchung aller Bewohner des Chalets wurden fünf positiv getestet. Vier der fünf Fälle, darunter ein neunjähriges Kind, hatten nur leichte Symptome und gingen sogar weiter Ski fahren. Der Fünfte konnte sich an keine Symptome erinnern.* Dass der Ausbruch überhaupt entdeckt wurde, war also nur der Umsicht des britischen Besuchers zu verdanken. Er hatte lediglich leichte Erkältungssymptome und war nicht in China, geschweige denn in Wuhan gewesen. Laut den damaligen Empfehlungen der WHO, die auch in der EU und dem Vereinigten Königreich angewandt wurden, hätte es bei ihm eigentlich keinen Grund für einen Test gegeben.

In der Epidemiologie kommt ein Ausbruch selten allein. Wenn das Virus einmal unbemerkt und ohne Zusammenhang

---

* Später ergab die Untersuchung des Ausbruchs, dass sich der in London positiv getestete Brite in Singapur von einem Konferenzteilnehmer aus Wuhan infiziert hatte. Auf den Ausbruch in Les Contamines-Montjoie gingen weitere sieben Fälle zurück, die in Frankreich, Spanien und dem Vereinigten Königreich aufgespürt werden konnten.

mit Wuhan – dem damals einzigen offiziellen Risikogebiet – nach Europa gereist war, dann musste es weitere, unbemerkte Herde geben. Aufgrund der Zahlen aus China war zu vermuten, dass einer von zehn bis 20 Infizierten mit schweren, grippeähnlichen Symptomen im Krankenhaus landet. In Wuhan hatte es zu diesem Zeitpunkt bereits Ausbrüche in Kliniken gegeben, auch tödliche Infektionen bei medizinischem Personal. Irgendwo in Europa würden in diesem Moment Pfleger und Ärzte solche Patienten behandeln und sich nichtsahnend einer hoch ansteckenden, potenziell tödlichen Seuche aussetzen.

Solange die europäischen Gesundheitsbehörden die Testung von Patienten mit grippeähnlichen Symptomen nur dann empfahlen, wenn ein bekannter Bezug zum »Risikogebiet« Wuhan bestand, konnte sich das Virus unbemerkt verbreiten. Allein nach Bayern kamen im Februar 2020 über 10 000 chinesische Gäste. Täglich landeten tausende von Passagieren aus chinesischen Destinationen auf europäischen Flughäfen. Die häufigsten Direktflüge gab es nach Deutschland, Chinas wichtigstem europäischem Wirtschaftspartner, gefolgt vom Vereinigten Königreich, Italien und Frankreich. In Großbritannien und Italien leben zusammengenommen rund 700 000 Auslandschinesen.

Im Gegensatz zu vielen asiatischen Ländern gab es bei der Einreise in die EU keine Wärmekameras, keine Fragen zum Gesundheitszustand, keine Empfehlungen zur Vorbeugung gegen Infektionen. Dem Virus waren Tür und Tor geöffnet.

Dass damals nicht noch mehr Fälle in kürzester Zeit importiert wurden, haben die Europäer der schnellen und konsequenten Reaktion ihrer Fluggesellschaften zu verdanken. Am 29. Januar setzten British Airways und Lufthansa alle Flüge nach China aus, die anderen europäischen Airlines zogen kurz darauf nach. Chinesische Maschinen flogen hingegen weiter, weil die EU den Empfehlungen der WHO folgte und Einschränkungen des Reiseverkehrs aus wirtschaftlichen Gründen ablehnte. Italien untersagte zwar am 31. Januar Direktflüge von und nach China, jedoch wurden Umsteigeflüge nicht kontrolliert.* Flüge aus dem Iran, damals einer der gefährlichsten Corona-Hotspots der Welt, stoppte die Bundesregierung übrigens erst am 2. April, als Deutschland bereits fast zwei Wochen im Lockdown war.

Tatsächlich bestand zu diesem Zeitpunkt bereits ein erhebliches Risiko für eine Einschleppung nach Europa, die zu einer nicht mehr kontrollierbaren Epidemie führen konnte.

Damals gab es den Vorschlag, EU-weit alle schweren Fälle unklarer Atemwegsinfektionen auf das neue Coronavirus zu untersuchen.[11] Länder wie Deutschland und Frankreich, die in Sachen Testmöglichkeiten gut ausgestattet sind, sollten die anderen Mitgliedsstaaten dabei unterstützen. Weil etwa jeder zwanzigste Fall im Krankenhaus behandelt werden muss, würde dadurch, statistisch gesehen, jeder Ausbruch nach spätestens 20 Infektionen entdeckt werden. Das ist in der Regel früh genug, um die Infektionskette durch Nachverfolgung und Quarantäne der Kontaktpersonen zu beenden. Das Robert Koch-Institut und die WHO sahen diesbezüglich jedoch keinen Handlungsbedarf.

Die wichtigsten Amtshandlungen der Genfer Gesundheitswächter waren dieser Tage zwei offizielle Namensgebungen. Das neue Virus sollte fortan »SARS-CoV-2« heißen und die zugehörige Krankheit »COVID-19«**. Eigentlich hätte man für die Krankheit keinen neuen Namen gebraucht, da sie von SARS aus dem Jahr 2003 klinisch nicht

---

* Das italienische Flugverbot wurde am 28. April wieder aufgehoben.
** Für *coronavirus disease 2019*. Im deutschen Sprachraum wird außerhalb der Fachsprache statt der Abkürzung meist das Neuwort »Covid-19« verwendet. Im Sinne der leichteren Lesbarkeit heißt die Krankheit hier »Covid«.

zu unterscheiden ist und die beiden Erreger zur selben Virusspezies gehören (die Influenza bekommt auch nicht jedes Jahr einen neuen Namen, obwohl sie durch wechselnde Virustypen verursacht wird). Doch möglicherweise war die blanke Wahrheit – »SARS ist zurück« – der WHO damals noch zu alarmistisch. Erst einen Monat später stufte sie den Ausbruch als Pandemie ein.

Ähnlich entspannt zeigten sich die Mitgliedsstaaten der Europäischen Union. Auf Anregung Italiens trafen sich am 13. Februar die Gesundheitsminister in Brüssel, um über Maßnahmen zur Eindämmung von Covid zu beraten. Außer einer allgemeinen Formel kam nichts dabei heraus. Nach »ernsthafter Diskussion« habe man sich darauf geeinigt, so fasste der italienische Gesundheitsminister Roberto Speranza das magere Resultat zusammen, »die gemeinsame Reaktion auf europäischer Ebene zu stärken«.[12]

In Italien gab es zu diesem Zeitpunkt nur drei registrierte Fälle: Unter anderem hatte sich ein leicht erkranktes chinesisches Touristenpaar Ende Januar in einer römischen Klinik gemeldet. Weder Speranza noch einer seiner europäischen Amtskollegen empfahlen ihren Krankenhäusern, akute Atemwegserkrankungen ohne Verbindung zu China auf Covid zu testen.

DAS VIRUS ÜBERRASCHT EUROPA

Die Quittung kam genau eine Woche später. Am Donnerstag, den 20. Februar, diagnostizierte in einer lombardischen Kleinstadt namens Codogno die diensthabende Anästhesistin den ersten Covid-Fall, der sich nicht im Ausland angesteckt hatte. Wie sich herausstellen sollte, hatte es hier bereits seit Wochen einen unerkannten Ausbruch gegeben. Die Ärzte der Region hielten die lebensgefährlichen

Erkrankungen für grippale Infekte, die um diese Jahreszeit gerade Saison hatten. So hatte man auch keine Veranlassung gesehen, das Spiel der Champions League abzusagen, das noch am 19. Februar in Mailand angepfiffen wurde. Aus den Provinzen Bergamo, Cremona und Lodi im Herzen der Lombardei waren rund 40 000 Fans gekommen, um ihren Heimatclub Atalanta Bergamo gegen die spanischen Kicker aus Valencia anzufeuern.

Das böse Erwachen kam für Europa in den frühen Morgenstunden des 23. Februar. Die italienischen Behörden ließen Codogno und neun umliegende Gemeinden abriegeln – mehr als 50 000 Menschen wurden von der Außenwelt isoliert. In nur vier Tagen hatte man in der Lombardei und dem Veneto 93 Fälle entdeckt, zwei von ihnen wurden die ersten Covid-Toten Europas. Ab diesem Tag sprachen Epidemiologen aus, was die WHO noch wochenlang nicht wahrhaben wollte: Die Pandemie hatte begonnen, und sie war nicht mehr aufzuhalten.

EUROPA SCHWENKT UM – IN KLEINEN SCHRITTEN

Die wenigen Wissenschaftler, die sich schon lange mit Pandemieszenarien und der Planung von Gegenmaßnahmen beschäftigt hatten, mussten in den folgenden Wochen mitansehen, wie die Regierungen der westlichen Staaten nahezu jeden Fehler machten, den sie im schlimmsten Fall für möglich gehalten hatten.

Sich auf seltene, aber gravierende Schadensereignisse vorzubereiten fällt der Politik insbesondere in demokratischen Systemen schwer. Risikoforscher bezeichnen solche Superkatastrophen als »schwarze Schwäne«[13]: Sie sind sehr selten, aber es gibt sie. Mit der Bevorratung von Medikamenten oder Schutzmasken für einen fiktiven Tag X lassen sich jedoch keine Wähler gewinnen. Den Teufel an die Wand zu malen, verdirbt die Stimmung. Nur wenige Regierungen wollen Geld für etwas ausgeben, dessen Nutzen, wenn überhaupt, erst lange nach dem Ende der eigenen Amtszeit offenbar werden könnte.

Zu Beginn der Corona-Pandemie war allen Fachleuten klar, dass man sich auf diesen schwarzen Schwan nicht ausreichend vorbereitet hatte. Dennoch erklärten die Staats- und Regierungschefs und ihre Gesundheitsminister gebetsmühlenartig, das jeweilige Gesundheitssystem sei für die drohende Pandemie hervorragend gerüstet. In Wirklichkeit fehlten überall in Europa Schutzausrüstungen, Desinfektionsmittel, Beatmungsgeräte und Medikamente. Eine ausreichende Bevorratung für den Krisenfall, wie von den Pandemieplanern angemahnt, hatte es nicht gegeben. Peer Rechenbach, der viele Jahre als Mitglied der Schutzkommission die Bundesregierung in Sachen Bevölkerungsschutz beraten hat, verwendet für diese Mischung aus Ignoranz und Fatalismus ein treffendes Bild: »Wenn die Sonne scheint, braucht niemand einen Regenschirm.«

Nun standen viele der angeblich so leistungsfähigen Industriestaaten Europas patschnass im Regen. Weder das medizinische Personal noch die Gesundheitsämter waren auf den bevorstehenden viralen Sturm ausreichend vorbereitet. Zudem ließen die meisten Nachbarländer ihre Grenzen zum Ausbruchsgebiet in Norditalien offen. Keines von ihnen suchte systematisch nach eingeschleppten Fällen.

In diesen Wochen hat sich das Coronavirus klammheimlich in Europa ausgebreitet. Geholfen hat dabei, dass Menschen mit verdächtigen Symptomen gemäß den einschlägigen Richtlinien nur getestet wurden, wenn sie aus sogenannten »Risikogebieten« zurückgekehrt waren oder mit einem Covid-Patienten Kontakt gehabt hatten. In Deutschland erklärte das zuständige Robert Koch-Institut jeweils nur die bereits dokumentierten Ausbruchsregionen zu exakt umrissenen Risikogebieten – als halte sich das Virus an Linien auf der Landkarte. Damals vergingen zwischen einer Infektion und deren Meldung an die Gesundheitsbehörde etwa zwei Wochen. In dieser Zeit konnte die Epidemie, die sich gerade explosionsartig ausbreitete, längst die Nachbarregionen der »Risikogebiete« erfassen.

Das zeitliche und geografische Muster der norditalienischen Epidemie ließ nach meiner Beurteilung jedoch keinen Zweifel daran, dass die Infektionen nicht mehr auf die vom RKI ausgewiesenen Risikogebiete beschränkt waren. Auch die hohe Zahl der Toten im Verhältnis zu den festgestellten Fällen in Norditalien belegte, dass es eine hohe Dunkelziffer nicht erkannter Infektionen geben musste. Die Covid-Epidemie stellte deshalb eine »unmittelbare, hohe Gefahr für die Gesundheit der Bevölkerung, der staatlichen Strukturen und der Wirtschaft dar«.[14]

Aus heutiger Sicht hätte man die explosionsartige Ausbreitung in Deutschland – und die späteren Lockdowns – zu dieser Zeit noch durch eine vergleichsweise kurzzeitige, geplante Kontaktreduktion verhindern können. Diese von mir damals vorgeschlagene »Sicherungsphase«* hätte die Aussetzung aller Großveranstaltungen, die Schließung von Kitas und Schulen, Einreisekontrollen für Risikogebiete und einen Aufruf zum freiwilligen Social Distancing beinhaltet. Im Gegensatz zu den später unvermeidlichen Lockdowns wäre diese Maßnahme auf zwei Wochen begrenzt gewesen und hätte keine Kontaktverbote, Ausgangssperren, Reisebeschränkungen oder Geschäftsschließungen beinhaltet. Danach hätten die Infektionsketten durch Testung aller

---

* In den Medien wurde mein Vorschlag unter dem Stichwort »Coronaferien« bekannt. Die Verlängerung der Schulferien in Bayern und Baden-Württemberg war jedoch nur ein Teil des Vorschlags.

Verdachtsfälle sowie Nachverfolgung von Kontaktpersonen unterbrochen werden können, ohne die Gesundheitsämter zu überlasten. Später haben britische Forscher auch statistisch gezeigt, dass so eine Sicherungsphase (*reset*) die regionale Epidemie unterbrechen kann.[15]

In der Medizin gilt die Regel: »Je länger man die Therapie verschleppt, desto chirurgischer wird der Fall.« – wer zu spät zum Zahnarzt geht, bezahlt dies mit teuren Implantaten. Die politischen Entscheidungsträger waren jedoch nicht zu überzeugen, dass nur durch momentan unpopuläre Maßnahmen spätere, wesentlich schlimmere Einschnitte verhindert werden konnten. Der deutsche Bundesgesundheitsminister sprach sich noch gegen die allgemeine Absage von Großveranstaltungen aus, als im nordrhein-westfälischen Heinsberg bereits ein Ausbruch im Zusammenhang mit dem Karneval aufgetreten war. Dass sich auf einer Karnevalssitzung ein Infizierter aufgehalten habe, sei vorher »nicht abzusehen« gewesen.[16] Auch der Krisenstab der Bundesregierung, der am 28. Februar seine Arbeit aufnahm, sprach sich gegen weitere Maßnahmen aus; die bestehenden Empfehlungen des RKI seien ausreichend und sollten befolgt werden. Von den ehemaligen Mitgliedern der Schutzkommission, die sich seit Jahrzehnten mit Abwehrmaßnahmen im Pandemiefall beschäftigt hatten, war zu diesem Termin niemand geladen.

Während in Norditalien der Notstand ausgerufen, die Schulen geschlossen und venezianische Karneval sowie alle Großveranstaltungen abgesagt wurden, wollte man in den Nachbarländern von der bevorstehenden Katastrophe nichts wissen. In Frankreich spielte noch am 28. Februar Nîmes gegen Marseille, in Deutschland trat Düsseldorf gegen Hertha an – vor 31 632 Zuschauern. In Ischgl und anderen österreichischen Skiorten wurde weitergefeiert, als gäbe es kein Morgen.

Nach dem Frühjahr nahmen Bayern und Baden-Württemberg den Schulbetrieb ohne Einschränkungen wieder auf.[17] Zehntausende Urlauber waren aus den österreichischen und italienischen Skigebieten zurückgekommen – etwa aus Südtirol, Tirol und Vorarlberg. Erwachsene gingen danach zur Arbeit und steckten nichtsahnend ihre Kollegen an, die Kinder besuchten Schulen und Tagesstätten. Neben Nordrhein-Westfalen, wo man kurz zuvor noch ohne jede Einschränkung Karneval gefeiert hatte, wurden Bayern und Baden-Württemberg zu den ersten außeritalienischen Hotspots Europas. Am 8. März 2020 lag Deutschland mit 1040 Fällen nach Südkorea, Italien und dem Iran auf Platz 4 der am meisten betroffenen Staaten außerhalb Chinas.[18]

Die verspätete Reaktion der Europäer hatte auch globale Folgen. Da der Ausbruch in Norditalien durch eine vom asiatischen Typ unterscheidbare Virusvariante verursacht wurde, steht heute fest, dass sich die Pandemie von dort aus an die Ostküste der USA und nach Afrika ausbreitete. Ende Februar brachte ein brasilianischer Geschäftsmann dann das Virus von einer Italienreise nach São Paulo mit – die erste bestätigte Infektion in Südamerika.[19]

VOM VIRUS ÜBERHOLT

Zu dem Zeitpunkt, als dieses Buch in den Druck geht, wurden weltweit rund 45 Millionen Fälle registriert, mehr als 1,2 Million Menschen sind an Covid gestorben. Entgegen den Beteuerungen nahezu aller Regierungen zu Beginn der Pandemie war die Welt auf den Ausbruch eines neuen, hoch ansteckenden Krankheitserregers nicht vorbereitet. Spätestens seit den 1990er-Jahren hatten Fachleute gewarnt, dass gefährliche Krankheitserreger mit großer Regelmäßigkeit aus dem Tierreich auf den Menschen überspringen und jederzeit einen verheerenden Ausbruch verursachen könnten.[20] Die Frage war nicht ob, sondern wann die nächste Pandemie kommen würde.

Auch Nikolaus von Bomhard, damals Vorstandsvorsitzender der Münchner Rückversicherung, warnte noch vor wenigen Jahren eindringlich davor, die Vorbereitung auf Pandemien und andere absehbare Schadensereignisse zu vernachlässigen:

> Wird jedoch ein Risiko ignoriert, so wird die Option Handeln aufgegeben und durch die Bereitschaft zum Überraschtwerden ersetzt. Letztlich entspricht dies der Vogel-Strauß-Taktik: »Was ich nicht sehe, das gibt es auch nicht.« Mit dieser Taktik kann man Glück oder Pech haben. Von Personen, die in Politik und Wirtschaft Verantwortung tragen, muss man jedoch erwarten können, dass sie sich nicht in Unwissenheit und Schicksalsergebenheit flüchten, sondern auf der Basis des verfügbaren Wissens verantwortungsbewusste Entscheidungen treffen.[21]

Gegen die Unkultur des Wegsehens konnte jedoch auch dieser Appell (dessen Titel ich für dieses Kapitel dankbar übernommen habe) nichts ausrichten. Viele Länder Europas, die USA, Brasilien und andere Staaten wären mit rechtzeitigen Gegenmaßnahmen weniger hart getroffen worden. Politiker und ihre Berater waren durch die neue Situation jedoch überfordert.

Deshalb ist ein genauerer und kritischer Blick auf die bisherigen Abläufe notwendig, um daraus Erkenntnisse für den weiteren Umgang mit der Pandemie zu gewinnen – denn diese wird uns noch lange begleiten. Während viele vermeintlich gut vorbereitete Industrieländer unerwartet hart getroffen wurden, ist es etwa Vietnam, Japan, Taiwan, Südkorea, Uruguay, Senegal und Neuseeland bislang erstaunlich gut gelungen, das Virus in Schach zu halten. Die Analyse der Gründe dafür kann bei der Beantwortung der Frage helfen, wie wir die Pandemie kontrollieren können, ohne dafür unser soziales und wirtschaftliches Leben zu opfern.

Im Ergebnis stehen die Länder der Erde jetzt vor unterschiedlichen Aufgaben. Wer, wie Neuseeland oder Taiwan, die Epidemie* bislang ohne allgemeine Lockdowns im Zaum halten konnte, muss lediglich die erfolgreichen Abwehrmaßnahmen verstetigen.

Die meisten europäischen Staaten brauchen dagegen Strategien, mit denen erneute Freiheitsbeschränkungen vermieden werden können. Durch Einschleppungen aus dem Ausland und eine nachlassende Akzeptanz für die Corona-Auflagen sind die Fallzahlen nach den Sommermonaten wieder deutlich angestiegen. Europa hat bei den Neuinfektionen pro Kopf Mitte Oktober die USA überholt, die Gesamtzahl der bestätigten Fälle beträgt inzwischen mehr als sieben Millionen.[22] Covid steht hier mittlerweile auf Platz 1 der häufigsten Todesursachen.[23]

In Spanien, Frankreich und dem Vereinigten Königreich geriet die Epidemie im Herbst 2020 außer Kontrolle. In Deutschland verhängten die Bundesländer für November erneut einen teilweisen Lockdown. Mit dem Beginn der kalten Jahreszeit könnte Europa im Herbst 2020 eine zweite Welle bevorstehen, deren Auswirkungen verheerender sind als die der ersten.

---

* Eine *Epidemie* (aus dem Griechischen ἐπί/*epi*, »über«, und δῆμος/*demos*, »Volk«) ist die schnelle, zeitlich begrenzte Verbreitung einer Krankheit in einem erheblichen Anteil einer bestimmten Population. In diesem Buch wird auch das auf ein Land oder eine Region bezogene Teilgeschehen einer Pandemie als Epidemie bezeichnet. Breitet sich eine Epidemie weltweit aus, spricht man von einer *Pandemie* (griechisch παν/*pan*, »alles«). Die WHO definiert Pandemie sinngemäß als Epidemie einer gefährlichen Infektionskrankheit, die in mindestens zwei der sechs WHO-Regionen auftritt.

Für die USA, Brasilien und andere besonders schwer betroffene Länder wird es in erster Linie darum gehen, die Zahl der Todesopfer bis zur Verfügbarkeit eines Impfstoffes so weit wie möglich zu begrenzen. Indien und einige afrikanische Staaten südlich der Sahara schließlich werden vorläufig nur weiter zusehen können, wie die Pandemie über ihre Bevölkerungen hereinbricht. Für sie wird der Impfstoff möglicherweise zu spät kommen, weil das Virus selbst zuvor für eine weitgehende Herdenimmunität* sorgt. Hier besteht zumindest die Hoffnung, dass das jüngere Durchschnittsalter eine niedrigere Sterblichkeit als in den reichen Ländern zur Folge hat.

VOM GEGNER LERNEN

In diesem Buch soll gezeigt werden, wie wir mit der Pandemie fertig werden und zugleich unser soziales und wirtschaftliches Leben zurückgewinnen können.

Dafür werden wir zunächst eine Reise in die bizarre Welt der Viren unternehmen. Wir werden gemeinsam erforschen, warum diese Kreaturen zwischen Leben und Tod so erfolgreich sind, was sie antreibt und wo ihre Schwächen liegen.

Danach möchte ich ein Organsystem vorstellen, das genauso weit entwickelt ist wie unser Gehirn und, so wie dieses, für die Evolution des Menschen entscheidend war. Unser Immunsystem führt einen ständigen Krieg im Mikrokosmos unseres Körpers, um unsere Art auf dem Planeten zu behaupten. Zugleich macht es Fehler und lässt sich von manchen Viren überlisten – was bei Covid ein wesentlicher Teil des Problems ist.

---

* Auf das Phänomen der Herdenimmunität gehen wir in Kapitel 3 näher ein.

Im nächsten Kapitel werden wir untersuchen, wie Pandemien entstehen – warum neue Erreger aus dem Tierreich auf den Menschen überspringen und was sie dann so gefährlich macht. Von Ebola, Influenza und anderen Seuchen haben Wissenschaftler vieles gelernt, das uns bei der Bewältigung der aktuellen Krise helfen kann.

Wir werden uns auch die besonderen Eigenschaften der Coronaviren ansehen, zu denen das aktuelle Pandemievirus SARS-CoV-2 gehört. Dessen älteres Geschwister SARS-CoV hatte die Menschheit bereits 2003 heimgesucht. In den Erkenntnissen von damals ist der Schlüssel für die Bezwingung des neu aufgetretenen Erregers verborgen.

Wir erfahren außerdem etwas über eine wissenschaftliche Disziplin, von der bislang nur wenige Leser gehört haben dürften. Dabei haben Forscher schon Anfang des Jahrtausends begonnen, künftige Pandemien zu simulieren und Abwehrmaßnahmen zu entwickeln. Dabei zeigten sich Schwächen, aber auch Stärken unserer Zivilisation – und genau die müssen wir für den Kampf gegen das Coronavirus kennen.

Im siebten Kapitel möchte ich den bisherigen Verlauf der Pandemie aus virologischer Sicht beschreiben. Dabei werden wir herausfinden, welche Kräfte die Virusausbreitung antreiben und wie man sie berechnen kann. Mit diesem Wissen wird das Auf und Ab der täglichen Infektionszahlen in neuem Licht erscheinen. Dadurch können wir beurteilen, welche Gegenmaßnahmen geeignet und notwendig sind (und welche man lieber sein lassen sollte).

Danach begeben wir uns an den geheimnisvollen Ort, an dem die wahrscheinlich schwerste Pandemie der Neuzeit ihren Anfang nahm. In den Fledermaushöhlen der südchinesischen Provinz Yunnan lauern Tausende unbekannter Erreger, die das Zeug für globale Katastrophen haben. Wie das Coronavirus von hier nach Wuhan und weiter in die Welt gereist sein könnte, ist derzeit eine der spannendsten Fragen der Virologie – und von entscheidender Bedeutung für unsere Zukunft.

Kapitel neun wird von den Gegenmaßnahmen handeln, die sich der Homo sapiens selbst ausgedacht hat, also davon, wie man das neue Virus nachweist und therapiert. Und wie wir – hoffentlich – einen Impfstoff dagegen entwickeln werden.

Dann werden wir versuchen herauszufinden, warum viele reiche und medizinisch gut ausgestattete Länder in den ersten Monaten der Krise versagt haben, während andere überraschend erfolgreich waren. Von denen, die bisher mit der Pandemie am besten zurechtgekommen sind, können wir lernen, welche Strategien funktionieren und welche nicht.

Auf Basis dieser Erkenntnisse möchte ich dann im elften Kapitel einen Vorschlag machen, wie wir mit dem Virus zurechtkommen könnten, ohne unser soziales und wirtschaftliches Leben durch weitere Lockdowns zu strangulieren. Die Strategie mit dem Namen »SMART« könnte uns helfen, die schwierige Zeit bis zur Verfügbarkeit eines Impfstoffes zu überstehen – und auch auf künftige Pandemien angemessen zu reagieren.

Das letzte Kapitel wird von der Zukunft handeln: davon, was wir nach der Pandemie besser und anders machen sollten; welche weiteren Menschheitsaufgaben auf die Jüngeren unter uns warten; und was wir dafür von Corona lernen können.

2.

AUS EINER ANDEREN DIMENSION

DIE PARALLELWELT DER VIREN

> *Die mit Abstand größte Bedrohung für die*
> *weitere Vorherrschaft des Menschen auf dem*
> *Planeten ist das Virus.*
> — JOSHUA LEDERBERG (1994)

Für die meisten Menschen dürften Viren etwas Unheimliches an sich haben. Einen herannahenden Waldbrand, eine Lawine, eine Springflut oder ein Erdbeben kann man sehen, hören und manchmal auch riechen. Das Gleiche gilt in der Regel für menschengemachte Gefahren, etwa feindliche Soldaten im Krieg oder vorbeifahrende Autos in der Großstadt. Viren dagegen sind unsichtbare Geisterwesen, die sich heimtückisch anschleichen und lautlos töten. Nicht umsonst sind Viren (und andere Krankheitserreger) auch im Krieg und bei biologischen Anschlägen besonders gefürchtet.

Bemerkenswerterweise liegt das nicht an ihrer objektiven Gefährlichkeit – mit biologischer Kriegsführung wurde noch nie eine Schlacht gewonnen, konventionelle Anschläge sind weitaus effektiver. Doch im Verbreiten von Angst und Schrecken sind biologische Kampfstoffe, mysteriöse Krankheitserreger und tödliche Viren kaum zu übertreffen.

Allerdings habe ich noch nie einen Virologen getroffen, bei dem der Gruselfaktor seiner Forschungsobjekte Wirkung zeigt. Wer einem Patienten mit Ebola- oder Lassafieber Blut abnimmt, wird sich natürlich gewissenhaft schützen und darauf achten, keinen falschen Handgriff zu machen. Unter meinen Erinnerungen waren solche Erlebnisse in Westafrika jedoch wesentlich weniger beängstigend als mancher Notarzteinsatz in Deutschland, etwa bei einem Gebäudebrand oder einem Chemieunfall. Das Unbekannte macht dem Menschen Angst und versetzt ihn mitunter in Panik. Großstadtkinder ängstigen sich nicht vor Autos, weil sie gelernt haben, sich im Straßenverkehr richtig zu verhalten. Virologen ängstigen sich nicht vor Viren, weil sie die Gefahr* einschätzen können und wissen, wie man sich davor schützt. Je mehr Menschen daher das Wesen der Viren verstehen und Schutzmaßnahmen selbst beurteilen können, desto weniger Panik kann eine Pandemie verbreiten. Folgen Sie mir also auf einer kleinen Erkundungsreise in die faszinierende Welt der Viren.

ZWISCHEN LEBEN UND TOD

Um zu verstehen, was Viren sind, müssen wir zuerst einmal verstehen, was wir selbst sind – genauer: wie die Zellen funktionieren, aus denen unser Organismus aufgebaut ist. Rund 30 Billionen dieser kleinsten Einheiten des Lebens machen einen Menschen aus. Da das neue Coronavirus insbesondere die Lunge befällt, soll das Beispiel in Abbildung 1 eine Schleimhautzelle der Atemwege darstellen. Der prinzipielle Aufbau ist bei allen Zellen unseres Körpers ähnlich. Ihre äußere Begrenzung besteht aus einer elastischen, stark fetthaltigen Membran, in der einige Hundert verschiedene

---

* In der Risikoforschung bezeichnet »Gefahr« (*danger*) die theoretisch mögliche Schadenswirkung einer Gefahrenquelle. »Gefährdung« (*hazard*) bedeutet, dass eine Gefahrenquelle mit einem Schutzgut (z. B. einer Person oder einer schutzwürdigen Sache) zusammentrifft. Der Begriff »Risiko« (*risk*) ist ein kombiniertes Maß für die Wahrscheinlichkeit des Eintretens und die Schwere eines Schadens.

ABBILDUNG 1: AUFBAU DER ZELLE

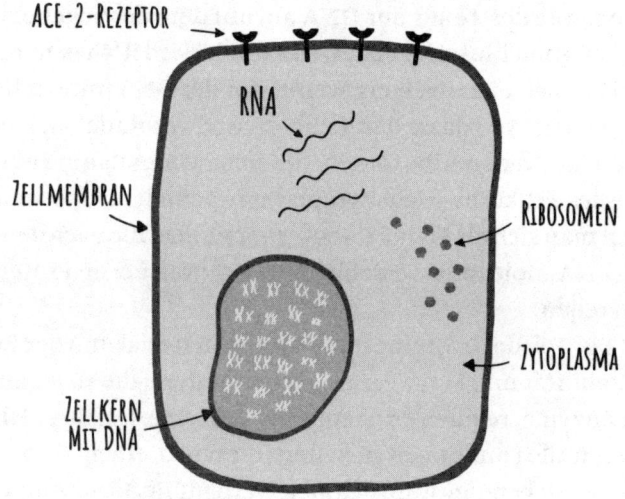

Eiweißmoleküle (Proteine) herumschwimmen. Nur eines dieser Membranproteine, der »ACE-2-Rezeptor«, ist in der Zeichnung als Beispiel dargestellt. Was es damit auf sich hat, werden wir uns gleich genauer ansehen.

Eine weitere, innere Membran umschließt den Zellkern. In diesem Tresor werden 46 Chromosomen aufbewahrt – die zentralen Datenspeicher der Zelle. Die X- oder Y-förmigen Gebilde bestehen hauptsächlich aus aufgewickelten DNA-Fäden; unglaubliche zwei Meter sind hier auf winzigem Raum zusammengeknäuelt. Die DNA[1] enthält das »Genom« unseres gesamten Körpers, den genetischen Bauplan – von der Zahl der Finger über die Augenfarbe bis zu den neuronalen Netzen des Gehirns. Man kann sie sich als eine lange Kette aus Kugeln mit vier verschiedenen Farben vorstellen. In der Reihenfolge dieser vier Farben sind die Anweisungen für die Herstellung der Proteine verschlüsselt, die wiederum

41

alles steuern, was in unserem Organismus passiert. Wenn die Zelle ein frisches Protein benötigt, fertigt sie zunächst eine Kopie des Teiles der DNA an, auf dem die zugehörige Information hinterlegt ist. Diese Kopie wird RNA genannt, weil sie sich chemisch ein wenig von der DNA unterscheidet. Die RNA verlässt den Zellkern und verbindet sich mit einem der vielen Ribosomen, die sich in dem Raum außerhalb des Zellkerns – dem Zytoplasma – befinden. Ribosomen kann man sich als kleine Roboter vorstellen, die nach den in den RNA-Molekülen verschlüsselten Anweisungen Proteine herstellen.

Ein Teil der Proteine dient als Baumaterial, um der Zelle Stabilität und Struktur zu geben. Andere, die sogenannten Enzyme, regulieren chemische Prozesse. Mit ihrer Hilfe werden alle Funktionen gesteuert, die wir an einem Organismus als »lebendig« wahrnehmen: Verdauung, Bewegung der Muskeln, Reparaturvorgänge, die Zellteilung sowie diverse Spezialfunktionen, etwa die Übertragung elektrischer Signale im Nervensystem.

Und Viren?

Sie können nichts von alledem. Während eine lebende Zelle einer emsigen Fabrikanlage ähnelt, in der es ständig raucht, rumpelt und klappert, ist ein Virus still und unbeweglich wie ein Sarg unter der Erde. Viren verdauen keine Nährstoffe, erzeugen keine Wärme, produzieren keine Proteine und bewegen sich nicht. Sie sind kalt, kristallin und tot. Wenn sie eine Zelle überfallen, tun sie das nicht in einer lebhaften Schlacht, sondern sie wirken heimlich und lautlos wie Gift.

Das gelingt ihnen, weil sie DNA- oder RNA-Moleküle enthalten, die denen der Zelle zum Verwechseln ähnlich sind. Nichtsahnend nutzt die infizierte Zelle den darin verschlüsselten Plan, um daraus ihren eigenen Vernichter zusammenzubauen. Die viralen Proteine stammen aus einer anderen Welt, ihre Evolution hat sich vor Milliarden Jahren von denen der Tiere, Pflanzen, Pilze und Bakterien gelöst. Aus der Perspektive der irdischen Lebewesen sind Viren Aliens aus einem Paralleluniversum, in dem die Gesetze der Biologie keine Gültigkeit haben. Sie konkurrieren mit anderen Kreaturen weder um Futter noch um Sonnenlicht noch um deren Lebensräume. In ihrer fremden Dimension gibt es keine Kommunikation, keine sozialen Beziehungen und keinen Kampf ums Überleben.

Wenn ein Wirt von einem Virus befallen wird (Abbildung 2), ist das für ihn eine Begegnung der dritten Art. Sobald eines der Aliens eingedrungen ist, gibt es den Befehl, den

ABBILDUNG 2: VIRUSVERMEHRUNG

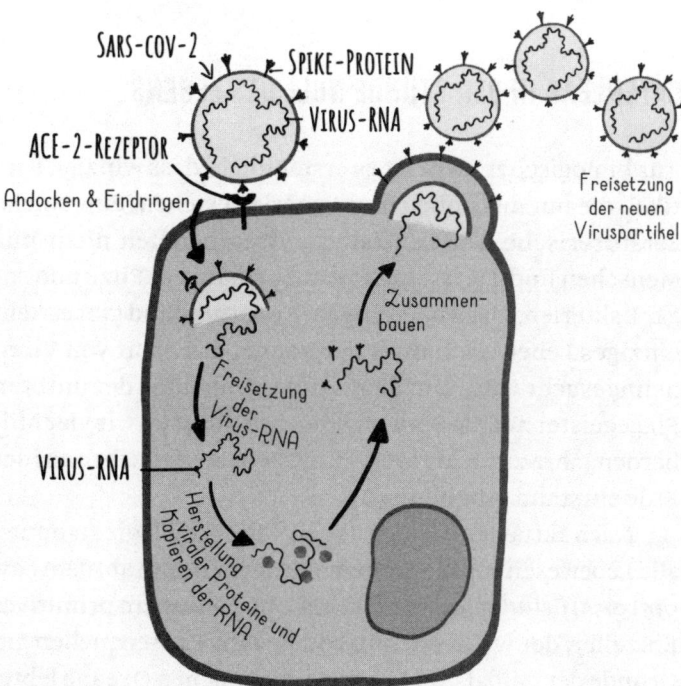

gesamten Stoffwechsel auf die Herstellung von Viruspartikeln umzustellen. Die befallene Zelle wird gezwungen, ihre eigenen Bedürfnisse zu ignorieren. Viele Viren schalten sogar spezielle Mechanismen zur Erkennung von Krankheitserregern ab – wie ein Einbrecher, der als Erstes die Alarmanlage außer Betrieb setzt.

Besonders aggressive Viren vermehren sich so schnell, dass bereits nach wenigen Stunden alle Baustoffe und Energiequellen verbraucht sind. Die Zelle ist dann nur noch ein toter Sack voller Viruspartikel, die darauf warten, auszuschwärmen und ihre nächsten Opfer zu suchen. Wenn die äußere Zellmembran schließlich platzt, verbreiten sich Zehntausende neuer Aliens im benachbarten Gewebe. Über das Blut und die Lymphgefäße können sie dann fast jeden Winkel des Körpers erreichen.

DATENLEAK IN DER STUNDE NULL DES LEBENS

Aus biologischer Sicht ist es erstaunlich, dass winzige Partikel, die nur aus unbelebter Materie bestehen, eine solche zerstörerische Kraft entfalten. Viren befallen nicht nur Menschen und Tiere, sondern auch Pflanzen, Pilze und sogar Bakterien. Nach derzeitigem Kenntnisstand gibt es kein einziges Lebewesen unter der Sonne, das nicht von Viren heimgesucht wird. Um dem Erfolgsgeheimnis der untoten Plagegeister auf die Spur zu kommen, müssen wir vier Milliarden Jahre zurückreisen – in die Zeit, als das Leben auf der Erde entstand (Abbildung 3).

Nach aktuellem Wissen der Evolutionsbiologie stammen alle Lebewesen von einem gemeinsamen Urahn ab, dem *Last Universal Cellular Ancestor* (LUCA). LUCA war ein primitiver Einzeller, der wahrscheinlich in heißen Tiefseequellen am Grunde der damals gerade neu entstandenen Ozeane lebte.

Wie auch alle heutigen Lebewesen besaß LUCA bereits ein Genom aus DNA, deren Erbinformation er abschnittsweise in RNA kopierte und daraus Proteine herstellte. Aus der – ziemlich nüchternen – Sicht der Biologie ist das »Wunder des Lebens« also nicht mehr als die Fähigkeit der Zelle, die Pläne für ihre eigenen Strukturen und Funktionen in einem Molekül zu speichern und dieses an die Nachkommen weiterzugeben. Das scheint auf den ersten Blick unmöglich, genauso wie ein Ei nicht ohne Henne entstehen kann und umgekehrt. Wenn es vorher keinen Plan, also keine Erbinformation gegeben hat, muss sich einer von LUCAs Vorfahren

ABBILDUNG 3: STAMMBAUM DES LEBENS

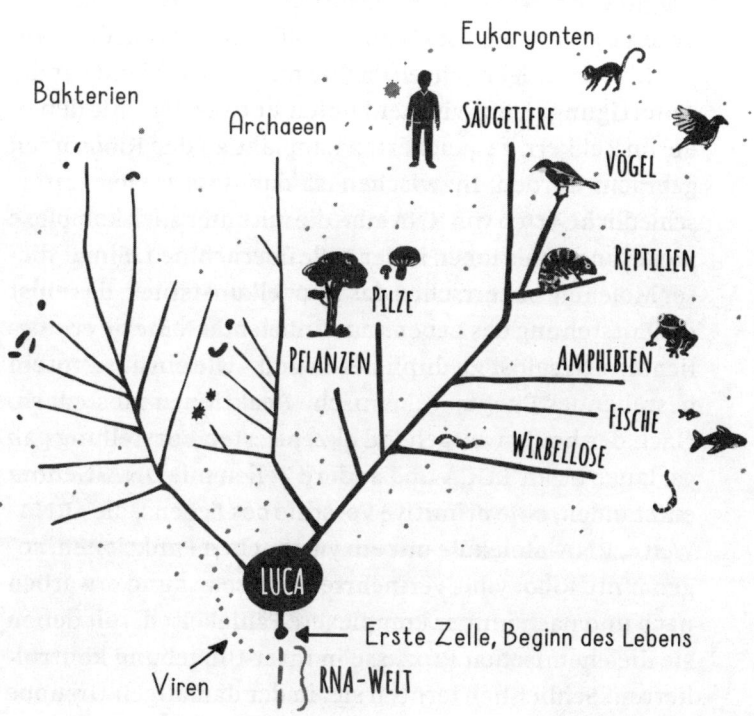

45

das Geheimnis der Replikation selbst beigebracht haben – sofern man den Einfluss außerirdischer oder göttlicher Kräfte außer Betracht lässt. Doch wie könnte das möglich sein?

LUCA und alle seine Nachkommen stellen Proteine nach der Bauanleitung einer RNA her, die wiederum von einem Abschnitt der DNA kopiert wurde. Diese Prozesse werden von Enzymen gesteuert, die selbst Proteine sind. Die theoretische Möglichkeit, dass alle drei Arten biologischer Moleküle – DNA, RNA und Proteine – genau zugleich entstanden und auf Anhieb miteinander funktionierten, ist extrem unwahrscheinlich und kann ausgeschlossen werden. Am Ursprung des Lebens muss es deshalb Moleküle gegeben haben, die sich selbst kopieren konnten und zugleich imstande waren, wie ein Enzym chemische Prozesse zu steuern. Nach einhelliger Überzeugung der Evolutionsbiologie gibt es nur ein Molekül auf unserer Erde, das dieses Wunder vollbringen kann: die RNA.

Bis vor einigen Jahren dachte man, RNA sei nur für die Anfertigung von Zwischenkopien notwendig, mit denen die im Zellkern gespeicherten Baupläne zu den Ribosomen gebracht werden. Inzwischen ist klar, dass es viele unterschiedliche Arten von RNA gibt, die mitunter auch komplexe Steuerungsfunktionen in der Zelle übernehmen. Einige dieser Moleküle beherrschen das Doppelkunststück, das einst die Entstehung des Lebens aus unbelebter Materie ermöglichte: sich selbst zu duplizieren und – wie ein aus Protein bestehendes Enzym – chemische Reaktionen zu steuern. Nach der heute weitgehend akzeptierten Vorstellung gab es, lange bevor LUCA und andere Zellen mit DNA-Genom entstanden, eine primitive Vorstufe des Lebens, die »RNA-Welt«. RNA-Moleküle mit enzymatischen Funktionen, sogenannte Ribozyme, vermehrten sich selbst und erwarben nach und nach immer komplexere Fähigkeiten, mit denen sie die chemischen Prozesse in ihrer Umgebung kontrollierten. Schließlich lernten sie, in der damaligen Ursuppe

herumschwimmende Bausteine zu einfachen Proteinen zu-
sammenzusetzen: Die Vorläufer der Ribosomen waren entstanden. Auch in den Ribosomen heutiger Lebewesen werden die entscheidenden Schritte von Ribozymen gesteuert.

In der vorzeitlichen RNA-Welt entstand ein einfacher
Code, mit dem bis heute die Abfolge der Kettenglieder einer
RNA in die Bauanleitung eines Proteins übersetzt wird. Jeweils drei Glieder der RNA bezeichnen einen Baustein des
herzustellenden Proteins.* Ribosomen lesen die genetische
Information der RNA-Kette Stück für Stück ab und setzen
das zugehörige Protein zusammen.

Schließlich lernten die Vor-Lebewesen der RNA-Welt,
ihre genetische Information in Form von DNA statt als RNA
zu speichern. RNA-Kopien wurden fortan nur noch bei Bedarf angefertigt, wenn daraus Proteine hergestellt werden
sollten. Das hat mehrere Vorteile. DNA ist chemisch stabiler
als RNA und lässt sich nahezu fehlerfrei kopieren – dadurch
können größere Datenmengen gespeichert werden. Proteine
wiederum sind flexibler und vielfältiger als RNA. Sie lassen
sich als Baustoffe verwenden, was mit RNA nicht möglich ist.
Zudem können Enzyme auf Proteinbasis wesentlich komplexere Funktionen steuern als Ribozyme. Die Hightech-
Datenspeicherung in Form von DNA war so leistungsfähig,
dass die Geschöpfe der bizarren RNA-Welt nach kurzer Zeit
ausgestorben sind. Mit einer Ausnahme.

Bevor wir uns mit dieser Ausnahme eingehender beschäftigen, sehen wir uns noch kurz an, wie sich der Stammbaum des Lebens nach dem gemeinen Urahn namens LUCA
weiterentwickelt hat.

---

* Proteine sind, wie DNA und RNA, aus langen Ketten zusammengesetzt. Ihre Bausteine heißen »Aminosäuren«. Jeweils drei Glieder der
RNA-Kette kodieren eine Aminosäure. Wenn das Ribosom beispielsweise
die RNA-Sequenz *CAG* findet, baut es in das Protein die Aminosäure
Glutamin ein.

Um sich auf der Erde zu behaupten, müssen alle Lebewesen Energie gewinnen, wachsen, sich fortpflanzen und diese Vorgänge harmonisch steuern. Bereits unter den ersten Einzellern bildeten sich drei »Domänen« heraus, deren Arten vollkommen unterschiedliche Lösungen gefunden haben, diese vier Grundaufgaben des Daseins zu bewältigen. Zwei der Domänen, die Archaeen und die Bakterien, haben keine Zellkerne und leben ausschließlich als Einzeller. Die Mitglieder der dritten Domäne, die Eukaryonten, verpacken ihre DNA in einen Zellkern und haben sich wesentlich weiter entwickelt. Zu ihnen gehören alle mehrzelligen Organismen, von den Pflanzen über Pilze und Würmer bis zu höheren Wirbeltieren und dem Menschen. Bei aller Verschiedenheit – Archaeen leben zum Beispiel in 100 Grad heißen Quellen und überstehen Säuren und giftige Schwefeldämpfe – haben die Lebewesen der Erde eines gemein: Sie nutzen alle denselben, aus der RNA-Welt stammenden genetischen Code, um die Blaupausen ihrer Existenz zu verschlüsseln. Wer dieses universelle Alphabet des Lebens beherrscht und nachahmt, kann jede beliebige Funktion eines Organismus ausschalten, umprogrammieren und für seine eigenen Zwecke missbrauchen.

WOHER KOMMEN VIREN? UND WAS WOLLEN SIE VON UNS?

Da das Leben, wie wir es heute definieren, auf der Erde nur einmal entstanden ist, stellt sich die Frage, was mit den Myriaden anderen RNA-Varianten passiert ist, die sich nicht zu einer lebendigen Zelle und schließlich zum LUCA weiterentwickelt haben. Sind sie einfach spurlos verschwunden?

Nach allem, was wir heute über die Evolution wissen, wäre das höchst unwahrscheinlich. Eine sich selbst replizierende tote RNA konnte mit LUCA weder um Nährstoffe noch um ein Biotop konkurrieren, also auch nicht von ihm verdrängt werden. Im Gegenteil: Mit Ribosomen ausgestattete Zellen wie LUCA boten vagabundierender RNA die Chance, die in ihr kodierte Information in Proteine umzuschreiben. Mit der Entstehung des Lebens wurden die egoistischen Gene der RNA-Welt zu halbtoten Parasiten, die nur mit fremder Hilfe existieren können – im Schatten der drei Domänen des Lebendigen war das dunkle Reich der Viren entstanden.

Auch wenn Viren (bis jetzt) nicht zu leben gelernt haben, ist ihre biochemische Evolution in den letzten vier Milliarden Jahren weitergegangen. Sie haben Gene ihrer Wirtszellen gekapert und für ihre Zwecke weiterentwickelt. Einigen von ihnen ist es sogar gelungen, statt RNA die stabilere DNA zur Speicherung ihrer Erbinformation zu nutzen. Mit der Entstehung neuer Arten entwickelten sich auch neue, darauf spezialisierte Viren. Wann immer eine Spezies Methoden zur Abwehr der zerstörerischen Parasiten hervorbrachte, erfanden diese passende Gegenmechanismen, die wiederum den unfreiwilligen Gastgeber zu neuen Evolutionsschritten zwangen.

Aufgrund ihrer Einfachheit und kurzen Generationszeiten entwickeln sich Viren viel schneller als ihre Wirte und sind ihnen deshalb in der Evolution immer eine Nasenlänge voraus. Darüber hinaus können Viren auf ein anderes Tier wechseln und von dessen Verbreitung und Vermehrung profitieren. Sie sind die dunkle Materie, die bereits vor dem Urknall des Lebens existierte und die uns seitdem umgibt.

Was Viren von uns Menschen »wollen« – wenn man das so nennen darf –, ist damit offenkundig: *Homo sapiens* ist die evolutionär erfolgreichste Art des Planeten. Er besiedelt nahezu jeden Winkel aller Kontinente und transportiert Viren in vollklimatisierten fliegenden Röhren um die Welt. Sein Bestand wächst stabil und ist nicht vom Aussterben bedroht.

Und das Wichtigste: Sein Sozialverhalten bietet ideale Voraussetzungen, um Erreger innerhalb der Population zu übertragen. Für ein totes Stück Erbinformation, das keiner Bestimmung außer der eigenen Reproduktion folgt, ist der Übergang auf die menschliche Art ein Sechser im Lotto.

TROJANER, MÖRDER, TRITTBRETTFAHRER

Damit stellt sich die Frage, warum uns Viren krank machen und mitunter töten, statt sich einfach mit ihrem Hauptgewinn zu arrangieren.

Um sich zu vermehren, müssen Viren zunächst in eine Zelle eindringen – genauer gesagt: Sie müssen diese dazu bringen, den leblosen Eindringling selbst hereinzuholen. Das ist einfacher, als man denkt, denn auf der Zellmembran ist ständig etwas los. Beschädigte Proteine müssen ersetzt werden, Flimmerhärchen brauchen Energiestoffe, Signalsubstanzen mit wichtigen Botschaften für den Zellkern werden aufgenommen. Um das zu bewerkstelligen, haben Zellen zahlreiche »Rezeptoren« an ihrer Außenseite, die sie bei Kontakt mit der jeweils benötigten Substanz nach innen stülpen. Die Rezeptoren sind wie Türschlösser, die dem passenden Schlüssel den Weg ins Innere freigeben. In diesem emsigen Treiben wird gelegentlich etwas verwechselt – und genau darauf legen es die Viren an. Sie besitzen Strukturen auf der Oberfläche, die zu einem der Rezeptoren passen wie ein gut gemachter Dietrich. Die Zelle hält die feindliche Attrappe für etwas Nützliches und befördert sie aktiv in ihr Inneres.

Diesen heimtückischen Trick kennen wir ja bereits aus der griechischen Mythologie. Auch die Bürger von Troja sind darauf hereingefallen, als sie das von den Danaern vor den Toren abgestellte Holzpferd für ein Geschenk hielten. Sie zogen es deshalb hinter ihre Stadtmauern, wo die feindlichen Krieger dann ihr Unwesen treiben konnten.

Einmal in die Zelle eingedrungen, haben Viren von der Zerstörung ihrer Herberge eigentlich keinen Vorteil. Auch schwere Krankheit und Tod des befallenen Organismus nützen ihnen nichts.

Bei lebenden Krankheitserregern – etwa Bakterien, Pilze oder Würmer – ist die Lage anders: Sie konkurrieren mit ihrem Wirt um Nährstoffe und Energie. Wenn sie Gewebe ihres Wirtes zerstören, können sie dessen Überreste verdauen – wie ein Raubtier, das seine Beute verspeist. Sieche und Tod des Wirts gehören hier nicht selten zur Überlebensstrategie des Eindringlings.

Wenn etwa die Erreger der Toxoplasmose eine Maus befallen, nisten sie sich in Muskulatur und Gehirn ein. Die Maus erkrankt, läuft langsamer und verliert ihre Angst gegenüber Katzen. Darüber freut sich nicht nur manch fauler Stubentiger. Auch der Parasit hat seinen Vorteil davon: Katzen sind sein natürlicher Wirt, in deren Darm er sich am besten vermehren kann. Die Vierbeiner verbreiten dann über ihren Stuhl die Eier der Toxoplasmen, die wiederum von Mäusen gefressen werden – der Kreislauf beginnt von Neuem.

Ein anderes Beispiel ist das berüchtigte Bakterium *Bacillus anthracis,* einer der tödlichsten Erreger des Planeten. Wer seine Sporen einatmet oder mit der Nahrung aufnimmt, bekommt Milzbrand, eine ohne Behandlung fast immer tödliche Krankheit. Nicht umsonst ist Anthrax auch als biologische Waffe gefürchtet. Doch was hat dieser Erreger davon, seinen Wirt in kurzer Zeit zu töten?

Die natürliche Beute der Anthrax-Bazillen sind Weidetiere wie Schafe, Rinder oder Zebras. Beim Fressen nehmen sie Sporen der Erreger auf, die als umweltbeständige Dauerformen am Gras und an dessen Wurzeln kleben. Im warmen, nährstoffreichen Darm der Grasfresser verwandeln sich die

Sporen dann in aktive, vermehrungsfähige Bakterien. Die Bakterien verdauen das Fleisch ihrer Opfer und produzieren tödliche Gifte: Spätestens nach drei Tagen ist das Tier an Darmmilzbrand verendet. Für die Bakterien ist das von Vorteil. Sie zersetzen den Kadaver und gelangen in das Erdreich, wo sie sich wieder in Sporen verwandeln und auf ihr nächstes Opfer warten.

Das Töten des Wirts ist also für manche Krankheitserreger Teil ihrer Überlebensstrategie. Für Viren wäre das hingegen glatte Selbstvernichtung. Da sie sich nur innerhalb einer lebenden Zelle vermehren können, müssen sie ihr Vehikel so lange wie möglich am Leben erhalten. In der Umwelt überleben die meisten Viren nur wenige Tage,* gegen Hitze und Austrocknung sind sie mehr oder minder stark empfindlich. Ihr schlimmster Feind ist das Sonnenlicht. Dessen UV-Anteil löscht in kurzer Zeit die Erbinformation der Viren, weil ihre Speichermoleküle – RNA oder DNA – nicht durch eine umgebende Zelle geschützt sind.

Auch vom Siechen seines Zuhauses hat ein Virus nichts. Kranke bleiben im Bett und treffen weniger Artgenossen, die sonst willfährige Opfer werden könnten. Wer hustet, niest oder gar aus den Schleimhäuten blutet, wird instinktiv gemieden. Aus Sicht des Virus gilt deshalb: Je länger der Wirt überlebt, desto besser.

Dies ist wohl einer der Gründe, warum Viren eine gewisse Nähe zu Vampiren nachgesagt wird. Auch die »Untoten« aus Transsylvanien, die sich dem Vernehmen nach zuweilen in Fledermäuse verwandeln, lassen ihre Opfer möglichst lange am Leben, um sich an ihnen zu laben. Ihre modernen Nachfahren geistern als »Zombies« durch apokalyptische

---

* Hiervon gibt es medizinisch wichtige Ausnahmen. Beispielsweise können Hepatitis-A-Viren auf Salat und Gemüse mehrere Tage, unter bestimmten Bedingungen sogar wochenlang infektionsfähig bleiben.

Blockbuster und geben ihre Unsterblichkeit in Form von Viren weiter. Streng wissenschaftlich fällt natürlich auf, dass Fledermäuse tatsächlich die natürlichen Wirte der Erreger von Ebola, SARS, Covid und anderen schrecklichen Krankheiten sind. Und dass Viren kein Spiegelbild haben, weil sie kleiner sind als die halbe Wellenlänge des sichtbaren Lichts. Die Untoten aus der Fantasie von Bram Stoker scheuen übrigens, ebenso wie Viren, das Tageslicht wie der Teufel das Weihwasser. Auch sie lieben es kühl und nutzen Ratten als Helfer.

Zum Glück wissen echte Kenner des Genres, dass die Gefährlichkeit von Vampiren allgemein überschätzt wird. Ihre Abhängigkeit vom Leben anderer sowie ihre Empfindlichkeit gegenüber Sonnenlicht und anderen Umwelteinflüssen – Feuer, Knoblauch, Weihwasser, Wildrosen – machen sie relativ leicht besiegbar. Man muss nur wissen, wie es geht …

Doch damit Spaß beiseite. Wir müssen die Frage beantworten, warum manche Viren krank machen und töten, obwohl es ihnen offenkundig keinen Vorteil bringt.

KRANKHEIT UND TOD – AUS VERSEHEN

Gut angepasste Viren töten ihren Wirt nicht und machen ihn nur so krank, wie dies für die eigene Verbreitung nötig ist. Beispielsweise erzeugen Herpeserreger, jedenfalls bei Menschen mit gesundem Immunsystem, nur wenige, dafür hoch ansteckende Bläschen. Wäre der ganze Körper davon übersät, würden die Betroffenen eher zu Hause bleiben und von anderen gemieden werden. Schnupfenviren machen außer einer laufenden Nase nur wenige Beschwerden. In Kindergärten, Schulen, Büros und öffentlichen Verkehrsmitteln werden sie mit jedem »Ha-tschi« millionenfach vernebelt.

Der wohldosierte Krankheitsverlauf hat zwei Gründe. Erstens vermeiden es solche Viren, das Immunsystem ihres Wirts zu provozieren. Zweitens befallen angepasste Viren nur einzelne Organsysteme. Bei Herpesviren sind es bestimmte Nervenzellen und die zugehörigen Hautareale. Schnupfenviren infizieren gezielt die Schleimhaut der oberen Atemwege. Die Immunantwort hält sich auch deshalb in Grenzen, weil der Rest des Körpers weitgehend in Ruhe gelassen wird.

Viren, die erst kürzlich auf eine neue Art übergesprungen sind, machen dagegen zunächst einmal alles Mögliche falsch. Das Paradebeispiel dafür sind Ebolaviren. Ihre natürlichen Wirte sind in Zentralafrika beheimatete Fledermäuse. Wenn die Krankheitserreger, etwa über den Kot der Tiere, in einen Menschen geraten, befallen sie unter anderem die »Dendritischen Zellen« der Schleimhäute. Dies sind Vorposten des Immunsystems, die bei Kontakt mit einem Schädling in die nächstgelegenen Lymphknoten wandern und dort Alarm schlagen. Ebolaviren nutzen sie als Vehikel, um sich über Lymphe und Blut im ganzen Körper zu verbreiten. Wie Schrapnelle greifen sie, von den Blutgefäßen über Leber und Milz bis zum Gehirn, nahezu jedes Organ an. Der befallene Organismus reagiert darauf, als hätte jemand in einer Großstadt alle Alarmknöpfe zugleich gedrückt. Polizei, Bereitschaftspolizei, Feuerwehr, Rettungsdienst, U-Bahn-Wache, Katastrophenschutz – alle Komponenten des Immunsystems rasen durcheinander und behindern sich gegenseitig. Wenn die Signalstoffe der Immunabwehr, die »Zytokine«, planlos und mehr oder minder zugleich aktiviert werden, entsteht der gefürchtete Zytokinsturm. Fresszellen fangen dann an, jedes vom Virus infizierte Organ zu zerstören. Wie ein Schwarm blutrünstiger Haie attackieren sie dabei auch gesunde Zellen und bekämpfen sich schließlich gegenseitig. Im Ergebnis verstopfen Gerinnsel die Adern, aus der Bindehaut der Augen und den Schleimhäuten von Nase und Mund trieft das Blut, innere Organe versagen innerhalb von Stunden. Wenn es zum Zytokinsturm kommt, beträgt die Sterblichkeit* bei Ebola nahezu 100 Prozent.

Die hohe Letalität hat Ebola zu zweifelhafter Berühmtheit und so mancher Hauptrolle im Film verholfen. Davon abgesehen ist das Virus jedoch nicht besonders erfolgreich, weil die Übertragung nur über Körpersekrete erfolgt und Schwerkranke sich nur wenig fortbewegen. Die Sekrete mag aber, wenig überraschend, kaum ein Mensch anfassen und auf seine eigenen Schleimhäute schmieren. Abgesehen vom Ausbruch 2014 in Westafrika, bei dessen Erfolg der Mensch wesentlich mitwirkte, hat Ebola bislang nur kleinere Epidemien verursacht, die sich selbst begrenzten oder schnell einzudämmen waren. Seinem Wirt massiv zu schaden hat sich auch aus einem anderen Grund nicht ausgezahlt. Nach dem Ausbruch in Westafrika wurde endlich ein Impfstoff gegen Ebola entwickelt. Die Tage des berüchtigten »Killervirus« sind damit hoffentlich gezählt.

Wie wir später sehen werden, vereinigt das für die Covid-Pandemie verantwortliche Coronavirus Eigenschaften neu aufgetretener, aus einem Tier stammender Erreger mit solchen, die eigentlich nur bei an den Menschen angepassten Viren vorkommen. Doch bevor wir uns diesem erfolgreichsten Krankheitserreger des Jahrhunderts zuwenden, sehen wir uns genauer an, welche Gegenwehr er dafür zu überwinden hatte.

---

* Hier gemeint ist der Anteil der an der Krankheit Verstorbenen an den klinisch festgestellten Fällen. Diese »Fallsterblichkeit« (*case fatality ratio*, *CFR*) wird im Deutschen auch *Letalität* genannt. Die auf eine Population bezogene Sterblichkeit, beispielsweise Tote pro 100 000 Einwohner und Jahr, heißt *Mortalität*.

3.

WIE SICH UNSER KÖRPER WEHRT

ANTIKÖRPER, KILLERZELLEN UND ANDERE WUNDERWAFFEN

Wenn du den Feind und dich selbst kennst,
brauchst du den Ausgang von
hundert Schlachten nicht zu fürchten.
— SUN TSU, *DIE KUNST DES KRIEGES* (ca. 500 v. CHR.)

Seit das Leben auf der Erde vor rund vier Milliarden Jahren entstanden ist, muss es sich gegen Angriffe von außen verteidigen. Nicht ohne Grund ist jede Zelle von einer Membran umgeben, die das Erbgut, die Ribosomen sowie die Bau- und Energiestoffe von der Umwelt abtrennt und schützt. Bereits die ersten Einzeller mussten sich nicht nur gegen Viren, sondern vor allem gegen Angriffe anderer Arten schützen. Bakterien etwa fallen über sie her, saugen ihre Nährstoffe aus und stehlen auch mal ein Stück fremde DNA, wenn diese die Bauanleitung für ein nützliches Protein enthält.

Der unbarmherzige Krieg im Mikrokosmos war der wichtigste Treiber der Evolution. Biologen sind überzeugt, dass die Auseinandersetzung mit lebenden Konkurrenten weit mehr zur Entwicklung der Arten beigetragen hat als Veränderungen des Klimas und andere unbelebte Umweltfaktoren. So ist es auch kein Zufall, dass die meisten Antibiotika, die wir als Medikamente gegen bakterielle Infektionen verwenden, von Bakterien und mikroskopisch kleinen Pilzen stammen. Sie wurden schon vor Jahrmilliarden als Waffen im Krieg der Mikroben eingesetzt. Dementsprechend verdankt das erste entdeckte Antibiotikum, Penicillin, seinen Namen dem Pilz *Penicillium notatum**. Der wehrhafte Mikroorganismus gibt es in seine Umgebung ab, um sich lästige Bakterien vom Leib zu halten.

SO KOMPLEX WIE DAS GEHIRN

Als kernhaltige Zellen vor rund zwei Milliarden Jahren damit begannen, sich zu mehrzelligen Organismen zusammenzutun, teilten sie die Aufgaben unter sich auf. Im menschlichen Körper arbeiten rund 400 Zelltypen zusammen, um von der Verdauung über die Motorik bis zu den fünf Sinnen alle lebenswichtigen Funktionen zu bewältigen. Insgesamt bestehen wir aus rund 30 Billionen Zellen[1], von denen allerdings 85 Prozent auf rote Blutkörperchen und Blutplättchen entfallen, die keinen Zellkern enthalten und nur passive Funktionen übernehmen. Die Aufgaben der rund 4500 Milliarden lebenden Zellen sind auf unterschiedlich viele Schultern verteilt. Für den Stoffwechsel arbeiten 240 Milliarden Leberzellen, im Gehirn sind 180 Milliarden Nervenzellen verschaltet und die äußere Hautschicht wird von 30 Milliarden Bindegewebszellen gebildet. Für die gesamte Motorik genügen hingegen rund 300 Millionen Muskelzellen – des Bodybuilders ganzer Stolz stellt sich auf zellulärer Ebene als ziemlich nachrangige Größe dar.

Der mit Abstand größte und vielfältigste Teil unserer lebenden Zellen, etwa 750 Milliarden, dient in einer

---

* *Penicillium* bedeutet im Lateinischen »Pinselchen«. Der Pilz wurde so genannt, weil seine Form unter dem Mikroskop einem Rasierpinsel ähnelt.

unsichtbaren Armee, von der wir nicht das Geringste bemerken – solange wir gesund sind. Sie ist darauf eingeschworen, uns gegen Krankheitserreger und andere schädigende Einflüsse zu verteidigen: das Immunsystem. Es ist einer der entwicklungsgeschichtlich am weitesten entwickelten Teile unseres Körpers. Bezüglich der Vielfalt seiner Komponenten und ihrer ausgefeilten Kommunikationswege steht es dem Gehirn in nichts nach. Seine hoch spezialisierten Zellen patrouillieren in den Blutgefäßen, durchstreifen die Gewebe, überwachen den Darm, lauern in den Schleimhäuten oder warten im Knochenmark auf ihren Einsatz. Krankheitserreger, defektes Gewebe und auch Tumorzellen werden unschädlich gemacht, über die Lymphbahnen abtransportiert und in Milz und Leber entsorgt.

Wie das Gehirn ist auch unser Immunsystem darauf spezialisiert, schnell auf Umwelteinflüsse zu reagieren. Wenn ein Eindringling entdeckt wird, etwa ein Virus in der Nasenschleimhaut, eilen innerhalb weniger Minuten Hunderttausende Immunzellen herbei, die umliegenden Schleimhautzellen werden gewarnt und der ganze Körper in einen Alarmzustand versetzt.

Das geht nur mit einem schnellen, ausgefeilten Kommunikationssystem. Da die Akteure des Immunsystems über den ganzen Körper verstreut und ständig in Bewegung sind, kommen elektrische Leitungen wie bei Nervenzellen jedoch nicht infrage. Die immunologische Armee setzt deshalb auf drahtlose Kommunikation: Ihre Einheiten verständigen sich untereinander mithilfe chemischer Signalstoffe, den sogenannten Zytokinen. Die Immunzellen signalisieren damit den Einsatzplan am Ort des Eindringlings, die Aktivierung der verschiedenen Waffengattungen, die Intensität ihrer Kriegsführung und – last but not least – wann der Einsatz wieder beendet werden soll.

IMMUNANTWORT ERSTER UND ZWEITER KLASSE

Dass sich bei manchen Menschen aus fast jedem Schnupfen eine schwere Erkältung entwickelt, während andere so gut wie nie krank werden, dürfte jeder – aus der einen oder anderen Perspektive – aus seinem Alltag kennen. Was normalerweise als eine von vielen Ungerechtigkeiten des Lebens abgetan werden kann, ist in der Corona-Pandemie eine Frage auf Leben und Tod: Während mindestens ein Drittel der Infizierten davon nichts mitbekommt und ein weiteres Drittel nur leichte Symptome verspürt, muss etwa jeder Zwanzigste ins Krankenhaus – und einer von 200 stirbt an der Krankheit.*

Um diesem merkwürdigen Phänomen auf die Spur zu kommen, müssen wir uns das Zusammenspiel unserer unsichtbaren Wächter etwas genauer ansehen. Bereits seit Anfang des 20. Jahrhunderts ist bekannt, dass nach einer durchgemachten Infektion oder nach einer Impfung Antikörper in unserem Blut auftauchen, die gegen den jeweiligen Erreger gerichtet sind. Sie können vor Krankheit und Tod schützen, wenn der gleiche Keim** noch einmal einzudringen versucht. Diese bahnbrechende Erfindung gelang der Evolution erst spät, als vor etwa 440 Millionen Jahren die Wirbeltiere entstanden. Nur Fische, Amphibien, Reptilien, Vögel und Säugetiere besitzen eine »adaptive Immunantwort«, die – wie das Gehirn – im Laufe des Lebens ständig dazulernt.

Die große Mehrheit der anderen, niederen Tiere sowie alle Pflanzen, Pilze und Bakterien müssen bei der Infektionsabwehr hingegen mit dem auskommen, was ihnen in die

---

* Die genauen Zahlen sind nicht bekannt; die Schätzwerte variieren von Land zu Land und von Studie zu Studie. Hier angegeben sind Orientierungswerte, die ich seit Februar 2020 für die Risikobewertung und Entwicklung antipandemischer Maßnahmen verwende.

** In diesem Buch werden die Begriffe »Keim«, »Erreger« und »Mikrobe« für Krankheitserreger im weitesten Sinne gebraucht, einschließlich Viren.

Wiege gelegt wurde. Ihre Immunabwehr ist *angeboren* und kann sich während ihrer Lebenszeit nicht an veränderte Umweltbedingungen anpassen. Wenn sie eine tödliche Seuche ereilt, stirbt die Population größtenteils aus, nur genetisch resistente Nachkommen überleben – *survival of the fittest*, im klassischen Darwin'schen Sinn.

Erst seit wenigen Jahren ist bekannt, dass diese »angeborene Immunantwort« extrem leistungsfähig und keineswegs so primitiv ist, wie man früher dachte. Sonst hätten sich auf sie angewiesene Lebewesen wie Bakterien, Pilze, Insekten, Spinnentiere, Krebse, Würmer und Pflanzen wohl auch nicht so erfolgreich behauptet und (außer der Antarktis) den gesamten Planeten besiedelt. Die angeborene Immunantwort, deren Elemente teilweise wahrscheinlich bereits beim Urahn LUCA vorhanden waren, ist zwar nicht lernfähig und auch weniger präzise als ihr modernes, adaptives Nachfolgermodell. Sie hat jedoch einen entscheidenden Vorteil: Sie ist unglaublich schnell. Wirbeltiere nutzen die fossile Waffe deshalb als erste Stufe der Gefahrenabwehr, solange die adaptive Immunität noch nicht hochgefahren ist.

EIN FAST PERFEKTES FOSSIL

Die angeborene Immunantwort müssen wir genauer betrachten, weil sie für schwere Verläufe der Coronavirus-Infektion eine entscheidende Rolle spielt. Ihre ersten Vorwarnposten befinden sich in jeder lebenden Zelle und sind in der Lage, einen unbekannten Krankheitserreger an typischen Details zu erkennen – ohne ihm jemals zuvor begegnet zu sein. Das klingt erstaunlich, ist aber eine auch von unserem Gehirn häufig benutzte Methode: Wenn etwas fliegt und dabei die seitlichen Gliedmaßen bewegt, erkennen wir es als Vogel, ohne diese konkrete Vogelart zuvor gesehen zu haben.

Wenn ein Maskierter mit Brecheisen um das Haus schleicht, ist es im Zweifelsfall ein Einbrecher.*

Wenn Viren sich vermehren, entstehen verdächtige Moleküle, die in der Zelle sonst nicht vorkommen. Bei Coronaviren ist dies unter anderem eine lange doppelsträngige RNA (Abbildung 4). Spezielle Virus-Detektoren erkennen solch fremde Moleküle und setzen daraufhin ein Zytokin namens »Interferon« frei. Das ist das Alarmsignal für alle Zellen in der Umgebung: »Achtung, Einbrecher im Haus!« Die so gewarnten Nachbarn produzieren, noch bevor der Maskierte in ihrem eigenen Garten herumschleicht, eine lange Liste antiviraler Substanzen, zum Beispiel Enzyme, die verdächtige RNA-Moleküle zersetzen. Für alle Fälle – doppelt genäht hält besser – wird zusätzlich die Proteinproduktion an den Ribosomen heruntergefahren, damit sich ein doch irgendwie eingedrungenes Virus nicht schnell vermehren kann. Dieser »antivirale Zustand«, der bereits nach wenigen Minuten aktiviert ist, vermag den Erreger zwar nicht vollständig zu eliminieren, seine Ausbreitung im Gewebe wird jedoch erheblich gebremst.

Doch das ist noch nicht alles, was die archäologische Abteilung unseres Immunsystems aufzubieten hat. Während die Interferon-Alarmanlage noch laut klingelt, rücken bereits Dendritische Zellen an (*dendritic cell*, DC), sie sind quasi die Streifenwagen der angeborenen Immunantwort. Ihren Namen** verdanken sie langen Ausläufern, mit denen sie verdächtige Gewebezellen berühren und prüfen, ob sich ein Krankheitserreger eingeschlichen hat – wie ein Arzt, der

---

* Dass die einfache Mustererkennung fehleranfällig ist, liegt auf der Hand: Das fliegende Tier z.B. könnte eine Fledermaus – also kein Vogel – sein.

** *Dendron* (altgriechisch δένδρον) bedeutet »Baum«. Historisch bekamen die Dendritischen Zellen des Immunsystems diesen Namen, weil sie schon länger bekannten baumähnlichen Dendrozyten im Zentralnervensystem ähnlich sehen.

mit dem Stethoskop das Herz abhört. Wenn sie sich nicht sicher sind, knabbern sie auch einmal ein kleines Stück aus dem Patienten heraus, um die Diagnose anhand dessen chemischer Zusammensetzung zu stellen.

Ist die Dendritische Zelle fündig geworden, geht es dem Eindringling erst so richtig an den Kragen. Sie produziert große Mengen Interferon sowie weitere Zytokine, die das Sondereinsatzkommando der angeborenen Immunantwort alarmieren: die Natürlichen Killerzellen. Wer von diesen unangenehmen Zeitgenossen angegriffen wird, ist unweigerlich dem Untergang geweiht. Prall gefüllt mit giftigen Substanzen, bohren sie die virusinfizierten Zellen an und injizieren einen tödlichen Cocktail. Darin enthalten sind unter anderem genetische Schalter, die ein Selbstmordprogramm aktivieren: Damit sich das Virus nicht weiter ausbreiten kann, zerstört sich die infizierte Zelle kurzerhand

ABBILDUNG 4: ANGEBORENE IMMUNANTWORT

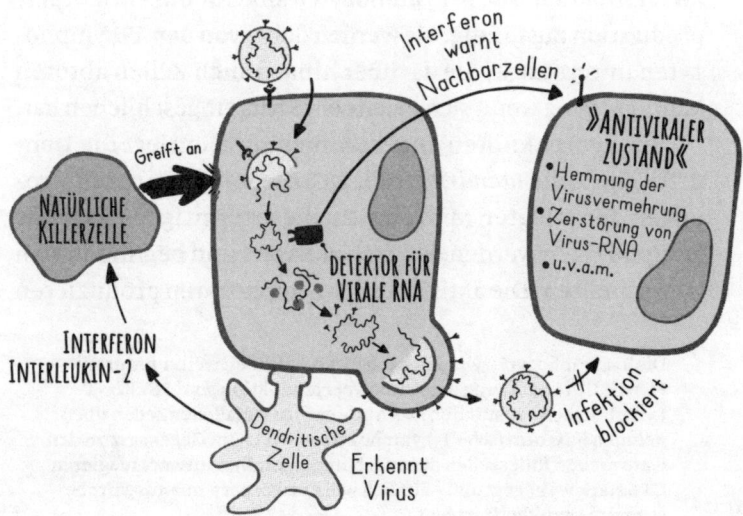

selbst. Weil dabei die äußere Membran intakt bleibt, werden die Erreger eingesargt und können kein weiteres Unheil anrichten. Später rücken Fresszellen an – Makrophagen und Granulozyten. Durch sie werden die Spuren des mikroskopischen Gemetzels randlos entfernt.

DIE ZWEITE STUFE WIRD GEZÜNDET

Doch so leicht kommen uns die Krankheitserreger nicht davon. Nun tritt der moderne Teil unserer Abwehr, die adaptive Immunantwort, auf den Plan (Abbildung 5).

Als Verbindungsoffizier zwischen dem angeborenen und dem adaptiven Teil der Streitkräfte fungiert die Dendritische Zelle, die wir bereits kennengelernt haben. Sie packt ein paar Bruchstücke – sogenannte Antigene – des Erregers ein und wandert damit in den nächstgelegenen Lymphknoten, wo bereits die »Lymphozyten« auf ihren Einsatz warten. In dieser spezialisierten Abteilung weißer Blutkörperchen gibt es zwei Einheiten: Die B-Lymphozyten sind für die Antikörperproduktion zuständig. Sie werden dabei von den T-Lymphozyten unterstützt, die darüber hinaus auch Zellen abtöten können,* etwa wenn sich in jene ein Virus eingeschlichen hat.

Im Lymphknoten angekommen, präsentiert die Dendritische Zelle (*dendritic cell*, DC) die mitgebrachten Trophäen der erlegten Mikrobe. Zu diesem Antigen passende Lymphozyten werden dadurch aktiviert und beginnen, sich zu vermehren. Die aktivierten B-Lymphozyten produzieren

---

* Die T-Lymphozyten werden nach ihren Aufgaben weiter unterteilt. Für die Unterstützung der Antikörperproduktion sind »Helfer-T-Lymphozyten« zuständig. Das Abtöten virusbefallener Zellen übernehmen »Cytotoxische T-Lymphozyten« (CTL). Im Gegensatz zu den Natürlichen Killerzellen der angeborenen Immunantwort reagieren CTL stark verzögert und – ähnlich wie Antikörper – nur auf ganz bestimmte Krankheitserreger.

Antikörper, die freie Viruspartikel im Blut binden und unschädlich machen. Die T-Lymphozyten schwärmen dagegen über die Blutbahn aus und suchen nach Zellen, die ähnliche Bruchstücke des Virus auf der Oberfläche tragen – wie Jagdhunde, die an einem Stück Fell des Wildes die Witterung aufgenommen haben.

Im Gegensatz zur angeborenen Variante ist diese adaptive Immunantwort hoch spezifisch. Jeder B- oder T-Lymphozyt ist nur für ein bestimmtes Antigen zuständig und wird nur dann aktiviert, wenn dieses oder ein sehr ähnliches Bruchstück eines Keims auftaucht. Deshalb gelingt es den Lymphozyten in der Regel, eingedrungene Erreger vollständig aus dem Körper zu eliminieren. Schließlich werden die nicht mehr benötigten Lymphozyten in der Milz abgebaut, und die Krankheit ist überstanden.

ABBILDUNG 5: ADAPTIVE IMMUNANTWORT

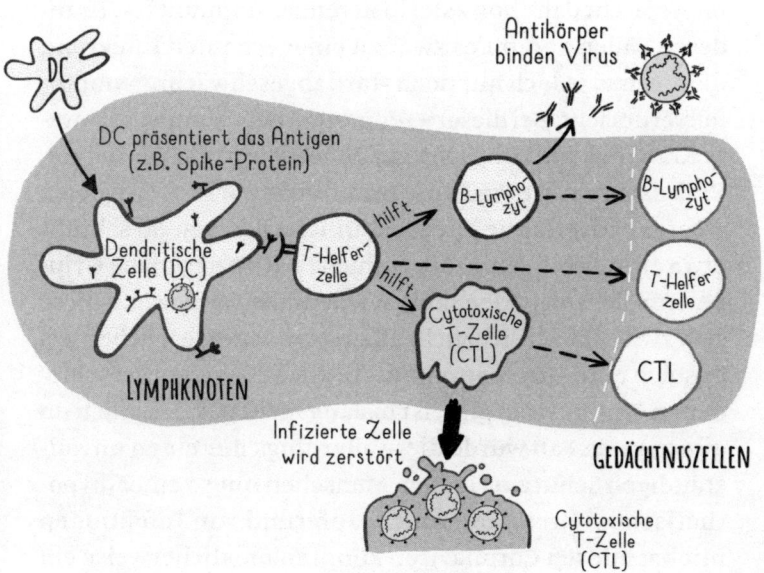

65

Die am besten zum jeweiligen Antigen passenden Lymphozyten werden allerdings nach dem Einsatz nicht ausgemustert, sondern als »Gedächtniszellen« eingelagert – für den Fall, dass der gleiche Erreger noch einmal auftauchen sollte. Während die »primäre« Aktivierung der Lymphozyten beim Erstkontakt etwa vier Tage in Anspruch nimmt, springen Gedächtniszellen bereits innerhalb weniger Stunden an. Weil nur die zu einem Antigen am besten passenden Lymphozyten aufgehoben wurden, ist die »sekundäre« Immunreaktion auf einen bereits bekannten Erreger wesentlich effektiver. Falls ein Virus also ein zweites Mal angreift, wird es von bereits vorbereiteten Antikörpern und T-Lymphozyten empfangen und eliminiert, bevor es sich nennenswert ausbreiten kann: Der Organismus ist jetzt dagegen immun.

Praktisch kann dies zwei verschiedene Konsequenzen haben: Manchmal werden die Keime sofort von Antikörpern abgefangen und können keine Erkrankung mehr auslösen; man spricht dann von »sterilisierender Immunität«. In anderen Fällen kommt es zwar zu einer erneuten Infektion, die diesmal jedoch nur noch stark abgeschwächte Symptome verursacht. Bei dieser »Teilimmunität« kommen schwere Krankheitsverläufe oder gar Todesfälle so gut wie nie vor. Praktischerweise wirkt die Immunität auch – wenngleich weniger zuverlässig – gegen ähnliche Erreger. So schützt etwa eine durchgemachte Influenza auch gegen die Grippeviren des folgenden Jahres; jedenfalls dann, wenn diese sich zwischenzeitlich nicht allzu stark verändert haben. Ob es solch eine »Kreuzimmunität« auch zwischen verschiedenen Coronaviren gibt, ist bislang nicht geklärt. Auch im günstigsten Fall würde diese allerdings nur einen unvollständigen Schutz verleihen. Menschen mit so einer (hypothetischen) Kreuzimmunität aufgrund von Infektionen mit harmlosen Coronaviren könnten möglicherweise ein geringeres Risiko haben, an Covid zu sterben. Gesichert ist das aber noch nicht.

Pandemien werden nur durch Erreger verursacht, gegen die der größte Teil der Population noch keine Gedächtniszellen besitzt. Da in diesem Fall die adaptive Immunantwort noch nicht für den Angreifer scharf gestellt wurde, liegt die Hauptlast zunächst auf dem angeborenen Teil der Abwehr. Im Vergleich zum präzisen Skalpell der Antikörper und speziell abgerichteten T-Lymphozyten ist das Ur-Abwehrsystem aus den Frühzeiten der Evolution jedoch eher ein grobschlächtiger Hammer. In Kapitel 5 werden wir sehen, wie das Pandemievirus SARS-CoV-2 diese Waffe überlistet – und zwar so, dass sie mehr Schaden anrichtet als nützt.

VON SCHAFEN UND MENSCHEN

Unter Veterinären tobte Anfang des 20. Jahrhunderts eine heftige Debatte. Bei Schafen und anderen Wiederkäuern hatte sich eine Infektionskrankheit ausgebreitet, in deren Verlauf trächtige Tiere ihre Jungen verloren. Da es damals noch keine Impfungen gab und der Erreger noch unbekannt war, wussten sich die Landwirte nicht anders zu helfen, als die betroffenen Nutztiere zu töten. Oft tauchte die Krankheit jedoch kurz darauf aus unerklärlicher Ursache wieder auf. Als letzten Ausweg machte der amerikanische Tierarzt George Potter 1916 einen ungewöhnlichen Vorschlag: Wenn man die Seuche schon nicht ausmerzen könne, wäre das Problem vielleicht auf dem umgekehrten Weg zu lösen, indem man die kranken Muttertiere in der Herde beließ. Nach einer Weile, so die Hoffnung, müsste ein großer Teil der Schafe infiziert sein, sodass sich die Seuche nicht weiter ausbreiten könnte. Dieses Phänomen nannte Potter »Herdenimmunität«.[2]

Obwohl das Konzept bei Schafen nie so richtig funktioniert hat,* wurde der Begriff in der Folgezeit unter Forschern populär, die sich mit menschlichen Epidemien befassen. Seitdem wird auch bei Krankheiten wie Masern und Röteln – und neuerdings natürlich auch bei Covid – über die angebliche Wunderwaffe namens »Herdenimmunität« debattiert. Theoretisch ist sie erreicht, wenn die Reproduktionszahl** unter $R = 1$ fällt; das bedeutet, dass jeder Erkrankte im Durchschnitt weniger als ein Mitglied der Population ansteckt (diesen Begriff benützen Epidemiologen, wenn sie menschliche Herden meinen).

Praktisch hängt es jedoch von einer Reihe weiterer Faktoren ab, wie viele Individuen immun werden müssen, damit eine Epidemie zum Erliegen kommt. Hierbei ist insbesondere das Sozialverhalten von Bedeutung. Im Gegensatz zu Schafsherden vermischen sich menschliche Gesellschaften nicht beliebig, sprich, es hat nicht jeder mit jedem gleich oft Kontakt. Wenn etwa die jüngere Bevölkerung sozial besonders aktiv ist, wird sie sich wahrscheinlich zuerst infizieren. Damit schützt sie auch die Älteren, weil der Erreger sich ohne den kontaktfreudigen Teil der Population nicht so schnell verbreiten kann. Dieser *teilweise Herdenschutz* setzt bereits lange vor Erreichen der *Herdenimmunität* ein, also bereits dann, wenn noch nicht der größte Teil der Bevölkerung gegen den Erreger immun geworden ist. Auf dieses Thema, das für die Bekämpfung der Covid-Pandemie von großer Bedeutung ist, werden wir später noch einmal zurückkommen.

---

* Heute wissen wir, dass der infektiöse Abort der Schafe durch ein Bakterium namens *Chlamydia abortus* verursacht wird. Volle Herdenimmunität wird nicht erreicht, weil einige Muttertiere den Erreger nach der Erkrankung weiterhin ausscheiden, also nicht vollständig immun werden.

** Die Reproduktionszahl R gibt an, wie viele Individuen ein Infizierter im Durchschnitt ansteckt.

Zunächst werfen wir jedoch einen Blick auf frühere Pandemien und versuchen herauszufinden, was wir daraus für die gegenwärtige Krise lernen können.

4.

ÜBERFALL AUS DEM TIERREICH
WIE PANDEMIEN ENTSTEHEN

Die Natur betrügt uns nie. Wir sind es immer,
die wir uns selbst betrügen.
— JACQUES ROUSSEAU (1762)

Man möchte es kaum glauben: Vor einem halben Jahrhundert galten die großen Seuchen als so gut wie besiegt. Mit der Einführung des Penicillins nach dem Zweiten Weltkrieg hatte die Ära der Antibiotika begonnen. Früher als Todbringer gefürchtete Wundinfektionen, Lungenentzündungen und andere bakterielle Krankheiten waren mit einem Mal heilbar. Die Weltgesundheitsorganisation verkündete das nahe Ende von Pocken und Polio; weltweite Impfprogramme nie gekannten Ausmaßes sollten die beiden Menschheitsgeißeln vom Erdball fegen. Der massive Einsatz des Insektenmittels DDT hatte die Malaria und andere durch Mücken übertragene Krankheiten weitgehend zurückgedrängt, dadurch war die Lebenserwartung in den weniger entwickelten Weltregionen messbar gestiegen. Vom damaligen medizinischen Chefberater der US-Regierung, Surgeon General William H. Stewart, ist der berühmte Satz überliefert: »*It's time to close the book on infectious diseases.*«[1]

Die Pocken wurden im Jahr 1980 tatsächlich für besiegt erklärt – sie blieben jedoch die einzige Krankheit, die jemals von Menschenhand ausgelöscht wurde. Die Eradikationsprogramme für Kinderlähmung, Masern und Röteln sind dagegen bis heute nicht abgeschlossen. Mit dem Verbot des mittlerweile als stark gesundheitsschädlich eingestuften DDT kehrten Malaria, Gelbfieber und Dengue zurück.

Und dann erschien Anfang der 1980er-Jahre auf der Bühne auch noch eine vollkommen neue Infektionskrankheit, die eine ganze Generation von Virologen in Atem halten sollte: Die ansteckende Immunschwäche Aids war unter Homosexuellen in Kalifornien und New York City wie aus dem Nichts aufgetaucht. Nach und nach wurde deutlich, dass der Aids-Erreger HIV seinen Ursprung in Afrika hatte, wo bereits Millionen Menschen infiziert waren. Als sich herausstellte, dass der Auslöser der tödlichen Seuche von Affen stammte, war das für viele Virologen ein Schock: Wenn ein auf den Menschen übergesprungenes Tiervirus eine globale Pandemie verursacht hatte, konnte das jederzeit wieder passieren.

SPILLOVER – VIREN AUS DEM TIERREICH

Frühere Beobachtungen im Zusammenhang mit dem Ebolavirus, dem wahrscheinlich gefürchtetsten Keim des Planeten, erschienen nun plötzlich in anderem Licht. Jürgen Knobloch, der 1976 im Sudan mit einem Team der WHO den ersten Ausbruch untersuchte, hatte bereits damals den Verdacht, die unbekannte Krankheit könnte von einem Tier stammen. Ausgangspunkt der registrierten 284 Fälle waren neun Angestellte einer Baumwollfabrik im Süden des Sudans. In dem Lagerhaus, in dem sie arbeiteten, wimmelte es von Ratten und anderen Nagetieren. Unter dem Dach schliefen tagsüber Fledermäuse. Knobloch hatte zahlreiche Tiere gefangen und Proben mit ins Hamburger Tropeninstitut genommen. Das Ebolavirus konnte er darin jedoch nicht finden.[2]

Spätere Fälle wurden mit Wildtieren in Verbindung gebracht, die in Afrika als »Buschfleisch« gejagt und verzehrt werden. Im Jahr 1994 erkrankte ein schweizer Ethnologe an Ebola, nachdem er in Westafrika einen Schimpansen seziert hatte. Zwei Jahre später kam es in Gabun zu einem Ausbruch, weil Kinder einen toten Schimpansen im Wald gefunden und zerlegt hatten.

Bis Ende der 1990er-Jahre war klar, dass neben Aids und Ebola eine ganze Reihe weiterer gefürchteter Viruskrankheiten aus dem Tierreich stammte. Einige der exotischen Erreger kannten die Tropenärzte bereits als Auslöser der oft tödlich verlaufenden »hämorrhagischen Fieber«, wie Marburg- und Lassafieber. Viele andere, etwa Nipah-, Hendra- und Sabiá-Virus, wurden erst vor der Jahrtausendwende entdeckt.

Das einzig halbwegs Beruhigende an den gefährlichen Tierviren (sofern man hier von Beruhigung sprechen darf) war, dass sie nur durch frische Körperflüssigkeiten übertragen werden. Zu Infektionen kam es in der Regel durch sexuelle Kontakte, bei der Pflege und Behandlung Erkrankter sowie durch Übertragung von Blut. Ein potenziell tödliches Virus, das obendrein durch die Luft übertragen wird, gab es zum Glück nur in dystopischen Fantasiegeschichten wie Wolfgang Petersens Hollywood-Blockbuster *Outbreak* aus dem Jahr 1995.*

Das sollte sich jedoch bald ändern.

DAS VOGELSTERBEN VON HONGKONG

Was die Spezialisten der US-Seuchenbehörde CDC im August 1997 entdeckten, schien dem fiktiven Hauptdarsteller von *Outbreak* so nahezukommen wie kein anderes Virus zuvor. Ein Jahr vorher waren in der südchinesischen Provinz

---

* Petersens Film lehnt sich an den Bestseller *The Hot Zone* von Richard Preston aus dem Jahr 1994 an. Im Gegensatz zu Prestons Non-Fiction-Buch handelt *Outbreak* von einem Virus, das Symptome wie Ebola verursacht und sich zusätzlich durch die Luft verbreitet.

Guangdong einige Gänse an einem neuen Influenzavirus vom Typ H5N1* gestorben, was zunächst keine weitere Beachtung fand. Im Frühjahr kam das Virus wieder und tötete auf mehreren Hongkonger Geflügelmärkten fast 7000 Vögel, die Sterblichkeit bei Hühnern betrug mehr als 95 Prozent. Durch Tötung der Tiere und neue Hygieneauflagen für die Geflügelhaltung hatten die Behörden, so schien es, den Ausbruch schnell unter Kontrolle.

Kurz darauf, im Mai 1997, verstarb in Hongkong jedoch ein dreijähriger Junge an einer schweren Atemwegsinfektion. Die Ärzte stellten den Verdacht auf Influenza; doch merkwürdigerweise passte das in der Lunge gefundene Virus zu keinem der drei beim Menschen bekannten Subtypen (H1N1, H2N2, H3N2). Zur Kontrolle schickte man eine Probe in das Grippe-Labor der CDC in Atlanta, eine der ersten Adressen der Influenzaforschung.

Dessen Leiterin Nancy Cox arbeitete seit zwei Jahrzehnten bei der CDC und war nur schwer aus der Ruhe zu bringen. Die Mikrobiologin wertete jedes Jahr die Meldungen der bis zu 60 000 amerikanischen Grippe-Toten aus und war gerade damit beschäftigt, den ersten nationalen Pandemieplan der USA vorzubereiten. Doch als sie das Untersuchungsergebnis der Probe des chinesischen Jungen in der Hand hielt, schlug ihr das Herz bis zum Hals, wie sie einer Journalistin der *New York Times* später berichtete. Denn das Virus war vom Typ H5N1, dem Vogelgrippevirus, das in Hongkong Tausende Vögel getötet hatte – und von dem viele Fachleute befürchteten, es könnte eines Tages auf den Menschen überspringen. Zum ersten Mal hatte ein »aviäres« (von einem Vogel stammendes) Influenzavirus ein menschliches Todesopfer gefordert.

---

* Die vollständige Bezeichnung ist »Influenza-A-Virus, Subtyp H5N1 (A/ H5N1)«, hier abgekürzt als »H5N1«.

Bis Ende 1997 wiesen Hongkonger Virologen dann bei weiteren 17 Patienten das H5N1-Virus nach, fünf von ihnen starben. Seitdem steht fest, dass hoch pathogene, also häufig tödliche Erkrankungen verursachende Vogelgrippeviren begrenzte Ausbrüche beim Menschen verursachen können. Robert G. Webster, einer der Pioniere der Influenzaforschung, brachte damals die Befürchtung der Pandemieexperten auf den Punkt:

> *Das Virus sagt uns, dass es gerade versucht,*
> *sich in der menschlichen Population zu*
> *verbreiten. Falls es damit weitermacht, ist dies,*
> *um es vorsichtig auszudrücken, eine ziemlich*
> *schlechte Nachricht.*[3]

WOHER KOMMEN NEUE INFLUENZAVIREN?

Während die Influenza in einer normalen Saison durchschnittlich für 390 000 Todesfälle verantwortlich ist, forderte sie in den Pandemien wesentlich größere Opferzahlen. An der Russischen Grippe* von 1889 starben wahrscheinlich rund 700 000 Menschen, bei der Asiatischen Grippe von 1957 und der Hongkong-Grippe von 1968 waren es jeweils bis zu zwei Millionen.

Doch die Spanische Grippe war weit schlimmer als jede andere historisch dokumentierte Pandemie. Es wird angenommen, dass an dem Influenzavirus von 1918 weltweit etwa 40 Millionen Menschen starben (die Schätzungen gehen

---

* Einige Wissenschaftler vermuten, der Auslöser der Russischen Grippe könnte kein Influenza-, sondern ein SARS-ähnliches Coronavirus gewesen sein. Diese Hypothese ist jedoch nicht bestätigt.

von 17,4 bis 100 Millionen). Das waren rund 2,2 Prozent der 1,8 Milliarden Menschen, die damals auf der Erde lebten.

Schon länger war bekannt, dass Grippepandemien ihren Ursprung im Tierreich haben. Die Heimat der Influenzaviren sind wahrscheinlich die endlosen Seenlandschaften Zentralasiens und Chinas. Hier lebende Wasservögel beherbergen Tausende Varianten von Influenzaviren, ohne daran zu erkranken; sie sind das natürliche Reservoir dieser Erreger. Es wird vermutet, dass alle langfristig erfolgreichen Viren einen solchen natürlichen Wirt haben, den sie nicht oder nur sehr geringfügig schädigen (bei den bereits erwähnten Herpesviren ist dies der Mensch).

Nach der in den 1990er-Jahren vorherrschenden Theorie entstanden Pandemien dann, wenn ein aviäres (aus einem Vogel stammendes) und ein bereits an den Menschen angepasstes Influenzavirus ihre Gene austauschten. Dazu musste sich ein Säugetier, das sowohl mit Vögeln als auch mit Menschen engen Kontakt hat, mit beiden Viren infizieren. Der heißeste Kandidat für dieses »Mischgefäß« waren Hausschweine, die in ländlichen Regionen Chinas häufig mit Menschen und Geflügel unter einem Dach leben. Dieser Theorie zufolge mussten sich neue Influenzaviren über längere Zeit in einem Schwein (oder einem anderen Säugetier) gewissermaßen warmlaufen, bevor sie sich von Mensch zu Mensch verbreiten konnten. Die in Hongkong beobachteten vereinzelten Erkrankungen durch H5N1 hätten demnach keine unmittelbare Gefahr bedeutet, weil aviäre Influenzaviren ohne Zwischenstation in einem Mischgefäß keine Pandemie auslösen könnten.

Manche Kollegen hielten Websters düstere Warnung deshalb für übertrieben und hofften, die 18 Hongkonger H5N1-Fälle würden als virologische Anomalien in die Geschichte eingehen. Sie sollten bereits wenige Jahre später eines anderen belehrt werden.

DAS GEHEIMNIS DER SPANISCHEN GRIPPE

Warum die Spanische Grippe so viel mehr Opfer gefordert hat als alle anderen Influenza-Pandemien, war in den 1990er-Jahren eine der heißesten Fragen der Virologie. Von Februar 1918 bis Juni 1919 gab es drei Grippewellen, in denen insgesamt etwa 600 Millionen Menschen erkrankten – ein Drittel der damaligen Weltbevölkerung. Mit bis zu sieben Prozent war die (auf Erkrankungsfälle bezogene) Sterblichkeit rund hundertmal höher als bei der normalen Influenza.

Konnte die altbekannte Grippe ohne erkennbaren Grund plötzlich zu einer hundertfach tödlicheren Krankheit mutieren? Wenn ja, wäre das jederzeit wieder möglich, und eine Wiederkehr der Spanischen Grippe – oder gar einer noch schlimmeren Pandemie – würde wie ein Damoklesschwert über der Menschheit schweben. Oder waren an den ungewöhnlichen Erkrankungen von 1918 die besonderen Verhältnisse am Ende des Ersten Weltkriegs schuld, etwa Vitaminmangel, Erschöpfung oder schlechte hygienische Zustände?

Das Mysterium der Spanischen Grippe faszinierte einen jungen Militärarzt, der eine Abteilung am berühmten *Walter Reed Army Medical Center* bei Washington leitete. Jeffery Taubenberger war Pathologe und hatte sich bis dahin mit Viren nur am Rande beschäftigt. In der riesigen historischen Sammlung seines Instituts befanden sich in Paraffin eingegossene Gewebestückchen aus den Lungen von Soldaten, die im Herbst 1918 der Spanischen Grippe zum Opfer gefallen waren. In jahrelanger Detektivarbeit fanden Taubenberger und sein Team in zwei dieser Proben schließlich RNA des Influenzavirus von 1918. Daraus konnten sie einen Teil der Gensequenz des Erregers auslesen, doch dann waren die winzigen Proben aufgebraucht.

Der Zufall wollte es, dass ein pensionierter schwedischer Pathologe von Taubenbergers Problem erfuhr und mit ihm

Kontakt aufnahm. Der mittlerweile 73-jährige Johan Hultin hatte als junger Student in einem Forschungsteam gearbeitet, das – damals erfolglos – im Permafrost Alaskas nach konservierten Spuren der Spanischen Grippe fahndete. Um Taubenbergers Nachschubproblem zu lösen, unternahm Hultin kurz entschlossen eine zweite Expedition ins ewige Eis. In einem Fischerdorf auf der Seward-Halbinsel, dem westlichsten Zipfel Alaskas gegenüber dem sibirischen Festland, exhumierte er die seit acht Jahrzehnten tiefgefrorene Leiche einer Inuit. Die etwa 25-jährige Frau, die von den Forschern den Namen »Lucy« bekam, war im November 1918 – so wie 71 weitere der 85 Dorfbewohner – an der Spanischen Grippe gestorben.[4] Im Gegensatz zu anderen Toten war Lucy, die zu Lebzeiten stark übergewichtig war, ungewöhnlich gut erhalten. Ihre Fettschichten hatten in den kurzen Tauperioden des Polarsommers die Verwesung verhindert.

Aus der Lunge der Ureinwohnerin konnte Taubenberger genug virale RNA gewinnen, um daraus das vollständige Genom des Erregers von 1918 zu rekonstruieren. Die gut genährte Lucy war eine Zeitkapsel, in der das gefährlichste Influenzavirus aller Zeiten bis ins 21. Jahrhundert gereist ist.

EIN VIROLOGISCHER DINOSAURIER

Die anschließende Analyse dieses virologischen Tyrannosaurus Rex bestätigte Robert Websters düstere Warnung. Mindestens zwei der acht Genabschnitte des Erregers von 1918 stammten aus einem aviären Influenzavirus, das damals wahrscheinlich direkt von einem Vogel auf den Menschen übergesprungen ist.

Doch das war noch nicht alles. Wie sich herausstellte, war das rekonstruierte Virus der Spanischen Grippe in Laborversuchen um ein Vielfaches gefährlicher als alle anderen

bekannten Influenzaviren. Es vermehrte sich in Lungengewebe 39 000-fach schneller und war für Labormäuse hundertmal tödlicher.[5] Damit stand fest, dass der Grund für den
Tod von 40 Millionen Menschen weder der Erste Weltkrieg
noch andere besondere Umstände der damaligen Zeit waren. Nein, schuld war einzig und allein ein besonders aggressives Vogelgrippevirus, das einen Menschen infiziert
und – wahrscheinlich ohne ein anderes Säugetier als »Mischgefäß« – eine Pandemie ausgelöst hatte.

Seit Taubenbergers Experiment steht fest: Die Katastrophe von 1918 könnte sich jederzeit wiederholen. Michael
Osterholm, einer der führenden Epidemiologen der USA,
schätzte für diesen Fall die Zahl der weltweiten Todesopfer
auf 180 bis 360 Millionen.[6] Anfang des Jahrtausends galt die
Wiederkehr der Spanischen Grippe als größte gesundheitliche Bedrohung der Menschheit. Das Risiko durch neue, aus
dem Tierreich stammende Influenzaviren wurde mit Aste-
roideneinschlägen, Vulkanausbrüchen und dem Schwarzen
Tod verglichen, der das Mittelalter unter seinen dunklen
Schwingen in Angst und Schrecken versetzte.

Die oberste Seuchenbehörde der USA setzte Influenzaviren von der Art des Erregers der Spanischen Grippe auf die
Liste der gefährlichsten Mikroben des Planeten. Die zweite
Gruppe von Viren auf dieser Select Agents List waren die Auslöser hämorrhagischer Fieber, zu denen Ebola und ähnlich
exotische Krankheiten gehören.

Doch manchmal lauert die Gefahr in einer unerwarte-
ten Ecke. Im Schatten der prominenten Killerkeime war eine
kaum beachtete Familie tierischer Krankheitserreger dabei,
für den Sprung über die Artengrenze zu trainieren. Den Veterinären, die sie in den 1930er-Jahren entdeckten, war ein
besonders hübsches Detail aufgefallen: ein heller Kranz, der
unter dem Elektronenmikroskop aussah wie die leuchtende
Atmosphäre der Sonne bei einer totalen Finsternis.

5.

DER UNBEKANNTE DRITTE
WAS CORONAVIREN SO GEFÄHRLICH MACHT

*Keiner wird je frei sein, solange es Geißeln der
Menschheit gibt.*
– ALBERT CAMUS, *DIE PEST* (1947)

Im Horrorkabinett der bedrohlichsten Krankheitserreger kamen Coronaviren lange Zeit gar nicht vor. Auf die Standardfrage, welche Infektionskrankheit wohl für die Menschheit am gefährlichsten werden könnte, habe ich bis vor 17 Jahren stets »Die Grippe« geantwortet. Das typische Pandemieszenario in meinen damaligen Fachvorträgen war ein Vogelgrippevirus, das in Zentralchina von einem Wasservogel auf ein Haustier und dann auf den Menschen überspringt. Natürlich haben meine Kollegen und ich auch über Ebola, Lassa und andere exotische Killerviren diskutiert, die wesentlich schwerere Krankheiten verursachen als die Grippe. Doch alle bekannten, besonders gefährlichen Erreger werden vergleichsweise ineffizient übertragen. In der Regel muss dafür Speichel oder Blut eines Kranken direkt auf die Schleimhäute eines anderen gelangen. Da Infizierte zudem mit Beginn der Ansteckungsfähigkeit bereits deutliche – und meist ziemlich unappetitliche – Symptome zeigen, hält sich die Umgebung von ihnen instinktiv fern. Influenzaviren können hingegen durch die Luft fliegen und gehören zu den Erregern mit der höchsten Ansteckungsfähigkeit (Kontagiosität).

Nach mittleren Schätzungen starben an der Spanischen Grippe etwa 40 Millionen Menschen, bei einer damaligen Weltbevölkerung von 1,8 Milliarden. Inzwischen gibt es

7,8 Milliarden Menschen; sie reisen wesentlich schneller, häufiger und über längere Strecken, als es die Leute früher taten. Zusätzlich sind rund 80 Millionen auf der Flucht vor Krieg, Konflikten und Verfolgung.[1] Eine Pandemie nach dem Muster der Spanischen Grippe könnte, da sind sich die Experten einig, heutzutage ohne Weiteres mehrere Hundert Millionen Opfer fordern.

Wie gefährlich Coronaviren sein können, haben sie beim SARS-Ausbruch im Jahr 2003 zum ersten Mal vorgeführt. Als Anfang Februar jenes Jahres Berichte über Fälle einer ungewöhnlichen, hoch ansteckenden und oft tödlichen Lungenkrankheit in Südchina durchsickerten, dachten Fachleute zuerst an ein neues Influenzavirus. Die anschließende Mitteilung aus Hongkong, die neue Lungenkrankheit werde durch ein Coronavirus verursacht, löste nicht nur bei der WHO zunächst Erleichterung aus: Der lange angekündigte Super-GAU war nicht eingetreten, die nächste Influenzapandemie noch einmal vertagt. Doch was in aller Welt hatte es mit diesem merkwürdigen Coronavirus auf sich?

SARS-CoV, wie der Neueintrag im internationalen Virusregister lautete, schien vollkommen anders zu sein als seine altbekannten Verwandten. Coronaviren kannte man vor allem als Erreger von Tierkrankheiten. Schweinezüchter impfen ihre Sauen dagegen, weil sie bei Ferkeln epidemische Durchfälle verursachen.* Auch bei Schweinen, Rindern, Katzen und Hühnern gibt es Coronaviren, die hauptsächlich unkomplizierte Atemwegserkrankungen auslösen.

Für Menschen war die Virusfamilie vor dem SARS-Ausbruch so unwichtig, dass sie in meiner Vorlesung für

---

* Das *transmissible gastroenteritis virus* (TGEV) und das *porcine epidemic diarrhea virus* (PEDV) verursachen schwere Durchfälle, die für Zuchtferkel nicht selten tödlich enden. Die Impfstoffe müssen ständig angepasst werden, weil sich die tierischen Coronaviren im Lauf von zwei bis drei Jahren genetisch verändern.

Humanmediziner lediglich bei der Auflistung »sonstiger Erkältungsviren« Erwähnung fand. Bemerkenswert war eigentlich nur ihr markantes Aussehen unter dem Elektronenmikroskop, das ihre Entdecker June Almeida und David Tyrrell mit der Sonnenkorona verglichen hatten.*

Damals kannte man nur zwei medizinisch relevante Corona-Arten, die gelegentlich Schnupfen und Husten verursachten. Weil die Erkrankungen fast immer harmlos verliefen, gab es keine Notwendigkeit, standardisierte Testverfahren oder gar einen Impfstoff zu entwickeln. Als Forschungsobjekte waren Coronaviren eher undankbar, weil sie das längste bekannte RNA-Genom haben – es besteht aus rund 30 000 Bausteinen. RNA ist wesentlich empfindlicher und war damals schwieriger zu untersuchen als DNA. Der Aufwand lohnte sich nur für einige wenige, auf den Veterinärbereich spezialisierte Forschergruppen.

GENERALPROBE FÜR DIE PANDEMIE

Als Malik Peiris und seine Kollegen von der *Hong Kong University* Anfang März 2003 die ersten SARS-Patienten untersuchten, ahnten sie nicht, dass sich das Virus, dem sie auf der Spur waren, bereits in die halbe Welt ausgebreitet hatte. China hatte der WHO gerade den Ausbruch einer neuartigen Lungenerkrankung in der südlichen Provinz Guangdong** gemeldet. Angeblich waren es 305 Fälle, die Lage sei unter Kontrolle. Jetzt tauchten die ersten Erkrankungen in der

---

* In den Medien liest man oft fälschlich, der Name leite sich davon ab, dass die Viren wie eine Krone aussähen. Almeida und Tyrrell beschrieben die ersten menschlichen Coronaviren.[2] Bei Tieren hatte man bereits seit den 1930er-Jahren ähnliche Erreger entdeckt, die später ebenfalls den Coronaviren zugeordnet wurden.
** Eine Weltkarte mit den für die Covid-Ausbreitung relevanten Daten findet sich auf S. 130 f.

Sechs-Millionen-Metropole Hongkong auf, ein Patient war gestorben. Wie sich später herausstellen sollte, hatte der chinesische Lungenarzt Liu Jianlun* das Virus aus dem benachbarten Guangdong mitgebracht und in einem Hotel mehrere Gäste angesteckt.

Einer von ihnen, ein 53-jähriger Hongkonger, lag auf der Intensivstation des Kwong Wah Hospital auf der anderen Seite des Hafenbeckens, das *Hong Kong Island* vom Festland trennt. Ein Stück seiner Lunge, das ihm die Ärzte entnommen hatten, lag jetzt in Peiris' Labor, in einem abgetrennten Bereich der zweithöchsten Sicherheitsstufe. Forscher in Schutzanzügen zerkleinerten die Probe und pipettierten sie auf kultivierte Zellen eines Rhesusaffen. Bereits zwei Tage später beobachteten Peiris und seine Mitarbeiter, dass die Affenzellen wie von Geisterhand getötet wurden – in der Lunge des SARS-Patienten musste ein unbekanntes Virus gewesen sein. Aus der Nährlösung fischten die Wissenschaftler ein langes Stück RNA, das dem Genom bekannter Coronaviren ähnelte: Sie hatten den Erreger der neuen Lungenkrankheit gefunden[3], der später den Namen SARS-CoV erhalten sollte**.

Heute wissen wir, dass es bereits im November 2002 in mindestens sieben Bezirken Guangdongs kleinere SARS-

---

*   Liu ist der Familienname, Jianlun der Vorname. In diesem Text wird die chinesische Schreibweise beibehalten, nach der der Familienname zuerst genannt wird.
**   Der Vollständigkeit halber soll erwähnt werden, dass die US-Gesundheitsbehörde CDC das SARS-Virus später noch einmal isolierte.[4] Die Virologen aus Atlanta um Thomas G. Ksiazek hatten es allerdings etwas einfacher, weil sie von ihren Kollegen aus Hongkong bereits wussten, wonach sie zu suchen hatten. Die komplette RNA-Sequenz des SARS-CoV publizierte kurz darauf ein kanadisches Team um Marco A. Marra.[5] Den formal wichtigen Beweis, dass der Erreger tatsächlich SARS auslöst, führte schließlich Ron Fouchier gemeinsam mit Albert Osterhaus in Rotterdam.[6] Damit war ein neuer Krankheitserreger in absoluter Rekordzeit – weniger als acht Wochen – identifiziert worden.

Ausbrüche gegeben hatte. Der erste davon ereignete sich in Foshan, einer Sechs-Millionen-Stadt im Zentrum der Provinz. Die Betroffenen hatten auffallend oft mit Wildtieren oder Tierprodukten zu tun, etwa als Fischhändler, Marktverkäufer oder Köche. Ein späterer Untersuchungsbericht des *Guangdong Center for Disease Control and Prevention* führt auf, was bei einem der infizierten Köche ganz legal in den Topf gewandert war: »Schlangen, Larvenroller, Füchse und Ratten.« Ein Fischhändler, der in einem Krankenhaus der Provinzhauptstadt Guangzhou behandelt wurde, steckte 30 Pfleger und Ärzte an, darunter Liu Jianlun, den *patient zero* aus Hongkong.

Was dann geschah, gehört zu den dramatischsten Ereignissen der Seuchengeschichte. Obwohl er sich bereits krank fühlte, reiste der Lungenarzt Liu zu einer Hochzeitsfeier in das 150 Kilometer entfernte Hongkong. Am 21. Februar 2003 checkte er im »Metropole« ein, einem kleinen Hotel im bei Touristen beliebten Stadtteil Kowloon. Er bekam Zimmer Nummer 911 in der neunten Etage (diese Zahl gab Anlass zu so manch abstruser Verschwörungstheorie, was bei Seuchenausbrüchen wohl unvermeidlich ist). Als er sich am folgenden Morgen zur Behandlung ins Krankenhaus begab, hatte er bereits mindestens zwölf andere Gäste infiziert, sieben davon aus dem neunten Stockwerk. Es wird vermutet, dass sich die Übertragungen in den stickigen Gängen vor den Gästezimmern oder im Aufzug ereigneten.

Der Ausbruch im »Metropole« war das bis dahin am besten untersuchte »Superspreading-Ereignis« der Seuchenforschung. Seitdem steht fest, dass virale Atemwegsinfektionen in engen, schlecht belüfteten Räumen von einem einzigen Kranken auf eine große Zahl von Menschen übertragen werden können. Und dass ein einziger Superspreader einen globalen Ausbruch auslösen kann: Mehrere Hotelgäste verbreiteten das Virus in Hongkong; von den hier gezählten 1755 Erkrankungen und 299 Todesfällen sollen etwa 80 Prozent auf Liu Jianlun zurückgehen. Andere Insassen schleppten das Virus nach Singapur, Vietnam, Kanada und in die USA. Der SARS-Ausbruch, den die WHO zur ersten »Pandemie« des 20. Jahrhunderts erklärte, dauerte bis Juli 2003. Gemäß der offiziellen Statistik haben sich 8096 Menschen in 29 Ländern mit SARS-CoV infiziert, 811 starben daran.

Dass die WHO dieses Ereignis als Pandemie einstufte, war bereits damals umstritten. Einige meiner Kollegen meinten (so wie ich auch), SARS sei mit echten Pandemien wie der Pest, den Pocken, der Spanischen Grippe oder Aids nicht zu vergleichen. Selbst die mildeste Influenza-Pandemie des 20. Jahrhunderts, die Hongkong-Grippe von 1968, gehörte mit ein bis zwei Millionen Todesopfern offensichtlich einer ganz anderen Kategorie an. Aus unserer Sicht war SARS nicht mehr als ein Warnschuss, der die internationale Staatengemeinschaft daran erinnerte, ihre Hausaufgaben für die Vorbereitung auf eine richtige Pandemie zu machen[7].

Als SARS im Juli 2003 wieder verschwand, hinterließ es viele offene Fragen. Wie konnte ein Coronavirus so schwere Symptome verursachen? Wo war das Virus so plötzlich hergekommen? Und warum war es nach acht Monaten genauso plötzlich wieder verschwunden? Die virologische, epidemiologische und politische Aufarbeitung des mysteriösen Ausbruchs sollte noch mehr als ein Jahrzehnt in Anspruch nehmen. An keinem Ereignis hat die Wissenschaft mehr darüber gelernt, wie Pandemien entstehen und wie sie sich erfolgreich bekämpfen lassen. Für unsere Auseinandersetzung mit dem neuen Coronavirus SARS-CoV-2 war der damalige Ausbruch eine wichtige Generalprobe.

Doch bevor es im Herbst 2019 ernst wurde, gab uns die Natur zwei weitere Warnungen mit auf den Weg.

NACHRICHT AUS DSCHIDDA

Am 20. September 2012 erschien auf dem Seuchen-Warn-dienst ProMED-Mail eine ungewöhnliche Meldung. Ein ägyptischer Virologe namens Ali Mohammed Zaki aus Dschidda in Saudi-Arabien gab bekannt, er habe bei einem Patienten mit Lungenentzündung und Nierenversagen ein neues Coronavirus gefunden. Das Virus werde gerade im Rotterdamer Labor von Ron Fouchier – einem international renommierten Fachmann für Influenza- und Coronaviren – genauer untersucht. Man lade weitere Kooperationspartner zur Zusammenarbeit ein.

Kontaktanzeigen dieser Art sind nicht gerade typisch für einen Seuchenticker. Dies war jedoch nicht der einzige Grund, warum die Meldung sofort heiß diskutiert wurde. Wie sich herausstellte, war der arabische Patient bereits drei Monate zuvor gestorben, ohne dass die Welt davon etwas mitbekommen hatte. Erst drei Tage nach der ProMED-Warnung informierte die WHO ebenfalls über das neue Virus.

Glücklicherweise hatte MERS-CoV –, wie das Coronavirus aus Dschidda inzwischen heißt – bis dahin keinen Ausbruch verursacht. MERS, das *Middle Eastern Respiratory Syndrome*, ist eine von SARS ohne Laborteste nicht unterscheidbare Krankheit. Sie wird nur bei engstem Kontakt von Mensch zu Mensch übertragen. MERS-CoV ist bei Dromedaren auf der arabischen Halbinsel verbreitet, die das Virus oft bereits bei der Geburt an ihre Nachkommen weitergeben.[*]

Menschen stecken sich meist durch direkten Kontakt mit Dromedaren an. MERS ist also in erster Linie eine »Zoonose«: eine von Tieren auf den Menschen übertragbare

---

[*] Dr. Zaki wurde übrigens kurz darauf gefeuert, weil er die Virusprobe ohne Genehmigung weitergegeben hatte. Ron Fouchier hatte die Gensequenz des MERS-CoV in den Niederlanden sofort zum Patent angemeldet. Darüber waren die Herrscher in Riad nicht amüsiert.

Krankheit, die jedoch nicht von Mensch zu Mensch weitergegeben wird. Epidemien, also Ausbrüche mit Übertragung von Mensch zu Mensch, werden bei MERS fast ausschließlich in Krankenhäusern beobachtet, wenn medizinisches Personal schwerkranke Patienten ungeschützt behandelt. Außerhalb der arabischen Halbinsel kam es bislang nur 2015 in Südkorea zu einer größeren Epidemie. Nachdem ein Koreaner das Virus von einer Geschäftsreise aus dem Mittleren Osten eingeschleppt hatte, wurden insgesamt 186 Fälle registriert, 38 Menschen starben. Fast alle Infektionen hatten sich in Krankenhäusern ereignet. Bis heute wurden weltweit etwas mehr als 2500 Fälle von MERS registriert, etwa 35 Prozent davon verliefen tödlich.[8] MERS ist demnach dreieinhalbmal tödlicher als SARS, wird aber, wie gesagt, nur bei engstem Kontakt von Mensch zu Mensch übertragen. Als Pandemieerreger kommt es deshalb nicht infrage.

DR. JEKYLL UND MR. HYDE

Mit SARS-CoV und MERS-CoV waren innerhalb eines Jahrzehnts zwei neue Coronaviren aufgetaucht, die das friedliche Image dieser Erregerfamilie gründlich zerstörten. Bis zum SARS-Ausbruch von 2003 hatte man nur zwei für den Menschen ansteckende Arten gekannt: die humanen Coronaviren 229E und OC43. Danach fingen Virologen in aller Welt an, bei Menschen mit Erkältungen nach weiteren Mitgliedern dieser Virusfamilie zu suchen. Inzwischen wurden zwei weitere für den Menschen relevante Coronaviren, NL63 und HKU1, entdeckt.[9]

Die vier Arten* sind weltweit verbreitet und wahrscheinlich bereits seit mehr als hundert Jahren für gewöhnliche

---

* Mit vollständigem Namen heißen die vier humanpathogenen Coronaviren HCoV-229E, HCoV-OC43, HCoV-NL63 und HCoV-HKU1.

Erkältungen verantwortlich. Schwere Lungenentzündungen durch diese »Erkältungsviren« kommen zwar vor, sind aber extrem selten und in der Regel auf bereits bestehende Störungen des Immunsystems (etwa durch eine HIV-Infektion) zurückzuführen.

Was unterscheidet die harmlosen Erkältungsviren von ihren aggressiven Verwandten SARS-CoV und MERS-CoV? Können Viren möglicherweise spontan ihren Charakter ändern, so wie sich der gute Arzt Dr. Jekyll durch einen Trunk in den Mörder Mr. Hyde verwandelt?

Anhand ihrer Gene sind gute und böse Coronaviren jedenfalls nicht auf Anhieb zu erkennen; die in ihren RNA-Genomen aufgeschriebenen Erbinformationen sind äußerst ähnlich (auch Jekyll und Hyde hatten ja nahezu die gleiche Handschrift, wie wir aus Stevensons Novelle wissen). Ob ein Virus harmlosen Schnupfen oder eine tödliche Lungenentzündung auslöst, hängt in erster Linie von der Immunantwort ab. Dabei gilt die Devise »viel hilft viel« in diesem Fall nicht, sondern es kommt auf das richtige Maß und den richtigen Zeitpunkt der Gegenwehr an. Die schweren Krankheitsverläufe bei SARS und MERS entstehen durch eine überschießende Entzündungsreaktion, in deren Verlauf die Lunge und auch andere Organe angegriffen werden. Wenn sich der Körper andererseits zu wenig wehrt, wie bei Aids und anderen Immundefekten, können sich Krankheitserreger ungehindert in ihm ausbreiten, was früher oder später ebenfalls zu Organschäden und zum Tode führt.

Wer hat es also in der Hand, ob die Immunreaktion überschießend, angemessen oder zu schwach verläuft? Das Virus oder der von ihm befallene Wirt?

Die Antwort lautet: beide. Wenn der Wirt mit einem Angreifer oder einem sehr ähnlichen Verwandten schon einmal zu tun hatte, bremst die adaptive Immunantwort von vornherein dessen Ausbreitung. Denn die schnell aktivierten Gedächtniszellen produzieren Antikörper, welche Viruspartikel im Blut und auf den Schleimhäuten abfangen.

Dem Organismus unbekannte Viren provozieren dagegen manchmal eine überschießende Entzündungsreaktion, wenn sie sich sehr schnell vermehren. Damit ihnen das gelingt, müssen sie das fossile Frühwarnsystem unseres Körpers, die angeborene Immunantwort, überlisten.

WIE SUPERSPREADING ENTSTEHT

Zu diesem Zweck haben Viren – wenig überraschend – im Laufe der Evolution ein ganzes Arsenal von Miniwaffen entwickelt. Einige unterbrechen die chemischen Signale, mit denen Eindringlinge in der Zelle gemeldet werden. Andere legen das Verdauungssystem lahm, mit dem Zellen aufgenommene Viren zersetzen können.* Wieder andere haben Tricks entwickelt, um ihre RNA vor den Spürhunden des Wirtes zu verstecken.

Auf den Schleimhäuten der Atemwege und der Lunge ist das angeborene Immunsystem besonders aktiv; hier entscheidet eine schnelle Abwehr oft über Leben und Tod. Deshalb sind insbesondere Erreger viraler Lungenentzündungen wahre Meister darin, die Sensoren der zellulären Alarmanlagen stillzulegen. SARS-CoV und MERS-CoV gelingt es sogar, das Interferon-System abzuschalten. Die befallene Zelle kann dann weder ihre Nachbarn warnen noch

---

* Es handelt sich hierbei um Phagosomen, mit denen tierische Zellen Nahrung aufnehmen. Sie werden von vielen Viren als Vehikel zum Eindringen in die Zelle zweckentfremdet. Sobald das Virus in der Zelle ist, inaktiviert es dieses Verdauungssystem allerdings, da es sonst sein sicheres Ende bedeuten würde.

ABBILDUNG 6: DEREGULIERTE ENTZÜNDUNGSREAKTION

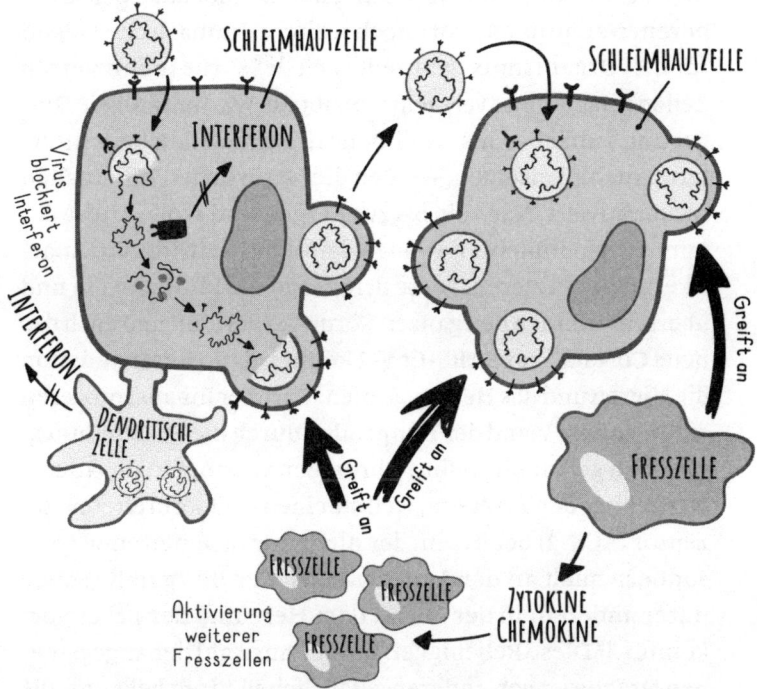

die Immunpolizei herbeirufen (Abbildung 6). Das Virus vermehrt sich deshalb mit ungebremster Geschwindigkeit und breitet sich schnell in der Lunge aus. Die Viruskonzentration im Sekret der Atemwege kann dabei auf extrem hohe Werte steigen – mehrere Milliarden Partikel pro Mikroliter (ein Tausendstel Milliliter) sind keine Seltenheit. Das ist die perfekte Voraussetzung für Superspreading-Ereignisse – wie jenes im Hongkonger Hotel »Metropole«, durch das SARS 2003 in die Welt getragen wurde.

VERMEHRUNG UM JEDEN PREIS?

Abgesehen vom Superspreading hat die Blockade der angeborenen Immunantwort noch weitere dramatische Folgen für den Organismus. Während sich das Virus in infizierten Zellen ungebremst vermehrt, bleibt die Warnung an die Umgebung zunächst aus. Weil Dendritische Zellen kein Interferon mehr freisetzen, werden die Natürlichen Killerzellen nicht aktiviert. Nach ein bis zwei Tagen sind große Areale der Lungenschleimhaut nur noch damit beschäftigt, Viruspartikel zu produzieren. Diese dringen in die Blutbahn ein und überschwemmen den ganzen Körper. SARS-CoV und auch das neue Coronavirus SARS-CoV-2 können dann unter anderem die Nieren und das Herz angreifen. Darüber hinaus infizieren sie die innere Wand der Blutgefäße; durch die Entzündungsreaktion gerinnt das Blut, Thromben verstopfen die Adern. Das gelingt den Erregern, weil sie einen weitverbreiteten Rezeptor (ACE-2) benützen, der nicht nur in den Atemwegen, sondern auch an den Innenwänden der Blutgefäße sowie unter anderem in der Niere, dem Herz und der Leber vorkommt.[10] Diese Beliebigkeit bei der Auswahl der angegriffenen Organe ist von anderen gefährlichen Viren bekannt, die erst kurz zuvor aus dem Tierreich auf den Menschen übergesprungen sind. Auch Ebola-, Lassa- und aviäre Influenzaviren besitzen Universalschlüssel, mit denen sie sich zu einer Vielzahl von Geweben Zutritt verschaffen können.

Das Problem ist jedoch nicht die Virusvermehrung als solche. Erstaunlicherweise würden die meisten Organe sogar einen massiven Befall verkraften, solange das Virus nicht selbst seine Wirtszellen zerstört. Das kommt selten vor, weil der Parasit sich damit seiner Existenzgrundlage berauben würde. Doch wenn selbst sich massiv vermehrende Viren nicht unmittelbar für die Organschäden verantwortlich sind, wer ist es dann?

DIE MÜLLABFUHR DREHT DURCH

Das Unheil droht von innen – genauer gesagt: von der Müllabfuhr unseres Körpers. In einem lebenden Organismus sterben ständig Zellen ab und werden durch neue ersetzt; beim Menschen sind das zwischen 10 und 100 Milliarden am Tag.* Dazu kommen veraltete Knorpel und Knochen, ausgeleiertes Bindegewebe, brüchige Sehnen und alles andere, was sonst nicht mehr funktioniert. Zusätzlich müssen ständig Staubpartikel aus der Lunge, kleine Fremdkörper in der Haut und unzählige Krankheitserreger weggeräumt werden. Dies alles bewerkstelligt ein gigantisches Heer von Fresszellen, allen voran Granulozyten und Makrophagen, die in Blut und Gewebe für Ordnung sorgen. Zusammen machen sie rund 65 Prozent der weißen Blutkörperchen[11] aus. Im Blut eines gesunden Erwachsenen sind in jedem Milliliter ständig 4,5 Millionen Zellen dieses immunologischen Aufräumdienstes unterwegs.

Normalerweise verläuft der Einsatz der Fresszellen nach einem strengen Protokoll. Virusinfiziertes Gewebe wird von Dendritischen Zellen aufgespürt, dann durch Natürliche Killerzellen getötet und zuletzt von Fresszellen weggeräumt.

Ganz anders sieht es aus, wenn SARS-CoV-2 oder ein ähnliches Virus die ersten beiden Stufen der Alarmierungskette ausgeschaltet hat. Dann rücken die Fresszellen zu spät an und versuchen Gewebe abzuräumen, in dem sich das Virus noch ungehemmt vermehrt. Das passiert typischerweise erst später im Krankheitsverlauf, etwa eine Woche nach Symptombeginn. Im Anschluss an eine scheinbar harmlose erste Krankheitsphase verschlechtert sich der Zustand des

---

* Die Werte sind individuell sehr unterschiedlich. Zum Beispiel werden im Alter vermehrt funktionsuntüchtige Zellen, bei Fettleibigkeit vermehrt Fettzellen abgebaut.

Patienten nun schlagartig. Zu diesem Zeitpunkt hat sich der Erreger bereits in der Lunge ausgebreitet und weitere Organe befallen.

Der Grund: Beim Versuch, die vielen infizierten Gewebe wegzuräumen, sind die angerückten Fresszellen schnell überfordert. Sie setzen Zytokine* frei, um weitere Granulozyten und Makrophagen herbeizurufen. Sobald diese am Einsatzort eingetroffen sind, schlagen sie ihrerseits Alarm und setzen noch mehr Botenstoffe frei. Damit rufen die Fresszellen nicht nur um Hilfe, sie stimulieren sich auch gegenseitig. Es entsteht ein Teufelskreis, in dem immer mehr Fresszellen aktiviert werden. Wie tollwütige Wölfe fallen sie über alles her, was im Entferntesten nach Virus riecht. Insbesondere Lungengewebe, Nieren und die Innenwand der Blutgefäße werden zerstört.

ORKAN DER BOTENSTOFFE

Der Arzt am Patientenbett diagnostiziert zu diesem Zeitpunkt akutes Lungenversagen (*acute respiratory distress syndrome*, ARDS), Thrombosen und Multiorganversagen.** Bei der Blutuntersuchung findet er in schwindelnde Höhen angestiegene Zytokinwerte: Der gefürchtete »Zytokinsturm« hat begonnen, das Leben des Patienten ist in höchster Gefahr.

---

*   Bei der Alarmierung der Makrophagen und Neutrophilen Granulozyten stehen die »pro-inflammatorischen« (entzündungsfördernden) Zytokine Interleukin-1β, Interleukin-6, Interleukin-8 und Tumornekrosefaktor-α (TNF-α) im Vordergrund. Dagegen wird die frühe Aktivierung Natürlicher Killerzellen insbesondere über Interferon-α und Interferon-β vermittelt.

**   Auf die medizischen Aspekte der Covid-Erkrankung wird in diesem Buch aus Platzgründen nicht weiter eingegangen. Für Interessierte findet sich im Anhang eine Auswahl weiterführender Literatur.[12]

Aus Sicht des Erregers ist das keine gute Strategie, weil ein kurz und schwer erkranktes Opfer ihn nicht besonders häufig weitergeben wird. Deshalb passen sich aus dem Tierreich auf den Menschen übergesprungene Viren an ihren neuen Wirt an, indem sie die Krankheitssymptome reduzieren und zugleich ihre Ansteckungsfähigkeit (Kontagiosität) steigern. Dies gelingt ihnen, wenn sie ihre Vermehrung drosseln und die angeborene Immunantwort so wenig wie möglich provozieren. Es ist gut möglich, dass die vier heute als harmlose Erkältungsviren bekannten Coronaviren kurz nach der Überschreitung der Artengrenze einst ähnlich schwere Krankheiten hervorgerufen haben wie SARS und Covid.

So sind es gerade die nicht perfekten Viren, die den größten Schaden anrichten. Dieser entsteht nicht durch das Virus selbst, sondern durch Friendly Fire von der hochgerüsteten Armee, die unseren Körper eigentlich vor Krankheitserregern schützen soll.

SCHWEINE ALS BLAUPAUSE

Die letzte Warnung vor der Covid-Pandemie kam von den Schweinen. Ihr Fleisch ist für die chinesische Küche unverzichtbar. Die Sicherstellung der Versorgung des 1,8-Milliarden-Volkes hat die Pekinger Staatsführung zur nationalen Aufgabe erklärt, etwa die Hälfte des weltweit konsumierten Schweinefleisches wird hier produziert. Doch die Massenhaltung wird durch seit Jahren zunehmende Tierseuchen beeinträchtigt. Neben den oft desolaten hygienischen Bedingungen auf den Farmen ist dafür eine in Ostasien verbreitete Vorliebe der Verbraucher verantwortlich: Fleisch soll möglichst noch warm vom frisch geschlachteten Tier kommen. Gekühlt in Plastikfolie abgepackte oder gar tiefgefrorene Schnitzel, Keulen und Innereien sind chinesischen

Feinschmeckern ein Graus. Deshalb werden täglich Hunderttausende Schweine lebendig über weite Strecken zu kleinen Schlachthäusern und Lebendmärkten, den sogenannten *wet markets*, gebracht. Die Immunabwehr der in engen Käfigen zusammengepferchten Tiere ist angegriffen, sie stehen unter Stress und bekommen häufig kaum zu saufen – traumhafte Bedingungen für Krankheitserreger.

Ausländische Fachleute schätzen, dass Virusausbrüche den Bestand von 440 Millionen Zuchtschweinen während der letzten drei Jahre um mehr als die Hälfte dezimiert haben. Hauptverantwortlich dafür ist die Afrikanische Schweinepest,* die offiziell seit 2018 in China grassiert. Auch tierische Coronaviren verursachen regelmäßig Ausbrüche, denen insbesondere Ferkel zum Opfer fallen.

Auf einem Hof im Norden der Provinz Guangdong machten Tierärzte im Frühjahr 2017 eine merkwürdige Beobachtung. Bereits den ganzen Winter hatte unter den Schweinebeständen eine Seuche gewütet, deren Symptome dem »ansteckenden Schweinedurchfall« ähnelten. Doch das dafür verantwortliche Virus PEDV (*porcine epidemic diarrhea virus*), ein bei Schweinen häufiges Coronavirus, war im Bestand nur gelegentlich nachzuweisen. Ferkel bekamen schweren Durchfall und starben innerhalb weniger Tage, während die Muttersauen nur leichte Symptome zeigten. Bei weiteren Untersuchungen stellte sich heraus, dass die Tierseuche drei weitere Höfe in der Nähe befallen hatte – insgesamt waren fast 25 000 Tiere gestorben.

Die ratlosen Veterinäre setzten sich mit Shi Zhen-li vom Referenzlabor für ungewöhnliche Krankheitserreger in Wuhan in Verbindung, der – neben dem SARS-CoV-Entdecker

---

* Die Afrikanische Schweinepest ist eine (für den Menschen ungefährliche) Tierseuche, die neuerdings auch bei Wildschweinen in Mitteleuropa auftritt. Die natürlichen Wirte des Erregers sind wahrscheinlich Warzen- und Buschschweine, die in Afrika südlich der Sahara leben.

Malik Peiris – bekanntesten Coronavirus-Expertin Chinas. Wenige Wochen später stand fest, dass die tödliche Schweinekrankheit von einem neuartigen Coronavirus verursacht wurde, dem die Forscher den Namen *swine acute diarrhea syndrome coronavirus* (SADS-CoV) gaben.

Außerhalb der Veterinärmedizin hätte die Entdeckung allerdings kaum für größeres Aufsehen gesorgt – wäre da nicht noch eine Besonderheit des neuen Virus gewesen. Die Spezialität und größte Leidenschaft von Frau Doktor Shi sind nämlich Fledermäuse, genauer gesagt: in Fledermäusen beheimatete Coronaviren. Die Virologin, die wegen ihrer Expeditionen in Fledermaushöhlen unter Kollegen den Spitznamen *bat woman* bekam, verglich die Gensequenzen des neu entdeckten Schweinevirus SADS-CoV mit ihrer Datenbank bereits bekannter Erreger. Das Resultat war gleichermaßen überraschend wie beunruhigend: SADS-CoV stammte aus einer Fledermaus. Ganz offensichtlich hatte ein Fledermausvirus den Sprung über die Artengrenze geschafft, die Schweinebestände im nördlichen Guangdong infiziert und sich dabei an seinen neuen Wirt so perfekt angepasst, dass es einen massiven Ausbruch bei den Tieren verursachen konnte. Die These, wonach Viren nach einem Wirtswechsel zwar oft schwere Symptome verursachen, aber dafür nicht besonders kontagiös sind, ist seitdem widerlegt.

Und das war noch nicht alles. Die Fledermaus, aus dem SADS-CoV stammte, zählte zur Gattung der Hufeisennasen, aus der auch der Erreger des SARS-Ausbruchs von 2003 hervorgegangen ist (den Namen verdanken sie einem hufeisenförmigen Hautlappen, der ihnen bei der Echoortung hilft – siehe das Foto auf der folgenden Seite). Von den Hufeisennasen ist SARS-CoV wahrscheinlich zunächst auf einen Larvenroller oder einen Marderhund übergesprungen. Diese fleischfressenden Vierbeiner sind dem Menschen bezüglich ihrer ACE-2-Rezeptoren in der Lunge und ihres

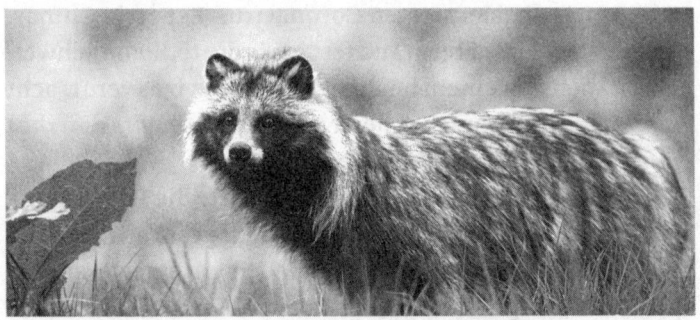

Marderhund

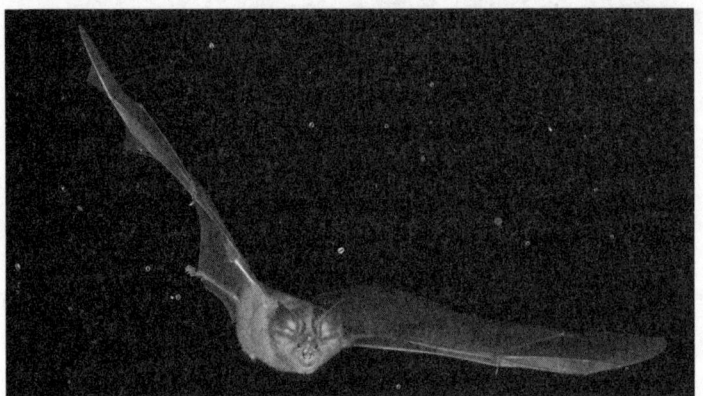

Hufeisennase

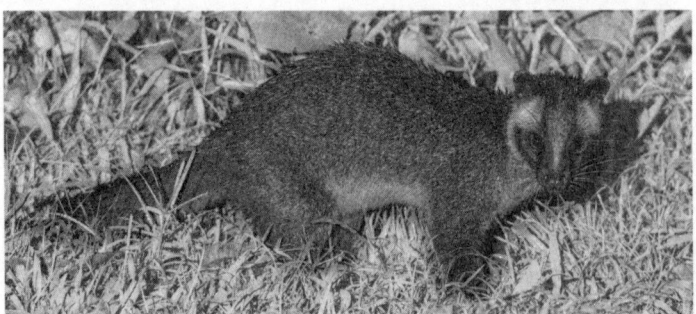

Larvenroller

Immunsystems ähnlicher als Fledermäuse. Durch diese schrittweise Anpassung war SARS-CoV schließlich in der Lage, von Mensch zu Mensch zu springen, und bereit für den Ausbruch von 2003.

Die größte genetische Ähnlichkeit mit SADS-CoV haben Coronaviren, die in einer Fledermaushöhle im Bezirk Conghua gefunden wurden.* Die Höhle liegt etwa 100 Kilometer südlich der vier betroffenen Schweinezuchtbetriebe und auf halbem Weg nach Foshan – der Stadt, in der 2002 der erste registrierte SARS-Fall aufgetreten war.

Spätestens seit 2017 stand damit fest, dass Coronaviren aus Fledermäusen das Zeug haben, in ein anderes Säugetier zu wechseln und sich in kurzer Zeit so anzupassen, dass sie für den neuen Wirt hoch ansteckend werden. Hufeisennasen und andere Bewohner der unzähligen Fledermaushöhlen im Süden Chinas beherbergen vermutlich einige Tausend unbekannte Coronaviren. Damit war vorhersehbar, was Ende 2019 eingetreten ist: Sobald sich die Gelegenheit ergibt, würden die in den fliegenden Säugetieren beheimateten Erreger erneut die Artengrenze überschreiten. Was bei Schweinen funktioniert hat, konnte jederzeit auch dem Menschen widerfahren.

Im übernächsten Kapitel werden wir uns ansehen, wie das Pandemievirus SARS-CoV-2 entstand und die angekündigte Katastrophe schließlich eingetreten ist. Vorher werfen wir noch einen Blick darauf, welche Gegenmaßnahmen Epidemiologen und Pandemieexperten entwickelt haben, um die Menschheit für den Tag X zu rüsten.

---

*   Siehe Karte S. 130 f.

6.

VIRUSJÄGER
VON PLANERN UND PROPHETEN

Krise ist ein produktiver Zustand.
Man muss ihm nur den Beigeschmack
der Katastrophe nehmen.
– MAX FRISCH, *MEIN NAME SEI GANTENBEIN* (1964)

Die internationalen Experten, die an jenem Novembermorgen in Berlin zusammensaßen, wagten sich auf unbekanntes Terrain. Das Auswärtige Amt hatte Politiker, Gesundheitsexperten, Epidemiologen und Virologen zum Dialog über ein Thema eingeladen, das bis dahin noch nicht existierte. Unter dem Arbeitstitel *Health as a Foreign Policy* sollte das interdisziplinäre Gremium Vorschläge erarbeiten, wie sich die Welt gegen neu aufkommende Seuchen und andere Gesundheitsrisiken wappnen könnte. Der Eröffnungsredner warnte, die Menschheit sei gerade knapp an einer globalen Katastrophe vorbeigesegelt. Die Staatengemeinschaft müsse alles tun, um zu verhindern, dass sich so etwas wiederholte.

Wir schrieben das Jahr 2003 – die Schrecken des gerade beendeten SARS-Ausbruchs steckten den Anwesenden noch in den Knochen. Was damals in Berlin – und etwa zeitgleich in vielen anderen Konferenzsälen der Welt – aus der Taufe gehoben wurde, war nicht weniger als eine neue Disziplin der internationalen Diplomatie, die heute als Globale Gesundheit (*Global Health*) bezeichnet wird.

EIN UNBEQUEMER VORSCHLAG

Mir kam bei diesem Treffen die Aufgabe zu, den SARS-Ausbruch aus virologischer und epidemiologischer Sicht zu analysieren. Der damaligen offiziellen Zählung zufolge hatten sich rund 8000 Menschen mit dem Virus infiziert, 800 davon waren gestorben. Die Dunkelziffer musste deutlich höher sein, weil Peking den Ausbruch anfangs verheimlicht und auch später wahrscheinlich unvollständige Zahlen geliefert hatte.

Unter diesen Umständen hätte sich ein neuartiger Erreger auch wesentlich stärker verbreiten und Millionen Todesopfer fordern können. Die schnelle Beendigung der »Ersten Pandemie des 21. Jahrhunderts« (WHO) war weder einer offenen Kommunikation noch einer guten Vorbereitung der Staatengemeinschaft zu verdanken. Dass die Menschheit von einer Katastrophe noch einmal verschont geblieben war, hatte zwei andere Gründe: Erstens wurde der neue Erreger in beispiellos kurzer Zeit identifiziert, woran die Koordination der internationalen Forschungszusammenarbeit durch die WHO einen wesentlichen Beitrag hatte.[1] Noch wichtiger war jedoch eine Eigenschaft des Virus selbst: SARS-CoV verursacht zwar eine hohe Letalität, ist aber im Vergleich zu Influenzaviren und anderen Atemwegserregern nicht besonders ansteckend. Ein stärker kontagiöser Erreger, so meine damalige Bewertung, wäre angesichts der lückenhaften Vorbereitung der Gesundheitssysteme nicht zu stoppen gewesen.

Die Fachleute waren sich einig, dass sich die Staaten wesentlich besser auf Pandemien vorbereiten mussten. Aus meiner Sicht waren dafür zwei Dinge erforderlich. Erstens sollte ein weltweites Frühwarnsystem (*Global Surveillance and Response System*) etabliert werden, das in abgelegenen Erdregionen neu auftretende Erreger in Echtzeit erkennt und eine sofortige Eindämmung ermöglicht.[2] Dafür sollte, zweitens, eine Internationale Organisation für Biologische

Sicherheit geschaffen werden, die nach dem Vorbild der Atombehörde IAEO unter dem Dach der Vereinten Nationen arbeitet.

Da mein Vorschlag letztlich auf eine neue, von der WHO unabhängige Seuchenbehörde hinauslief, war er erwartungsgemäß politisch nicht durchsetzbar. Gleichwohl waren bereits damals einige Fachkollegen überzeugt, dass die Genfer Mammutbehörde für eine schnelle Reaktion auf neue Krankheitserreger nicht aufgestellt ist. Die Entscheidungswege sind schwerfällig und werden von mächtigen Mitgliedsstaaten beeinflusst. Diese vergeben die lukrativen Posten regionaler Repräsentanten und anderer WHO-Funktionen teilweise nach politischer (oder gar persönlicher) Opportunität statt nach fachlicher Qualifikation. Ein großer Teil des knappen Budgets ist an Projekte der Beitragszahler gebunden, wobei sich reiche Länder für die Bekämpfung von Übergewicht, Bluthochdruck und anderen Zivilisationskrankheiten mehr interessieren als für Infektionserreger in den weniger entwickelten Regionen der Welt.

WECKRUF FÜR DIE WHO

So wurden für die Pandemieabwehr damals keine neuen Strukturen geschaffen, sondern man beschloss eine Reform des dafür vorgesehenen Instruments der WHO, der *International Health Regulations* (IHR) von 1969. Die IHR waren kaum verändert aus den *International Sanitary Regulations* hervorgegangen, einem Relikt aus der Gründungszeit der WHO nach dem Zweiten Weltkrieg, die den »Schutz vor der Pestilenz mit einem Minimum der Störung von Reiseverkehr und Handel« zum Ziel gehabt hatten. Im Zentrum der internationalen Gesundheitsregularien stand seit jeher die Sicherung wirtschaftlicher Interessen gegenüber unbequemen

Maßnahmen zur Seuchenbekämpfung anderer Mitgliedsstaaten. Insbesondere sollte sichergestellt werden, dass Reisende und Waren nicht ohne Weiteres unter Quarantäne gestellt beziehungsweise beschlagnahmt werden dürfen.

Dass die IHR in den Händen der WHO, vorsichtig ausgedrückt, eine gewisse Patina angesetzt hatten, war schon in anderem Zusammenhang kritisiert worden. Die Terroranangriffe vom 11. September 2001 und die anschließenden Milzbrand-Anschläge in den USA hatten vor Augen geführt, dass Seuchenausbrüche auch mutwillig ausgelöst werden können. Eine viel beachtete Simulation mit dem Codenamen *Dark Winter* hatte ergeben, dass ein Anschlag mit Pockenviren alleine in den USA bis zu eine Million Todesopfer zur Folge haben könnte. Nicht nur jenseits des Atlantiks war die Befürchtung groß, die Genfer Mammutorganisation sei der Bedrohung durch biologische Anschläge und natürliche Seuchenausbrüche nicht gewachsen.

EIN OLDTIMER WIRD AUFPOLIERT

Nach dem SARS-Ausbruch von 2003 machte sich die WHO endlich daran, das veraltete Instrument für die Bekämpfung ansteckender Krankheiten zu überarbeiten.* Die im Jahr 2005 verabschiedete – und bis heute gültige – Neuauflage der *International Health Regulations* enthält zwar auf dem Papier eine Reihe von Verbesserungen.[3] Statt sich auf einzelne »Pestilenzen« zu beschränken, werden nun darin

---

* Die WHO sieht das natürlich anders. Ihren eigenen Darstellungen zufolge bestand Handlungsbedarf, seitdem die Mitgliedsstaaten in der Weltgesundheitsversammlung 1995 eine grundlegende Reform der IHR von 1969 in Auftrag gaben. Die Folgejahre habe man mit »extensiven vorbereitenden Arbeiten« verbracht. Der SARS-Ausbruch von 2003 habe lediglich einen zusätzlichen Impuls für die Reform gegeben.

alle potenziellen Gesundheitsgefahren einbezogen, einschließlich bisher unbekannter Krankheitserreger.* Die 196 Vertragspartner der IHR – alle WHO-Mitglieder sowie Lichtenstein und der Vatikan – verpflichten sich unter anderem, Überwachungssysteme für neu auftretende Krankheiten aufzubauen und mögliche Ausbrüche innerhalb von 24 Stunden zu melden. Davon unabhängig ist die WHO nun auch formal ermächtigt, inoffizielle Quellen wie Medienberichte und Hinweise von Nichtregierungsorganisationen auszuwerten, um Ausbrüche frühzeitig zu erkennen (beim SARS-Ausbruch hatte Genf die entscheidenden Hinweise nicht von der chinesischen Regierung, sondern aus asiatischen Medien und von eigenen Mitarbeitern erhalten).

Wenn die WHO – so der Plan – von einer möglicherweise grenzüberschreitenden Gesundheitsgefahr erfährt, wird ein Notfallkomitee aus eigens berufenen Experten um eine Stellungnahme gebeten. Auf deren Grundlage muss der Generaldirektor der WHO innerhalb von 48 Stunden entscheiden, ob ein Internationaler Gesundheitsnotfall (*Public Health Emergency of International Concern, PHEIC*) vorliegt. Selbst dann kann die WHO allerdings auch nur Empfehlungen für Kontrollen des grenzüberschreitenden Verkehrs von Personen, Gepäck und Waren aussprechen.

Im Verhältnis zu der großen Bedeutung, die Politik und Medien der Feststellung des PHEIC zumessen, sind dessen praktische Konsequenzen also ziemlich bescheiden. Dennoch war die Autorisierung des Generaldirektors zur Erklärung des PHEIC einer der am heftigsten umstrittenen Punkte der IHR 2005. Obwohl die damit ermöglichten Empfehlungen nur Grenzkontrollen betreffen, befürchteten die Mitglieder

---

* Theoretisch müssten auch nichtinfektiöse Gefahren wie Reaktorunfälle oder landesübergreifende Umweltverschmutzung gemeldet werden, was die Mitgliedsstaaten jedoch bislang ignorieren.

wirtschaftliche Schäden und indirekte Beschränkungen ihrer nationalen Souveränität. Deshalb muss die WHO bei jeder Entscheidung die Wünsche des betroffenen Staates berücksichtigen und sicherstellen, dass die Eindämmung der Epidemie keine unnötigen Einschränkungen des internationalen Verkehrs verursacht. Gesundheit hat also keinen allgemeinen Vorrang vor Wirtschaft – das ist seit den Sanitätsabkommen des frühen 20. Jahrhunderts unverändert geblieben.

EINE NEUE WISSENSCHAFTLICHE DISZIPLIN

Die Warnung vor neuen Krankheitserregern, die in kurzer Zeit Millionen von Opfern fordern und die Lebensgrundlagen der Menschheit gefährden könnten, war zwar nicht neu. Der Mikrobiologe und Nobelpreisträger Joshua Lederberg sowie eine Reihe anderer Wissenschaftler hatten früh erkannt, dass die in den 1980er-Jahren entdeckte Immunschwächekrankheit Aids den Anfang einer neuen Ära markierte.[4] Neue, tödliche Erreger konnten jederzeit auftauchen und sich aufgrund des inzwischen weltweiten Verkehrs von Menschen, Tieren und Waren in kürzester Zeit über alle Kontinente verbreiten. Auf Initiative des Epidemiologen Donald A. Henderson gründete die *Johns Hopkins University* in Baltimore 1998 das *Center for Health Security.** Es war die erste Nichtregierungsorganisation, die den Schutz der amerikanischen Zivilbevölkerung vor biologischen Anschlägen erforschte und Konzepte zur Prävention, Vorbereitung und Reaktion entwickelte.

In Deutschland hatte sich die Schutzkommission ebenfalls bereits seit den späten 1990er-Jahren mit dem Thema befasst. Das interdisziplinäre Gremium erforschte Gefahren

---

* Damals unter dem Namen *Johns Hopkins Center for Civilian Biodefense Strategies.*

für die deutsche Wohnbevölkerung und beriet die Bundesregierung und den Bundestag unmittelbar.* Bereits 2001 warnte die Schutzkommission in einem ausführlichen Bericht davor,[5] dass Deutschland auf die neue Dimension biologischer Bedrohungen nicht ausreichend vorbereitet sei. Die Mahnungen aus der Wissenschaft fielen jedoch erst nach dem SARS-Ausbruch von 2003 auf fruchtbaren Boden.

SPIELE UND PLÄNE

Im Zentrum des neuen Forschungsfeldes steht bis heute die Abwendung gesundheitlicher, wirtschaftlicher und kultureller Schäden durch natürliche und menschengemachte Seuchenausbrüche. Zu diesem Zweck werden bekannte Epidemien analysiert und auf Basis der gewonnenen Erkenntnisse Szenarien für mögliche künftige Ereignisse entwickelt. Im Idealfall lässt sich vorhersagen, mit welcher Wahrscheinlichkeit bestimmte Gefährdungslagen eintreffen werden und durch welche Maßnahmen größerer Schaden verhindert werden kann. Was zur Vorbereitung erforderlich ist und wie im Ernstfall auf einen internationalen Seuchenausbruch reagiert werden soll, wird in Simulationen durchgespielt, im Detail ausgearbeitet und schließlich in einem »Pandemieplan« zusammengestellt.

Mit der wissenschaftlichen Pandemieplanung hatte auch das Zeitalter der »Table-Top-Übungen« begonnen. Bei diesen Planspielen wurden Entscheider aus Politik, Verwaltung,

---

* Offiziell »Schutzkommission beim Bundesminister des Innern«. Ich selbst war von 2003 bis zu deren Auflösung im Jahr 2015 Mitglied der Schutzkommission, zuletzt als stellvertretender Vorsitzender. Vor Epidemien durch aus dem Tierreich stammende, möglicherweise wie Grippe durch die Luft übertragene Viren hatte ich in einem Gastbeitrag für den *Tagesspiegel* (»Nur bedingt abwehrbereit«, 6.8.1999) zum ersten Mal öffentlich gewarnt.

Wissenschaft und Wirtschaft in einem fiktiven Lagezentrum mit bioterroristischen Anschlägen, Unfällen oder natürlichen Ausbrüchen ungewöhnlicher Krankheiten konfrontiert. In Abhängigkeit von den getroffenen Entscheidungen änderte sich der weitere Verlauf der oft mehrtätigen Simulationen – ein einziger Fehler konnte Hunderttausende (fiktive) Tote zur Folge haben. Einige dieser »Table-Top-Übungen« wirkten durch mit Schauspielern besetzte TV-Nachrichten und Videokonferenzen so echt, dass bei den professionellen Teilnehmern nach kurzer Zeit die Nerven blank lagen. Wenn dann auch noch die Telefonleitungen ausfielen, das Krankenhauspersonal wegen mangelnder Schutzmasken den Dienst verweigerte und in den Vororten die Apotheken geplündert wurden, herrschte im *Situation Room* nicht selten bedrückende Ratlosigkeit. Am Ende gab es immer eine lange Liste von Dingen, die dringend erledigt werden sollten, bevor eines Tages eine echte »biologische Lage« eintreten würde.

Viele Aspekte der dabei trainierten Szenarien sahen der aktuellen Pandemielage erstaunlich ähnlich. Bei der Übung *Atlantic Storm* mussten im Januar 2005 zehn Staats- und Regierungschefs aus Europa und Nordamerika gemeinsam mit dem Generaldirektor der WHO einen Pockenausbruch bewältigen. Das Resultat war vernichtend. In kürzester Zeit waren die diagnostischen Testkapazitäten überlastet, Medikamente und Impfstoffe gingen aus, und es haperte an zeitnahen Informationen über die epidemische Lage. Die Teilnehmer, die jeweils von echten ehemaligen Amtsinhabern gespielt wurden, mussten auch schmerzlich erfahren, dass die Wissenschaft oft widersprüchliche Ratschläge gibt. Der ehemalige polnische Premierminister Jerzy Buzek hatte den amtierenden Regierungschef seines Landes gespielt. Nach der Übung räsonierte er enttäuscht: »Wissenschaftler haben unterschiedliche Meinungen, und darauf müssen wir eine politische Entscheidung begründen.« Gro Harlem

Brundtland, die ehemalige norwegische Ministerpräsidentin und Generaldirektorin der WHO, musste eingestehen, dass die Genfer Gesundheitswächter weder über die Mittel noch die Kompetenzen verfügten, um im Falle einer schweren Epidemie wirksam zu helfen. Die Schwächen der WHO machte auch der ehemalige britische Botschafter in Berlin Sir Nigel Broomfield deutlich, der bei *Atlantic Storm* den Premierminister des Vereinigten Königreichs gespielt hatte: »Wir haben eine globalisierte Wirtschaft und eine globalisierte Gesellschaft, aber wir haben noch keine funktionierenden globalen Institutionen, um es mit den Problemen aufzunehmen, die sich aus der Globalisierung ergeben.«[6]

Wenn man nicht wüsste, dass diese Äußerungen aus dem Jahr 2005 stammen, könnte man meinen, sie hätten sich auf die aktuelle Corona-Pandemie bezogen. Deutsche Politiker sprechen dieser Tage gerne von einem »gelben Zettel«; auf diesem hätten sie die Dinge notiert, die nach der Pandemie erledigt werden müssten, damit sich so etwas nicht wiederhole. Tatsächlich gibt es diese »gelben Zettel« bereits seit Langem – als Ergebnis Dutzender Übungen der letzten beiden Jahrzehnte.

Eine der wichtigsten Übungen in Deutschland war die LÜKEX 2007, bei der eine Pandemie mit einem ungewöhnlich gefährlichen Grippevirus simuliert wurde (LÜKEX steht für das Behördenwort »Länderübergreifende Krisen-Exercise«).[7] An dieser Großveranstaltung mit rund 3000 Experten waren 11 Bundesressorts mit 24 nachgeordneten Behörden, die WHO und die Europäische Seuchenbehörde ECDC, die EU-Kommission sowie viele Dienststellen der Länder, nichtstaatliche Organisationen und private Firmen beteiligt. Die Federführung hatte das Bundesamt für Bevölkerungsschutz und Katastrophenhilfe. Ich war als einer von fünf Vertretern der Schutzkommission in die Vorbereitung und Auswertung der Übung eingebunden.

Wie bei *Atlantic Storm* trat auch hier das Problem zutage, dass einzelne Virologen, Epidemiologen und Amtsärzte unterschiedliche Fachmeinungen vertraten, was zu Fehlentscheidungen der Behörden führte. Die Schutzkommission empfahl deshalb, »einen zentralen Beraterstab (gegebenenfalls unter Beteiligung der Schutzkommission) für den Ernstfall einzurichten, der das Hintergrundwissen auf allen Ebenen synchronisiert und optimiert«.[8] Das war, wohlgemerkt, im Jahr 2007.

In der Folgezeit verging kein Jahr, ohne dass irgendwo auf der Welt ein spektakulärer Seuchenausbruch simuliert, als Table-Top-Übung von Entscheidern und Behörden geübt oder mit Einsatzkräften in einer simulierten »biologischen Lage« trainiert wurde. Eine Pandemie mit einem durch die Luft übertragenen Virus, das SARS-CoV oder dem Erreger der Spanischen Grippe ähneln könnte, gehörte zu den besonders intensiv untersuchten Szenarien.

Die Schutzkommission hatte zu diesem Thema eine eigene Arbeitsgruppe eingerichtet, die biologische Gefahren untersuchte und Konzepte zum Schutz der Bevölkerung entwickelte. In einem Sonderbericht des Jahres 2006 warnten die Fachleute, das Risiko für die Entstehung einer schweren Pandemie sei derzeit »höher als jemals zuvor in der Neuzeit«. Politische und ökonomische Entscheidungsträger sollten von einer jährlichen Eintrittswahrscheinlichkeit von zwei bis fünf Prozent ausgehen. Nach dieser Schätzung lag die Wahrscheinlichkeit für eine Pandemie bis zum Jahr 2020 zwischen 28 und 70 Prozent.[9]

Im Jahr 2012 erstellte die Bundesregierung, unter Federführung des Robert Koch-Instituts, eine Risikoanalyse »Pandemie durch Virus Modi-SARS«.[10] In diesem Szenario war ein hypothetischer, mit SARS-CoV nahezu identischer Erreger in Südostasien von einem Tier auf den Menschen übergegangen. Nach Deutschland wurden zunächst zehn

Fälle durch Reisende aus dem Ausbruchsgebiet importiert. Das Virus breitete sich – wie SARS-CoV – hauptsächlich über Superspreader in Clustern aus. Gemäß der Berechnung des RKI würden bei einer Letalität von zehn Prozent[11] (wie bei SARS) in Deutschland trotz sofort eingeleiteter Schutzmaßnahmen in den ersten 18 Monaten mindestens fünf Millionen Menschen sterben.

Das *Johns Hopkins Center for Health Security* in Baltimore veranstaltete im Mai 2018 eine Übung, in der hochrangige US-Regierungsvertreter mit einer Pandemielage konfrontiert wurden. Der fiktive Erreger *Clade X* war ein durch die Luft übertragenes, neuartiges Virus mit einer dem SARS-Erreger vergleichbaren Letalität. Weil die ersten Fälle in Deutschland aufgetreten waren, stellte sich unter anderem die Frage nach Passagierkontrollen oder einem kompletten Einreiseverbot in die USA. Die Übungsteilnehmer entschieden sich dagegen, weil sie Nachschubprobleme für Masken und andere Schutzausrüstung befürchteten, die bereits damals großenteils in Asien produziert wurden. Trotzdem fehlte es nach kürzester Zeit an Masken und Desinfektionsmitteln, die Krankenhäuser waren vollkommen überlastet. Bis zum Ende der Übung, 20 Monate nach Beginn des simulierten Ausbruchs, waren 150 Millionen Menschen an der Seuche gestorben.[12]

DREI BOTSCHAFTEN UND EIN ZAUBERWORT

Die Kernaussagen der unzähligen Planspiele, Feldübungen und Analysen glichen sich zuletzt immer mehr. Für die Fachleute war die Frage nicht mehr *ob*, sondern nur noch *wann* eine schwere Pandemie eintreten würde.

Dabei muss selbst eine Pandemie mit hohen Opferzahlen keineswegs immer eine Katastrophe bedeuten. Auf nationaler Ebene ist eine *Katastrophe* dadurch definiert, dass die verfügbaren Ressourcen auch bei deren maximalem Einsatz überfordert werden und dadurch die staatliche Sicherheit, die wirtschaftliche Stabilität oder die Gesundheit der Bevölkerung erheblich gefährdet sind.[13] Ein schweres Schadensereignis, das unterhalb dieser Schwelle bleibt, heißt im deutschen Fachjargon *Krise**. Ob aus einer Krise eine Katastrophe wird, hängt von den Fähigkeiten des betroffenen Staates ab, damit umzugehen. Eine Katastrophe entsteht also nicht durch das Schadensereignis allein, sondern zusätzlich dadurch, dass man – zum Beispiel aus Inkompetenz oder wegen mangelnder Ressourcen – nicht in der Lage ist, es abzuwehren.

Für diese Abwehr haben sich in der Pandemieforschung drei Kriterien und die entsprechenden staatlichen Instrumente als wesentlich erwiesen: die *Vorbereitung*, die *Schadensbegrenzung* und die *Reaktionsfähigkeit***.

Zur *Vorbereitung* gehören die Pandemieplanung selbst, aber auch konkrete Übungen und die Bevorratung, beispielsweise von Medikamenten oder Schutzausrüstung. Bei der *Schadensbegrenzung* geht es insbesondere um die angemessene Behandlung Erkrankter, aber auch darum, wirtschaftliche und andere indirekte Folgen (sogenannte »Sekundärschäden«) abzuwenden oder zumindest abzumildern. Eine schnelle und angemessene *Reaktion* schließlich erfordert, dass man möglichst genaue Daten der Lage zur Verfügung

---

* International spricht man zutreffender von *disaster* (»Desaster«). Während *crisis* (»Krise«) auch Situationen ohne unmittelbare Personen- oder Sachschäden bezeichnen kann (etwa eine wirtschaftliche oder politische Krise), kommen bei einem *disaster* Menschen oder Sachen zu Schaden (z. B. bei Erdbeben oder Hungersnöten).

** Insgesamt werden üblicherweise sechs Instrumente definiert (von denen drei bei Pandemien jedoch keine Rolle spielen): Vermeidung (*prevention*), Vorbereitung (*preparation*), Schutz (*protection*), Schadensbegrenzung (*mitigation*), Reaktionsfähigkeit (*response*) und Wiederherstellung (*recovery*).

hat, auf die nötige fachliche Expertise zurückgreifen kann und effiziente Entscheidungsstrukturen besitzt.

Wie gut eine Nation mit einer Katastrophe zurechtkommt, hängt darüber hinaus noch von einer weiteren Fähigkeit ab, die diese drei Faktoren verbindet und auf eine höhere Stufe hebt: Diese Eigenschaft, die letztlich über Wohl und Wehe der Bevölkerung entscheidet, heißt »Resilienz«. In einer Pandemie sind Vorbereitung, Schadensbegrenzung und Reaktionsfähigkeit der Pflichtteil, die Resilienz ist die Kür.

Resilienz bezeichnet die Fähigkeit, mit den plötzlichen Auswirkungen einer Krise fertigzuwerden und möglichst schnell die eigene Handlungs- und Funktionsfähigkeit wiederzuerlangen. Das Wort bedeutet ursprünglich »Elastizität«*. Es geht also um eine Kombination aus Widerstandsfähigkeit und Flexibilität mit dem Ziel, nach einer Belastung rasch den ursprünglichen Zustand wiederherzustellen. Eine resiliente Gesellschaft hat die Fähigkeit, sich an widrige Umstände anzupassen und das Leben auch während einer Krise schnell wieder in einen stabilen Zustand zu führen. Eine resiliente Nation wird in einer schweren Krise zwar – auch schmerzliche – Verluste erleiden, aber diese Verluste stürzen sie nicht in die Katastrophe.

Interessanterweise hängt Resilienz nur zu einem geringen Teil von staatlichen Strukturen ab, entscheidend sind vielmehr individuelle und gesellschaftliche Faktoren in der Bevölkerung. Die Fähigkeit der Individuen, selbstständig intelligente Entscheidungen zu treffen, ist wahrscheinlich der wichtigste Grund für die hohe Resilienz der Spezies *Homo sapiens*. In Kapitel 11 werden wir sehen, dass Individualität, Flexibilität und Anpassungsfähigkeit genau die Fähigkeiten sind, mit deren Hilfe wir die zur Katastrophe ausgeuferte Covid-Pandemie wieder zu einer beherrschbaren Krise machen können.

---

*   Lateinisch *resilio* = »zurückspringen«.

DIE HEIMLICHE GENERALPROBE

Ende 2019, kurz vor dem Ausbruch des neuen Coronavirus in Wuhan, waren bei den professionellen Pandemieplanern und »Virusjägern« (ich kenne mindestens zwei amerikanische und einen asiatischen Kollegen, die sich tatsächlich so nennen) gewisse Ermüdungserscheinungen unverkennbar. Warum die nächste Pandemie unausweichlich und was zur Abwendung schwerster Schäden zu tun war, hatten wir bis ins Detail erforscht und an politische Entscheidungsträger kommuniziert. Aber seit den Milzbrand-Anschlägen in den USA, den Vogelgrippe-Erkrankungen in Hongkong und dem SARS-Ausbruch waren viele Jahre vergangen. Die befürchteten Anschläge mit biologischen Kampfstoffen waren ausgeblieben. Die »Schweinegrippe« von 2009 war im Nachhinein harmloser als eine mittelschwere saisonale Influenza. Das in Brasilien 2015 plötzlich aufgetauchte Zika-Virus war danach spurlos vom Erdball verschwunden. Und gegen Ebola, die Mutter aller Gruselseuchen, gab es inzwischen einen Impfstoff. Entsprechend aussichtslos waren Versuche, die Politik von der Notwendigkeit einer besseren Pandemievorsorge zu überzeugen. Selbst ein Auftritt des Microsoft-Milliardärs und Philanthropen Bill Gates beim Davoser Weltwirtschaftsforum 2017, bei dem er die Gründung einer Stiftung für die Vorbereitung auf Pandemien verkündete,* hatte es kaum in die Schlagzeilen gebracht.

Die Regierungen einiger westlicher Industrieländer waren sogar der Meinung, auf Spezialisten für den biologischen Bevölkerungsschutz verzichten zu können. Der deutsche Bundesinnenminister Thomas de Maizière löste

---

* Die *Coalition for Epidemic Preparedness Innovations* (CEPI) mit einem Startkapital von 460 Millionen US-Dollar wird von der *Bill and Melinda Gates Foundation*, dem *Wellcome Trust* und einem Konsortium aus der EU, Norwegen, Japan und dem Vereinigten Königreich finanziert.

im Jahr 2015 die Schutzkommission auf, die seit 1951 Katastrophen erforscht und die Bundesregierung und den Deutschen Bundestag beraten hatte.[14] Im Mai 2018 strich US-Präsident Donald Trump die Position des Beraters für globale Gesundheitssicherung im Nationalen Sicherheitsrat, der im Falle einer Pandemie die landesweiten Gegenmaßnahmen koordiniert hätte.[15]

Was sich an einem Oktobertag des Jahres 2019 in einem New Yorker Hotel zutrug, fand deshalb selbst unter Eingeweihten zunächst kaum Beachtung. Nachdem Bill Gates' Vorstoß beim Weltwirtschaftsforum nur wenig Resonanz gefunden hatte, sollte mit der Simulation *Event 201* noch einmal versucht werden, die großen Unternehmen in die Verantwortung zu nehmen.[16] Die *Bill and Melinda Gates Foundation*, das Davoser Weltwirtschaftsforum und das *Johns Hopkins Center for Health Security,* hatten in das Luxushotel *The Pierre* an der Fifth Avenue eingeladen, um die Möglichkeiten für öffentlich-private Partnerschaften bei der Pandemievorbereitung auszuloten.

Im Gegensatz zu den großen früheren Übungen waren diesmal keine Staats- und Regierungschefs, Industriekapitäne und Leiter globaler Organisationen gekommen. Prominentester Teilnehmer war Gao Fu, der Direktor der obersten chinesischen Gesundheitsbehörde CCDC. Die großen Privatunternehmen hatten – wie meistens, wenn es um teure Zugeständnisse gehen könnte – vorsichtshalber nur Mitarbeiter aus der zweiten Reihe geschickt.

Was im Herbst 2019 wie ein unwichtiger Termin aus der B-Liga der Seuchenforschung wirkte, war aus heutiger Sicht nicht weniger als eine Generalprobe für die Katastrophe, die im folgenden Jahr über die Menschheit hereinbrechen sollte. Das konnten Tom Inglesby, der Leiter des *Center for Health Security,* und die anderen Autoren des Szenarios natürlich nicht wissen. Mit professioneller Intuition haben sie das

Drehbuch für die Covid-Pandemie bis ins Detail aufgeschrieben und einen fiktiven Erreger kreiert, der SARS-CoV-2 zum Verwechseln ähnelt.

In der Simulation *Event 201* breitete sich die durch ein neuartiges Coronavirus verursachte Krankheit CAPS (*coronavirus acute pulmonary syndrome*) von Lateinamerika um die Welt aus. Der Erreger, ein etwas weniger gefährlicher Verwandter des SARS-Virus von 2003, war von Fledermäusen über Mastschweine in brasilianischen Großbetrieben auf den Menschen übergesprungen. Bei einer Sterblichkeitsrate von sieben Prozent waren nach 18 Monaten weltweit 65 Millionen Menschen gestorben. Abgesehen von der höheren Sterblichkeit (für Covid liegt sie etwa zehnfach niedriger) wurden die Eigenschaften des Erregers und Auswirkungen auf die Gesundheitssysteme richtig vorhergesagt. Auch die wirtschaftlichen und sozialen Kollateraleffekte der Covid-Pandemie stimmen überein – vom Zusammenbruch der Gaststätten- und der Reiseindustrie bis zur Verweigerung von Schutzmaßnahmen durch Teile der Bevölkerung und Verschwörungstheorien im Internet.

Zum Thema Desinformation ließ Übungsleiter Inglesby darüber diskutieren, wie man Falschinformationen effektiv begegnen könne. In seinem Eröffnungsstatement warf er eine Frage auf, die aus heutiger Sicht geradezu hellseherisch anmutet: »Und was ist, wenn diese falschen Informationen […] von Regierungen kommen?«[17]

Für Gao Fu, der in Oxford Biochemie studierte und seitdem von seinen internationalen Kollegen »George Gao« genannt wird, dürfte *Event 201* damals nur ein unwichtiger Termin unter vielen gewesen sein. Als der Direktor des *Chinese Center for Disease Control and Prevention* am Nachmittag des 18. Oktober 2019 die Veranstaltung verließ, blies gerade ein kräftiger Herbstwind im gegenüberliegenden Central Park die Blätter von den Bäumen. Chinas oberster

Seuchenwächter konnte nicht ahnen, dass die angekündigte Katastrophe in diesem Augenblick bei ihm zu Hause ihren Anfang nahm.

7.

DER STURM BRICHT LOS
DER SIEGESZUG DES VIRUS BEGANN IN EUROPA

Perchance hee for whom this Bell tolls,
may be so ill, as that he knowes not it tolls for him;
And perchance I may thinke my selfe so much
better than I am; [...] And therefore never send to know
for whom the bell tolls; It tolls for thee.
— JOHN DONNE, *MEDITATION XVII* (1624)[1]

Eigentlich war Dottoressa Annalisa Malara an diesem Vormittag viel zu beschäftigt, um sich mit den Angehörigen ihrer Patienten länger zu unterhalten. Sie hatte einen Schwerkranken auf der Intensivstation zu betreuen, drüben in der Aufnahme warteten weitere Notfälle auf sie. Die Anästhesistin hatte Dienst im Krankenhaus von Codogno, einer malerischen Kleinstadt in der norditalienischen Provinz Lombardei. Es war der 20. Februar 2020. Gerade hatte man den 38-jährigen Mattia Maestri von der Allgemeinstation gebracht. Der Patient bekam seit den frühen Morgenstunden zunehmend schlechter Luft. In der Computertomografie fanden sich die Zeichen einer viralen Lungenentzündung; mitten in der Influenzasaison war das keine Seltenheit. Ein Messgerät, das an einem Finger des Patienten befestigt war, zeigte lebensbedrohlichen Sauerstoffmangel an.

Die Ärztin entschied, den Patienten mit Medikamenten einschlafen zu lassen und über einen Schlauch in der Luftröhre künstlich zu beatmen. Schwere Verläufe der Influenza kommen in der kalten Jahreszeit gelegentlich vor, auch bei relativ jungen Patienten. Beim obligatorischen

Aufklärungsgespräch mit seiner Ehefrau stellte sich heraus, dass diese im achten Monat schwanger war. So sprachen die beiden Lombardinnen länger als gewöhnlich miteinander. Irgendwann in diesem Gespräch fiel dann das Wort, das innerhalb eines Tages für die junge Ärztin, ihr Land und den Rest Europas die Welt auf den Kopf stellen sollte: »China«.

Vor etwa zwei Wochen, berichtete Mattias Ehefrau, habe ihr Mann mit einem Kollegen zu Abend gegessen, der zuvor beruflich in Schanghai gewesen war. Die Lombardei ist das wirtschaftliche Herz Italiens, viele hier ansässige Firmen haben enge Beziehungen zum Reich der Mitte. In China gab es damals bereits rund 74 000 gemeldete Covid-Fälle, davon knapp 62 000 in der am stärksten betroffenen Provinz Hubei. Singapur, Japan und Südkorea meldeten noch zweistellige Infektionszahlen, die meisten davon waren auf Reisen aus China zurückzuführen. Den größten Ausbruch außerhalb Asiens mit 14 Fällen hatte es in Deutschland gegeben. Eine chinesische Mitarbeiterin hatte den Erreger in einen Autozulieferer bei München eingeschleppt. Die bayerischen Behörden hatten die Betroffenen sofort in Hochsicherheits-Isolierstationen eingewiesen, alle Kontaktpersonen befanden sich in Quarantäne.

Der italienische Gesundheitsminister Roberto Speranza erklärte zu jener Zeit noch, in seinem Land bestehe durch das neuartige Coronavirus keine Gefahr. Gemäß der einschlägigen Richtlinie der italienischen Gesundheitsbehörde, dem *protocollo sanitario nazionale*, kam Covid als Verdachtsdiagnose nur bei Personen infrage, die sich innerhalb der letzten zwei Wochen in China aufgehalten hatten.

Annalisa Malara wollte trotzdem auf Nummer sicher gehen. Doch weder in dem 15 000-Seelen-Ort Codogno noch in der Provinzhauptstadt Lodi gab es eine Möglichkeit, auf den neuen Erreger zu testen. Nach Rücksprache mit dem Chefarzt durfte sie eine Probe an ein Speziallabor im 60 Kilometer entfernten Mailand schicken.

Bereits am selben Abend kam das Ergebnis zurück: positiv. Das Krankenhaus von Codogno wurde umgehend abgeriegelt. Am folgenden Tag ließ die Regierung in der Lombardei ein Areal von elf Städten durch die Polizei abriegeln, mehr als 50 000 Menschen waren in der »zona rossa« von der Außenwelt isoliert.

Annalisa Malara wurde daraufhin in Italien als Volksheldin gefeiert, weil sie die Richtlinien des Gesundheitsministeriums missachtet und dadurch den »paziente uno« entdeckt hatte. Dem ärztlichen Instinkt und der Hartnäckigkeit der Dottoressa sei es zu verdanken, dass der Ausbruch erkannt wurde und Europa Zeit gewann, um Schutzmaßnahmen zu ergreifen. Im Juni ernannte sie Staatspräsident Mattarella zum *Cavaliere al Merito della Repubblica Italiana*, der höchsten Auszeichnung des Landes. Wie Malara später einem Reporter erklären würde, hatte sie »das Unmögliche in Betracht gezogen«. Sie ergänzte: »Die Beachtung der medizinischen Regularien war einer der Gründe dafür, dass das Virus wochenlang ungestört zirkulieren konnte.«[2]

Alarmiert durch die Meldung aus Codogno, begannen die Ärzte in Norditalien, ihre vermeintlichen Grippepatienten auf das neue Coronavirus zu testen – und wurden haufenweise fündig. Drei Tage nach der Entdeckung des *paziente uno* zählte die Lombardei bereits mehr als 130 Infizierte, zwei Wochen später waren es rund 6000. Als bereits mehr als 230 Menschen in Italien gestorben waren, davon 36 alleine in den letzten 24 Stunden, unternahm Italiens Premierminister Guiseppe Conte einen letzten, verzweifelten Versuch, die Epidemie einzudämmen. In den frühen Morgenstunden des 8. März erklärte er die gesamte Lombardei, die wichtigste Wirtschaftsregion der Republik, sowie 14 weitere nördliche Provinzen zur »roten Zone«. 16 Millionen Menschen standen damit unter Lockdown – Norditalien war jetzt das größte Ausbruchsgebiet außerhalb Chinas, das Wuhan Europas.

Wie wir heute wissen, hatte sich SARS-CoV-2 bereits mehrere Wochen in Norditalien verbreitet, bevor in Codogno der erste Fall entdeckt wurde. Mattia Maestri war nicht der *paziente uno*, sondern wahrscheinlich einer von mehreren Hundert damals bereits Infizierten in der Region. Bevor er positiv getestet wurde, hatte er schon seit acht Tagen zunehmend schwere Symptome und war deshalb mehrmals beim Arzt und im Krankenhaus gewesen. Er steckte Bekannte, Freunde aus dem Sportverein, seinen Hausarzt sowie wahrscheinlich auch seine schwangere Frau und seinen 62-jährigen Vater an. Mattias Vater starb an der Infektion, seine Frau und die am 7. April geborene Tochter überstanden sie ohne Komplikationen.

Im Nachhinein war die Entdeckung des schwelenden Covid-Ausbruches übrigens nicht ärztlicher Intuition, sondern einem schlichten Irrtum zu verdanken. Die von der Anästhesistin aus Codogno verdächtigte China-Connection hatte es nämlich nie gegeben. Mattia Maestris Arbeitskollege war mehr als zwei Wochen vor dem Kontakt von seiner Asienreise zurückgekehrt, hatte danach einen negativen PCR-Test und entwickelte auch später keine Antikörper gegen SARS-CoV-2. Als Annalisa Malara einen Zusammenhang zwischen der Erkrankung ihres Patienten und China vermutete und deshalb einen Test auf Corona veranlasste, lag sie also weit daneben – um genau zu sein, um 8668 Kilometer: Der Brand, an dem sich ihr Patient angesteckt hatte, loderte nicht Wuhan, sondern die lombardische Ärztin stand bereits mittendrin.

EIN ZIEMLICH TÖDLICHES VIRUS

Schon bald stand fest, dass die neue Krankheit zwar nicht so gefährlich wie SARS, aber wesentlich tödlicher als die

Grippe ist. Etwa die Hälfte der Infizierten bemerkt keine oder nur extrem leichte Symptome. Da diese Menschen trotzdem ansteckend sind, breitet sich das neue Virus aus wie ein Tarnkappenbomber. Die andere Hälfte zeigt mehr oder minder schwere Krankheitszeichen, man bezeichnet sie als Erkrankte oder »Fälle«*. Etwa jeder Zwanzigste von ihnen wird im Krankenhaus behandelt, davon wiederum die Hälfte auf einer Intensivstation[3]. Bis vor Kurzem erlag fast die Hälfte der Intensivpatienten ihrer Erkrankung; dieser Anteil sinkt jedoch aufgrund verbesserter Therapiemöglichkeiten. Dementsprechend wurde die mittlere, auf *Krankheitsfälle* bezogene Sterblichkeit (*case fatality ratio*, *CFR*) im Oktober 2020 von den meisten Fachleuten auf ein bis zwei Prozent geschätzt.[4]

Dahinter verstecken sich extrem unterschiedliche Werte, die insbesondere vom Alter der Patienten, der Auslastung der Intensivstationen und dem Zeitpunkt innerhalb einer lokalen Epidemie abhängen. In Norditalien lag die *CFR* bei über 80-Jährigen zu Beginn des Ausbruchs über 20 Prozent, durch verbesserte medizinische Versorgung konnte sie in der Folgezeit gesenkt werden. Bis heute hat das Mittelmeerland mit 14 Prozent eine der höchsten Covid-Sterblichkeiten der Welt, was hauptsächlich am hohen Anteil alter Patienten liegt.[5]

Die Krankheit trifft jedoch nicht alle Menschen gleich hart. Das Sterberisiko steigt mit dem Alter, für über 70-Jährige liegt die *CFR* bei 10 bis 15 Prozent. Erstaunlicherweise sind junge Menschen nur sehr selten und Kinder so gut wie nie von schweren Verläufen betroffen.** Für 50- bis 65-Jäh-

---

* Welche Krankheitszeichen und sonstigen Merkmale einen »Fall« definieren, legt die WHO üblicherweise zu Beginn eines Ausbruchs fest. Bei Covid wurde die Definition mehrfach geändert, was hier jedoch keine Rolle spielt.
** Extrem selten wird bei Kindern eine immunologische Überreaktion mit Entzündung der Blutgefäße beobachtet, das *multisystem inflammatory syndrome in children* (MIS-C).

rige liegt die *CFR*, je nach Studie, bei 0,2 bis 1 Prozent. In dieser Altersgruppe waren die meisten Todesfälle allerdings mit bekannten Grunderkrankungen verbunden. Dazu gehören etwa Krebs während der Chemotherapie oder massives Übergewicht.

Die Altersabhängigkeit tödlicher Covid-Verläufe ist damit ähnlich wie bei SARS im Jahr 2003, unterscheidet sich jedoch deutlich von der Influenza (Abbildung 7)*. Die saisonale Grippe und andere Atemwegsinfektionen sind für eine U-förmige Altersverteilung schwerer Verläufe bekannt: Komplikationen und Todesfälle kommen insbesondere im Alter unter vier Jahren und ab 65 vor. Dagegen beobachtete man in den drei Influenza-Pandemien des 20. Jahrhunderts auch gehäuft Todesfälle im mittleren Lebensalter, sodass die Häufigkeitsverteilung eher wie ein »W« aussah.** Bei Covid wird jetzt eine Verteilung beobachtet, die am ehesten der Form eines Eishockeyschlägers entspricht: Bis 65 Jahre gibt es kaum Todesfälle, dann steigt das Risiko jedoch dramatisch an.[6]

Aufgrund der besonderen Abwehrreaktion gegen dieses Virus, die wir in Kapitel 3 besprochen haben, gibt es dafür eine naheliegende Erklärung. Bei jüngeren Kindern ist der angeborene Teil der Immunantwort ständig aktiviert, weil sie noch nicht so viel Kontakt zu Krankheitserregern hatten und deshalb noch keine zuverlässige adaptive Immunität besitzen. Möglicherweise spielt dabei auch eine Rolle, dass Kinder einen großen Teil des Jahres gegen andere Erreger (einschließlich harmloser Coronaviren) kämpfen.

---

* Die Abbildung zeigt die Mortalität, das heißt die Zahl der Todesfälle pro 100 000 Einwohner, in Abhängigkeit vom Alter der Patienten.

** Neben der Spanischen Grippe von 1918 gab es die Chinesische Grippe von 1957 und die Hongkong-Grippe von 1968. Als mögliche Ursache der mittleren Spitze der W-Verteilung vermutet man, dass Menschen im mittleren Lebensalter seltener Kreuzimmunität gegen das Pandemievirus besaßen, weil sie die jeweils vorherige Influenza-Pandemie nicht erlebt hatten.

ABBILDUNG 7: ALTERSVERTEILUNG DER STERBLICHKEIT

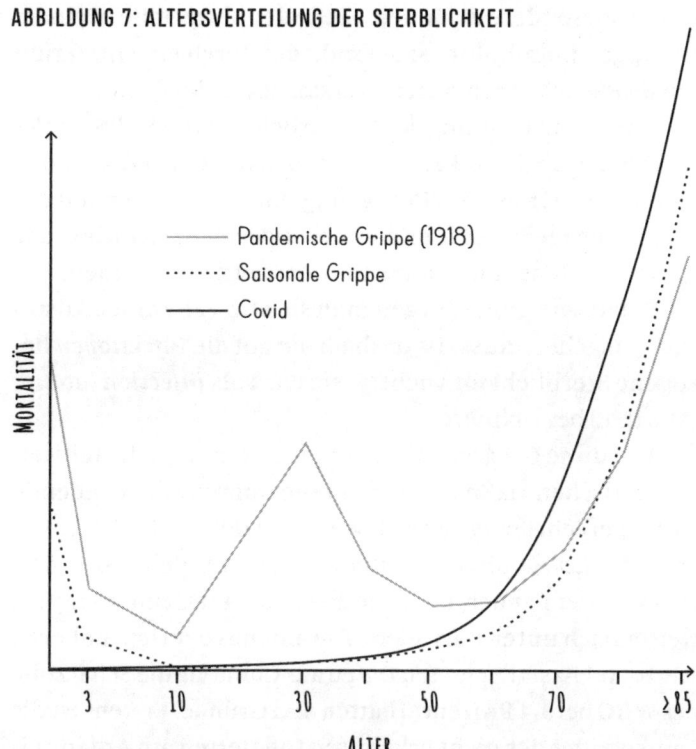

Quelle: Alexander Kekulé

Im hohen Alter lässt die angeborene Immunität dagegen nach. Der Betagte muss sich jetzt auf die immunologischen Gedächtniszellen verlassen, die er im Laufe seines Lebens gebildet hat. Ein vollkommen neuer Erreger kann sich deshalb zu Beginn der Infektion stark vermehren, worauf es im weiteren Krankheitsverlauf zu einer Überreaktion mit Zytokinsturm und Gewebszerstörung kommt. Diese Situation ist besonders gefährlich, weil die Aktivität der Fresszellen im Alter durch den vermehrten Abbau nicht mehr funktionstüchtiger Gewebe ohnehin erhöht ist. Dadurch

125

sind insbesondere die Innenwände der Blutgefäße in einem ständigen Entzündungszustand,* der durch eine Infektion mit SARS-CoV-2 schlagartig verstärkt werden kann.

Für die Beurteilung der Gefährlichkeit von SARS-CoV-2 für die Gesamtbevölkerung ist neben der *CFR* jedoch noch eine andere Größe von Bedeutung. Ein erheblicher Teil der Infizierten bleibt vollkommen gesund oder hat so schwache Symptome, dass diese nicht als Covid erkannt werden. Für die Frage, wie große Sorgen man sich im Falle einer Ansteckung machen muss, ist deshalb die auf die *Infektionen* bezogene Sterblichkeit wichtig, sie wird als *infection fatality ratio* (*IFR*) bezeichnet.

Um diese Größe wird heftig gestritten, weil die teilweise drastischen Maßnahmen zur Eindämmung der Pandemie kaum gerechtfertigt wären, wenn die *IFR* von SARS-CoV-2 etwa mit gewöhnlichen Influenzaviren vergleichbar wäre. Im Laufe der Pandemie wurde diese Zahl tatsächlich ständig weiter nach unten korrigiert. Die anfangs deutlich höheren Werte (auf Basis der ersten Daten aus China lag die Schätzung der WHO bei 3,4 Prozent**) hatten drei Gründe. Erstens ist die Dunkelziffer der nicht erkannten Infizierten am Anfang eines Ausbruchs besonders hoch, weil die Testkapazitäten für Erkrankte benötigt werden und Menschen mit leichten oder fehlenden Symptomen nicht untersucht werden. Dagegen ist die Zahl der Toten zuverlässiger zu bestimmen (einen Toten übersieht man in der Regel nicht). Weil bei der *IFR* die Toten im Zähler und die Infizierten im Nenner stehen, ist dieser Wert also anfangs zu hoch. Zweitens gab es in fast allen Ländern der Welt zunächst Ausbrüche in Krankenhäusern und

---

* Man spricht hier von »Inflammaging« (von engl. *inflammation*, »Entzündung«, und *aging*, »altern«).

** Die WHO schätzte die *CFR* auf 3,4 Prozent[7], wobei vollkommen asymptomatische Infektionen kaum vorkommen sollten. Demnach hätte die *IFR* ebenfalls 3,4 Prozent betragen.

Altenheimen, bei denen die Sterblichkeit wesentlich höher ist als im Durchschnitt der Bevölkerung. Drittens lernen die Intensivmediziner vor Ort im Laufe einer Epidemie dazu und die Versorgung der Covid-Patienten wird auch insgesamt effektiver.

Von den anfänglich etwa 3,4 Prozent wurden die Schätzungen der *IFR* bis Oktober 2020 auf 0,5 bis 1 Prozent korrigiert*. Demnach verläuft – als internationaler Mittelwert über alle Altersgruppen – eine von 100 bis 200 Infektionen mit SARS-CoV-2 tödlich.

AUS ITALIEN IN DIE WELT

Die späte Entdeckung der norditalienischen Epidemie hatte fatale Folgen. Weil sich SARS-CoV-2 im Laufe der Zeit genetisch verändert, lässt sich der Weg der Infektionen nachvollziehen. Virologen haben inzwischen bei mehr als 90 000 Virusproben aus aller Welt die Genomsequenzen analysiert und auf diese Weise den globalen Seuchenzug des Erregers rekonstruiert. Demnach breitete sich SARS-CoV-2 aus China zunächst in begrenztem Umfang nach Südostasien aus, bevor es Ende Januar den Sprung nach Norditalien schaffte. Hier kam dem Erreger zu Hilfe, dass europäische Politiker und ihre Gesundheitsbehörden die Gefahr lange herunterspielten. Im Gegensatz zu den meisten ostasiatischen Ländern gab es im Alltag der Europäer weder Masken noch *Social Distancing*. Trotz deutlicher Warnungen aus Teilen der Wissenschaft fanden auch keine Gesundheitskontrollen bei

---

*   Ich habe den anfangs zu hohen Schätzungen der *IFR* und den sich daraus ergebenden, extrem hohen Opferzahlen im Worst-Case-Szenario der deutschen Bundesregierung widersprochen. Nach meiner Beurteilung vom 10. Februar 2020, die seitdem unverändert ist, liegt die *IFR* für SARS-CoV-2 bei 0,5 bis 1 Prozent.[8]

der Einreise statt, und selbst schwere Atemwegserkrankungen wurden nicht systematisch auf das neue Virus untersucht.

In der ungeschützten Bevölkerung Norditaliens konnte die Epidemie innerhalb weniger Wochen explosionsartig anwachsen. Dabei setzte sich eine zuvor extrem seltene Mutante des SARS-CoV-2 durch, die sogenannte »G-Variante«. Diese enthält eine genetische Veränderung mit der Bezeichnung D614G, die das Andocken an die Wirtszelle erleichtert.* Aufgrund der hohen Todesrate in den besonders betroffenen Provinzen Lombardei und Venetien zirkulierte in den Medien zeitweise die Vermutung, das Virus könnte durch die D614G-Mutation gefährlicher geworden sein. Dies hat sich jedoch nicht bestätigt. Die G-Variante ist allerdings höchstwahrscheinlich ansteckender als das in Wuhan aufgetretene ursprüngliche Pandemievirus.[9]

Anhand der D614G-Mutation (und weiterer Merkmale) konnte die Verbreitung der G-Variante rekonstruiert werden – sie haftet ihr an wie ein Fingerabdruck (siehe Karte S. 130 f.).[10] Demnach entzündete der norditalienische Ausbruch zunächst die schweren Epidemien in Österreich, Deutschland, Frankreich, Spanien und im Vereinigten Königreich. Aus Europa gelangte das Virus an die Ostküste der USA, wo es allein in New York City über 23 000 Todesopfer forderte. Von dort sprang die Epidemie weiter an die Westküste und erfasste schließlich auch alle anderen Bundesstaaten der USA. Südamerika und Afrika wurden ebenfalls von Europa aus befallen, es folgten Vorderasien und der indische

---

* »D614G« ist die Bezeichnung für eine Mutation der Aminosäure Nr. 614 im S-Protein des Virus, aus dem die Zapfen an der Oberfläche (Spikes) aufgebaut sind. Während im ursprünglichen Virustyp aus Wuhan an dieser Stelle die Aminosäure Asparaginsäure (D) eingebaut ist, befindet sich hier bei der in der Lombardei und Venetien erstmals in größerem Ausmaß aufgetretenen G-Variante die Aminosäure Glycin (G).

Subkontinent. Schließlich wurde die G-Variante von Reisenden aus Europa und den USA nach Australien, Südostasien und China importiert, wo sie den ursprünglichen »Wuhan-Typ« mittlerweile verdrängt hat.

Seit Juli 2020 enthalten über 99 Prozent der weltweit analysierten SARS-CoV-2-Proben die D614G-Mutation. Sie alle gehen, wie eine im September 2020 veröffentlichte Abstammungsanalyse ergab, auf einen gemeinsamen Vorfahren aus Norditalien zurück. Mit statistischen Verfahren wurden der wahrscheinlichste Ort und Zeitpunkt ermittelt, an dem dieser Urahn sein Unwesen trieb: in der Lombardei, am 20. Februar 2020[11] – genau an diesem Tag wurde die Covid-Infektion bei dem Manager Mattia Maesti diagnostiziert. Dass ausgerechnet er den Urkeim der Pandemie in sich trug, ist angesichts der vielen anderen Menschen, die damals bereits infiziert waren, jedoch ziemlich unwahrscheinlich. Irgendwo in der Lombardei, so viel steht fest, befand sich zu diesem Zeitpunkt der wahre *paziente uno* – nicht für den Ausbruch in Italien, sondern für die Verbreitung der G-Variante in der ganzen Welt.

Doch wie war der Erreger aus China dorthin gelangt? Und wenn Covid so ansteckend ist, warum hat sich das Virus nicht bereits früher in andere Länder verbreitet?

Die Antwort auf diese Fragen hängt mit einer Besonderheit des neuen Virus zusammen, die wir bereits von seinem Vorgänger, dem SARS-Virus von 2003, kannten: dem *Superspreading*. Bevor wir diesem erstaunlichen Phänomen und seinen Folgen für die Covid-Pandemie auf den Grund gehen, müssen wir uns einen Moment mit der heiligen Kuh der Epidemiologen beschäftigen, der Reproduktionszahl R.

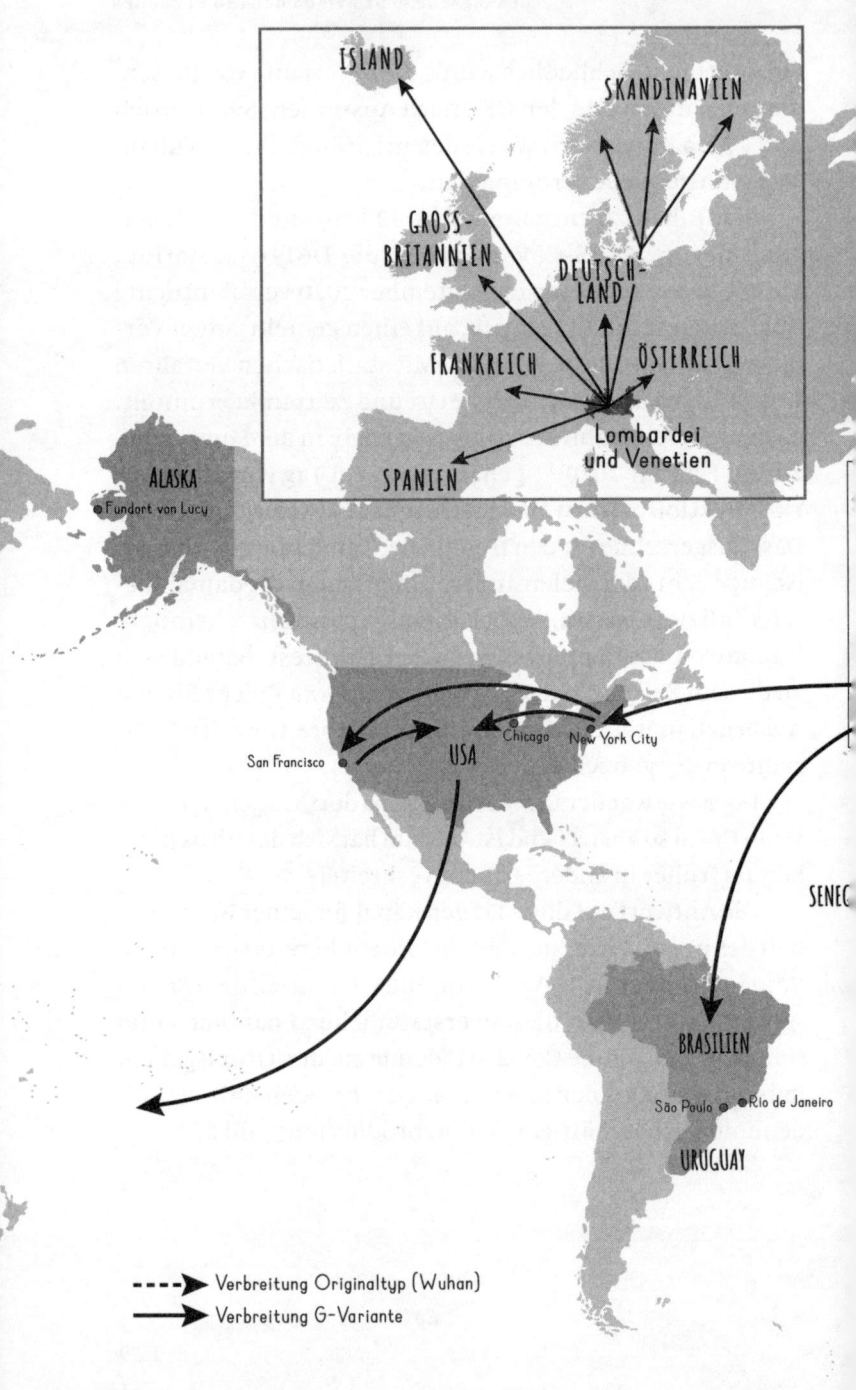

ISLAND

SKANDINAVIEN

GROSS-
BRITANNIEN

DEUTSCH-
LAND

FRANKREICH

ÖSTERREICH

Lombardei
und Venetien

SPANIEN

ALASKA
Fundort von Lucy

Chicago   New York City

San Francisco   USA

SENEC

BRASILIEN

São Paulo   Rio de Janeiro

URUGUAY

- - - ▶ Verbreitung Originaltyp (Wuhan)
——▶ Verbreitung G-Variante

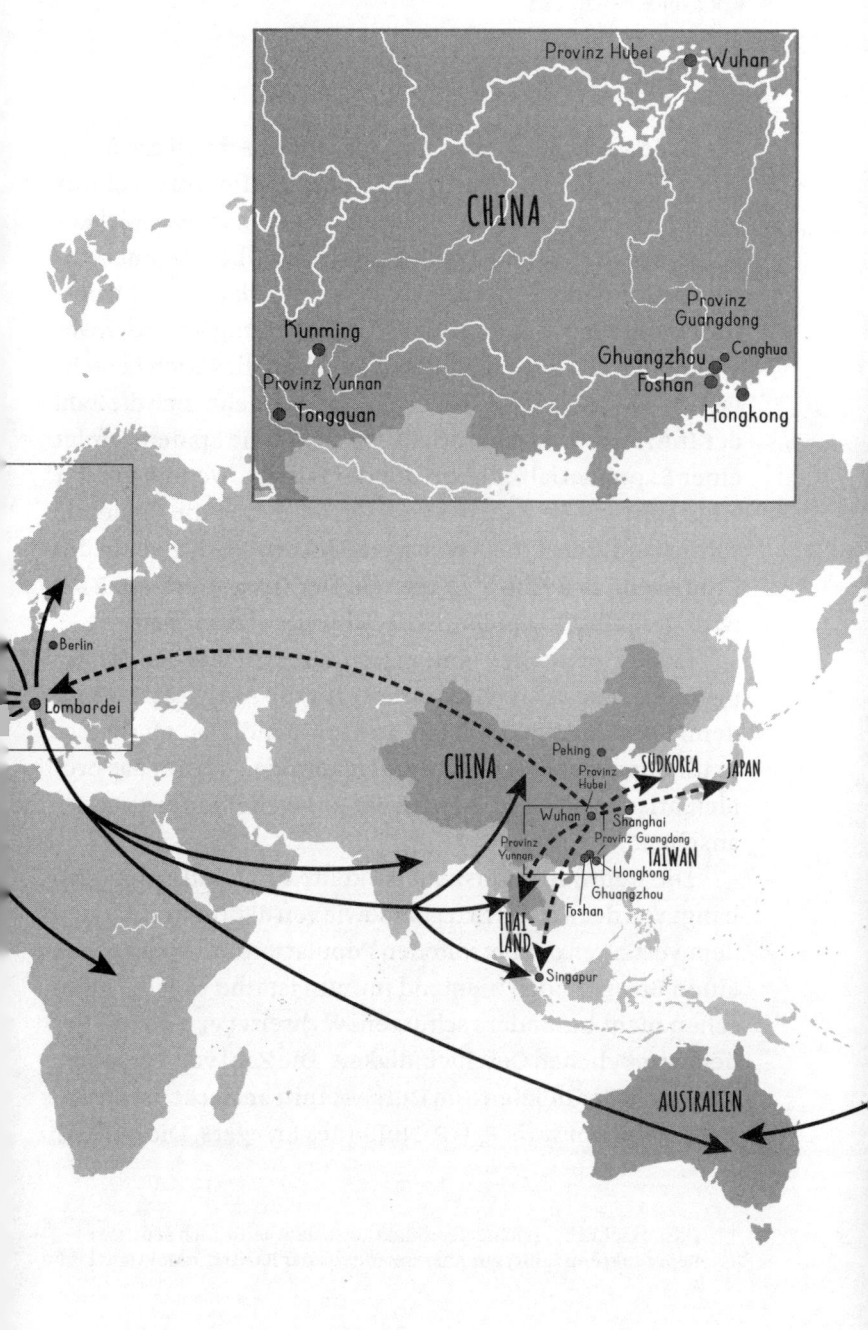

DIE MAGISCHE ZAHL *R*

Die Bedeutung der Reproduktionszahl ist schnell erklärt: *R* gibt an, wie viele Personen ein Infizierter im Durchschnitt einer Epidemie ansteckt. Bei *R* = 2 hat dies zum Beispiel zur Folge, dass aus einem Kranken nach vier Übertragungsstufen – Epidemiologen sprechen von »Intervallen« – 16 Infizierte hervorgehen, wie man im Fall **a** (Abbildung 9a) unschwer erkennt. (Statt nachzuzählen, kann man dies auch berechnen: $2^4 = 16$.) Solange *R* größer als 1 ist, vermehrt sich die Zahl der Infizierten »exponentiell«, das heißt die Epidemie folgt einer Exponentialfunktion mit der Basis *R*. Wenn *R* unter 1 sinkt, nimmt die Zahl der Infizierten ab und die Epidemie sollte (zumindest theoretisch) versickern wie Wasser in der Erde, wenn es aufhört zu regnen. Der Grenzwert von *R* = 1 wird deshalb als »epidemische Schwelle« bezeichnet.

Leider verwenden einige Gesundheitsbehörden die Reproduktionszahl als Gradmesser für die Aktivität der Epidemie und entscheiden auf dieser Grundlage, ob Gegenmaßnahmen aufgehoben werden können. Warum das problematisch sein kann, werden wir uns weiter unten genauer ansehen.

Die Reproduktionszahl ist keine Konstante, sondern hängt von der Art des Erregers sowie von der Immunität und dem Verhalten der betroffenen Population ab.* Wenn gegen einen Erreger noch niemand immun ist und sich die Menschen nicht besonders schützen, verbreitet er sich mit der höchstmöglichen Geschwindigkeit. Die Zahl von Personen, die dann jeder Infizierte im Durchschnitt ansteckt, ist die *Basisreproduktionszahl* R_0 (»R-Null«) des Erregers. Die höchste

---

* Die tatsächlich erreichte Reproduktionszahl *R* heißt auch »effektive Reproduktionszahl«, zur Abgrenzung von der Basisreproduktionszahl R_0.

Basisreproduktionszahl wurde für Masern mit $R_0 = 18$ bestimmt, für Windpocken und Mumps liegt sie bei $R_0 = 12$.

Die beiden Voraussetzungen für das Erreichen der Höchstgeschwindigkeit sind eine immunologisch »naive« Population und das Fehlen besonderer Schutzmaßnahmen. Beides ist bei heutigen Epidemien so gut wie nie gegeben. Gegen früher häufige Viruskrankheiten wie Masern, Mumps, Röteln oder Kinderlähmung ist ein großer Teil der Weltbevölkerung inzwischen geimpft. Andere gut an den Menschen angepasste Infektionskrankheiten, etwa Tuberkulose, Gonorrhoe oder Herpes, haben sich dank lückenloser Verkehrsverbindungen auf allen besiedelten Kontinenten ausgebreitet, sodass die Bevölkerung ebenfalls teilweise immun dagegen ist. Zudem werden die Menschen beim Auftreten ansteckender Krankheiten in der Regel schnell gewarnt und ändern daraufhin ihr Verhalten; auch deshalb wird der theoretische Wert R_0 heutzutage in realen Epidemien nicht erreicht.

Um zu verstehen, mit welcher Wucht immunologisch naive Populationen von neuen Krankheitserregern getroffen werden, die sich beinahe mit der Maximalgeschwindigkeit R_0 ausbreiten, müssen wir etwas weiter in die Vergangenheit zurückgehen.

BLINDE PASSAGIERE

Als Christoph Columbus am 12. Oktober 1492 die Küste von San Salvador erreichte, lebten auf den karibischen Inseln die Ureinwohner vom Stamm der Taíno. Zur Begrüßung brachten sie Papageien und Baumwollgewebe, die Spanier schenkten ihnen Glöckchen, Glasschmuck und sonstigen Tand. Columbus errichtete kurz darauf seine erste Siedlung auf der benachbarten Insel Hispaniola, wo zu dieser Zeit mehr als 100 000 Menschen lebten. Später schrieb Columbus

ABBILDUNG 9a: R=2

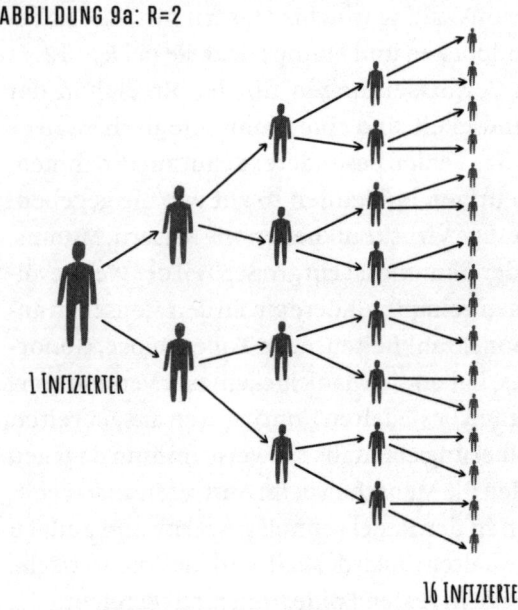

1 INFIZIERTER

16 INFIZIERTE

ABBILDUNG 9b: R=1,5

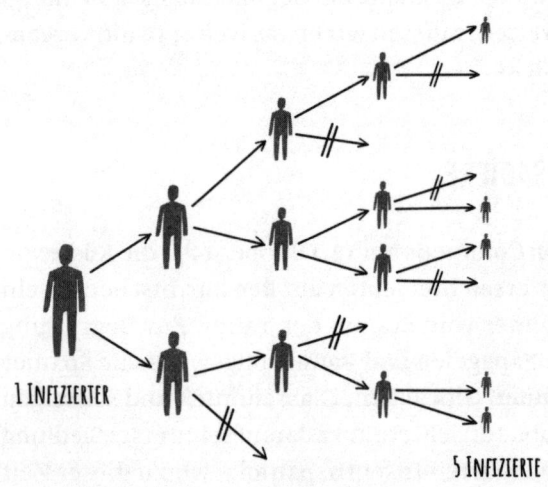

1 INFIZIERTER

5 INFIZIERTE

ABBILDUNG 9c: R<1 MIT SCHUTZMASSNAHMEN

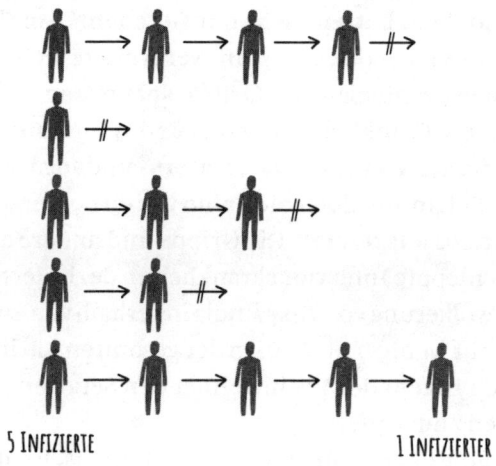

5 INFIZIERTE   1 INFIZIERTER

ABBILDUNG 9d: R<1 MIT SUPERSPREADING

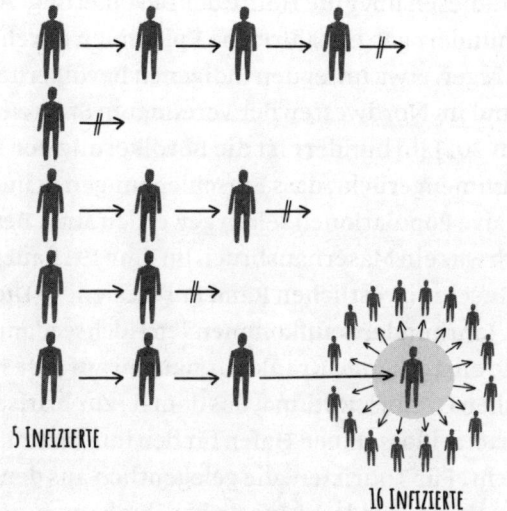

5 INFIZIERTE   16 INFIZIERTE

begeistert in sein Logbuch, welch wunderbare Freunde die Taíno geworden seien.

Doch die Besatzungen der berühmten Karavellen *Santa Maria*, *Niña* und *Pinta* hatten nicht nur Geschenke im Gepäck. Bereits kurz nach ihrer Ankunft verbreitete sich die Influenza auf den Archipelen der Karibik, später kamen die Pocken und andere Krankheiten hinzu. Für das Immunsystem der Europäer waren Influenza-, Masern- und sogar Pockenviren alte Bekannte, doch die Taíno waren den neuen Erregern schutzlos ausgesetzt. Die Grippe und andere aus Europa eingeschleppte Infektionskrankheiten dezimierten die indigene Bevölkerung von Hispaniola innerhalb von zwei Generationen auf weniger als 500. In der gesamten Karibik fielen bis zu 90 Prozent der Ureinwohner den Seuchen der Konquistadoren zum Opfer.

Ähnlich erging es den Einwohnern Polynesiens, wo der britische Seefahrer James Cook im 18. Jahrhundert die Masern einschleppte. Was in Europa und Asien eine verbreitete Kinderkrankheit war, tötete in Fidschi und den benachbarten Inselparadiesen über die Hälfte der Bevölkerung. Auch im 19. Jahrhundert gab es zahlreiche Epidemien durch importierte Erreger, etwa unter den indigenen Bevölkerungen Brasiliens und im Nordwesten der Vereinigten Staaten.

Seit dem 20. Jahrhundert ist die Bevölkerung der Erde so weit zusammengerückt, dass Einschleppungen in immunologisch naive Populationen selten geworden sind. Besonders tragisch war ein Masernausbruch im Jahr 1911 auf Rotuma, einer Insel am westlichen Rand Polynesiens.[12] Die am Ende des 19. Jahrhunderts aufkommenden Hochseedampfer brachten die ansteckende Krankheit nahezu auf jede Insel des Pazifischen Ozeans. Rotuma, das damals zur britischen Krone gehörte, schloss seinen Hafen für den internationalen Schiffsverkehr. Für Touristen, die gelegentlich aus den 500 Kilometer entfernten Fidschi-Inseln herüberkamen, galten strikte Quarantäneregeln. Dank dieser Schutzmaßnahmen, die der örtliche Statthalter der Krone akribisch überwachte, blieb die extrem abgelegene Insel von den Masern verschont – bis am 29. Januar des Jahres 1911 ein Dampfer aus Fidschi landete, der zwei kranke Frauen an Bord hatte.

Der britische Statthalter, der auf Anweisung aus London zugleich Militärarzt sein musste, war gerade auf Erholungsurlaub in die Heimat gereist. Sein Stellvertreter hatte keine medizinische Ausbildung. Er missachtete die Vorschriften und ließ die beiden kranken Frauen von Bord gehen. In der folgenden, explosionsartigen Masernepidemie erkrankten wahrscheinlich alle 2600 Bewohner der Insel, fast 13 Prozent von ihnen starben.

Aus solchen historischen Ausbrüchen wurde für Masern die Basisreproduktionszahl R_0 = 18 ermittelt, das heißt, jeder Kranke steckt in der Zeit, in der er selbst infektiös ist, im Durchschnitt 18 weitere Menschen an. Dass dieser Wert so hoch ist, hat drei Gründe. Erstens sind die Patienten verhältnismäßig lange (etwa zwei Wochen) ansteckend. Wie bei fast allen Virusinfekten beginnt die Ansteckungsfähigkeit bereits einen Tag vor den Symptomen und ist in den ersten Tagen am höchsten. Zweitens scheiden Kranke extrem hohe Virusmengen aus, insbesondere beim Niesen und Husten. Drittens sind nur wenige Partikel des Erregers vonnöten, um die Krankheit auszulösen. Bei engem Kontakt mit einem Patienten, etwa einer Umarmung oder einem Gespräch über zehn Minuten, beträgt das Infektionsrisiko 90 Prozent – diese sogenannte *secondary attack rate** ist bei keiner bekannten Krankheit höher.

---

* Die *secondary attack rate* ist der Anteil der Ansteckungen in einer bestimmten Gruppe von Kontakten eines Infizierten, z. B. innerhalb einer Schulklasse oder eines Haushalts. Eigentlich ist es keine Rate, sondern eine Eintrittswahrscheinlichkeit (Risiko); der Begriff hat sich jedoch so etabliert. In der deutschen Literatur wird dafür auch »sekundäre Befallsrate« verwendet.

Der theoretische Maximalwert R_0 wird in realen Ausbrüchen nur ganz am Anfang erreicht, solange die betroffene Bevölkerung davon noch nichts bemerkt hat. Auch die Geschwindigkeit der Covid-Pandemie lag – abgesehen von den Anfangsphasen in Regionen, in denen der Ausbruch noch nicht bemerkt wurde – in der Regel weit unterhalb des Maximalwerts R_0.

Der Grund dafür ist, dass Individuen – bewusst oder instinktiv – ihr Verhalten ändern, wenn eine gefährliche Infektionskrankheit auftritt. Social Distancing gab es schon lange, bevor Epidemiologen den Begriff dafür schufen, es kann sogar bei Tieren beobachtet werden. Langusten erkennen virusinfizierte Artgenossen am Geruch des Urins und verstoßen sie aus der gemeinsamen Höhle. Ameisen reduzieren die Kontakte zu anderen Mitgliedern des Staates, wenn sie Pilzsporen wittern; die infizierten Tiere müssen den Hügel verlassen, um draußen zu sterben. Auch Bienen meiden sieche Artgenossen und verhindern damit, dass sich Krankheiten im Stock ausbreiten. Schimpansen verstoßen mitunter moribunde Gruppenmitglieder, bei Krankheitsausbrüchen meiden sie Affen aus anderen Trupps.

Eine besonders wirksame Methode des Social Distancings setzten die Ureinwohner im afrikanischen Kongobecken ein, wo das gefürchtete Ebolavirus zuhause ist. Wenn ein Dorfbewohner ein verdächtiges Fieber bekam, begab er sich in eine abgeschiedene Hütte außerhalb des Ortes, die man eigens für diesen Fall gebaut hatte. Zur Pflege besuchte ihn nur eine alte Frau, die in dieser Zeit mit niemand anderem Kontakt haben durfte. Falls der Patient die Krankheit überlebte, kam er nach einer Wartezeit wieder zurück in die Gemeinschaft. Diese Form der Isolierung funktionierte erstaunlich gut, weil alte Menschen in dieser Gegend häufig bereits Kontakt mit dem Virus gehabt hatten, also gegen Ebola immun waren. Durch diese einfache Form des Social

Distancings, die nur auf Erfahrung und Überlieferung der Ältesten beruhte, konnte die Krankheit nicht selten unter Kontrolle gebracht werden.

Auch in der Covid-Pandemie waren Erfolge bei der Reduktion der Infektionszahlen in erster Linie auf spontane Verhaltensänderungen der Bevölkerungen zurückzuführen. In einigen Fällen konnte anhand der Statistiken sogar gezeigt werden, dass das freiwillige Social Distancing auch ohne staatliche Interventionen die Epidemie weitgehend eingedämmt hätte.

KEINE PANDEMIE OHNE SUPERSPREADER

Oft wird die Covid-Pandemie mit einer Welle verglichen, die über den Planeten hinwegrolle. Eine echte Welle, die sich auf breiter Front ausbreitet und eine Erdregion nach der anderen erfasst, gibt es bei Covid jedoch nicht. Sie könnte nur bei einem hochinfektiösen Erreger entstehen, gegen den niemand immun ist oder sich anderweitig schützt. Im Gegensatz zu den historischen Epidemien durch Masern, Pocken oder Influenza ist dies bei SARS-CoV-2 glücklicherweise nicht der Fall.

Mindestens vier harmlose Coronaviren, die lediglich Erkältungen auslösen, sind weltweit verbreitet (wahrscheinlich gibt es noch weitere davon, die noch nicht entdeckt wurden). Nach derzeitiger Datenlage scheint dadurch ein Teil der Weltbevölkerung zumindest partiell gegen SARS-CoV-2 geschützt zu sein. Darüber hinaus ist die Ansteckungsfähigkeit des neuen Coronavirus mit hochkontagiösen Krankheiten wie Masern, Windpocken oder Mumps nicht zu vergleichen. Dies liegt wahrscheinlich daran, dass bei einem immunologisch Gesunden relativ viele Viruspartikel erforderlich sind, um Covid auszulösen. Für neu aufgetretene Krankheitserreger, die noch nicht an den Menschen angepasst sind, ist dies typisch.

Dementsprechend liegt die *secondary attack rate* für Covid bei engen Kontakten – außerhalb der Familie oder des eigenen Haushalts – nach derzeitiger Datenlage unter fünf Prozent. In der Praxis bedeutet dies, dass bei einem längeren Gespräch, einer gemeinsamen Autofahrt oder bei Sport mit Körperkontakt das Virus nur in einem von 20 Fällen übertragen wird. Selbst bei Menschen, die mit einem Infizierten in einem Haushalt zusammenleben, liegt die Wahrscheinlichkeit einer Ansteckung nur im Bereich von 20 Prozent.[13]

Mit seiner allgemein eher mäßigen Ansteckungsfähigkeit könnte das neue Coronavirus wahrscheinlich keine Pandemie auslösen – wäre da nicht noch das Superspreading.

Erstmals systematisch erforscht wurde Superspreading bei der Immunschwächekrankheit Aids.[14] Weil es gegen das Aids-Virus HIV keine Immunität gibt, müsste die Reproduktionszahl R eigentlich ziemlich groß sein. Da HIV jedoch in der Regel durch Geschlechtsverkehr übertragen wird, sind Kinder, Alte und Menschen mit wenigen Sexualpartnern davon kaum betroffen. Dagegen kann R in bestimmten, eher promiskuitiven Bevölkerungsgruppen hohe Werte erreichen und sich epidemisch ausbreiten. Als die damals noch unbekannte Krankheit Anfang der 1980er-Jahre unter männlichen Homosexuellen in San Francisco grassierte, betrug die Reproduktionszahl in dieser Population etwa $R = 4$, sprich, jeder Infizierte steckte im Mittel vier Menschen an. Heute liegt die Reproduktionszahl für HIV nur noch für einzelne, hoch promiskuitive Bevölkerungsteile über eins und im Durchschnitt der Gesamtbevölkerung deutlich darunter.

Wie dieses Beispiel zeigt, sagt die Reproduktionszahl als Mittelwert für die Gesamtbevölkerung eines Landes also nur begrenzt etwas darüber aus, wie gefährlich die Epidemie momentan ist. Dies gilt insbesondere dann, wenn sie im Bereich von $R = 1$ oder darunter liegt. Ein niedriger durchschnittlicher R-Wert kann darüber hinwegtäuschen, dass sich der

Erreger in bestimmten Teilen der Bevölkerung gleichwohl stark vermehrt und von hier aus jederzeit eine explosionsartige Epidemie auszulösen vermag. In den Anfangsjahren der Aids-Pandemie wurde dies beobachtet, wenn Personen mit besonders hoher Viruskonzentration in ihren Körperflüssigkeiten innerhalb kurzer Zeit mit vielen Partnern Sex hatten. Dieses Phänomen nannte man »Superspreading«.

Für die Verbreitung von Covid spielt Superspreading eine entscheidende Rolle (wie wir bereits gesehen haben, war dies auch beim SARS-Ausbruch von 2003 der Fall). Das gilt vor allem dann, wenn die Reproduktionszahl für die Gesamtbevölkerung im Bereich der epidemischen Schwelle von $R = 1$ oder nur geringfügig darüber liegt. Wenn sich die Menschen nicht vor Infektionen schützen, wie dies zu Beginn der Ausbrüche in Wuhan und Norditalien der Fall war, kann sich SARS-CoV-2 auch ohne Superspreading epidemisch ausbreiten, weil jeder Infizierte im Durchschnitt mehr als einen weiteren Menschen ansteckt. In Abbildung 9a ist dies schematisch dargestellt.

Im Fall **b** (Abbildung 9b, S. 134) wird angenommen, dass $R = 1,5$ beträgt. Dieser Wert, ohne Berücksichtigung von Superspreading, ist etwa halb so hoch wie die für den Beginn des Ausbruchs in Wuhan tatsächlich ermittelte Reproduktionszahl.[*] Nach vier Generationen von Ansteckungen sind aus einem Infizierten fünf neue hervorgegangen. Bei $R = 1,5$ wäre dies nach 16 Tagen der Fall, da das Intervall von Generation zu Generation bei Covid etwa vier Tage beträgt.

---

[*] Der (mittlere) Wert von R_0 kann in der Covid-Pandemie nur grob geschätzt werden, weil die Menschen bei Auftreten des Erregers sofort ihr Verhalten ändern. Die besten derzeitigen Schätzungen liegen zwischen 2,2 und 3,8[15]. Allerdings schwanken die Angaben stark, je nachdem in welchem Land und in welcher Situation untersucht wurde. Wird ein Superspreading-Ereignis isoliert betrachtet (wie z. B. beim Ausbruch auf dem Kreuzfahrtschiff *Diamond Princess*), kann R_0 für Covid über 10 liegen.

Sobald die Betroffenen einen Seuchenausbruch bemerken, ändern sie ihr Verhalten. In Wuhan und Norditalien wurde das Tragen von Masken und konsequentes Social Distancing durch die Behörden angeordnet. Dadurch sowie durch freiwillige, instinktive Meidung von Menschenansammlungen und Fremden steckte jeder Infizierte durchschnittlich weniger Menschen an. Neueren Berechnungen zufolge sank durch das Tragen von Masken und Social Distancing bei Covid die Reproduktionszahl innerhalb weniger Tage unter die entscheidende Schwelle von $R = 1$. Wenn alle Menschen gleich infiziös wären und gleich viele Kontakte hätten, wären die Ausbrüche nach wenigen Wochen zu Ende gewesen (Fall **c**, Abbildung 9c, S. 135).

Doch die Superspreader machten allen Bemühungen, die Seuche schnell in den Griff zu bekommen, einen Strich durch die Rechnung (Fall **d**, Abbildung 9d). Wenn die Bedingungen in einem Innenraum optimal sind, kann ein einziger Superspreader auf einen Schlag wahrscheinlich 100 oder mehr Menschen anstecken. Für SARS-CoV wurde geschätzt, dass weniger als zehn Prozent der Fälle für mehr als 90 Prozent der Infektionen verantwortlich waren. Bei seinem erfolgreichen Nachfolger SARS-CoV-2 dürfte das ähnlich sein.*

ERFOLGLOSE AUSBRUCHSVERSUCHE

Damit beantwortet sich die Frage, warum das neue Coronavirus nach seinem Auftreten in China nicht sofort wie ein Tsunami über den Globus raste. Weil SARS-CoV-2 (noch) nicht optimal an den Menschen angepasst ist und möglicherweise

---

* Der Anteil des Superspreadings am Infektionsgeschehen hängt unter anderem von der durchschnittlichen Kontagiosität des Erregers ab. Da SARS-CoV-2 kontagiöser als SARS-CoV ist, kann der Anteil des Superspreadings grob auf etwa 80 Prozent geschätzt werden.

auch ein nicht unerheblicher Prozentsatz der Erdbevölkerung eine Teilimmunität besitzt, sind erste Virusexporte nach kurzer Zeit versandet. Wahrscheinlich haben Reisende gleich zu Beginn des Ausbruchs in Wuhan gelegentlich Menschen im Ausland angesteckt. Die Infektionsketten waren jedoch kurz und endeten nach wenigen Generationen von selbst. Möglicherweise haben auch kulturelle Hindernisse die Weltreise des Virus zunächst verzögert: Nur ein kleiner Teil der chinesischen Bevölkerung pflegt enge persönliche Kontakte ins Ausland, auch Geschäftsreisende und Touristen bleiben häufig unter sich. Umgekehrt dürfte es nicht viele Europäer und Amerikaner geben, die regelmäßig Freunde in Wuhan besuchen. In Norditalien leben indes rund 164 000 Auslandschinesen, die *Chinese Community* ist eine der größten außerhalb Asiens. Ob die italienische Epidemie hier ihren Anfang nahm, ist bislang allerdings nicht geklärt.

Auf der Suche nach Spuren unerkannter Importe des neuen Coronavirus sind Virologen auf der ganzen Welt dabei, alte Proben aus den Tiefkühlschränken zu holen. Dabei machen sie manch überraschende Entdeckung. An der Pariser Sorbonne Universität fand sich SARS-CoV-2 im eingefrorenen Rachensekret eines 42-jährigen Mannes, der kurz vor Heiligabend 2019 Husten und Fieber bekommen hatte.[16] Bei der Aufnahme am 27. Dezember zeigte er alle Symptome von Covid, einschließlich der typischen Milchglas-Trübungen im Computertomogramm der Lunge. Sein Zustand besserte sich schnell, sodass er bereits nach zwei Tagen entlassen werden konnte. Der Patient, ein Franzose algerischer Abstammung, hat sich möglicherweise bei einem seiner Kinder angesteckt, das kurz zuvor eine Erkältung hatte. Er war seit Monaten nicht im Ausland gewesen.

In Italien untersuchte das *Istituto Superiore di Sanità* Wasserproben, die für frühere Forschungsprojekte in großen Kläranlagen gesammelt wurden.[17] Da SARS-CoV-2 auch im

Stuhl ausgeschieden wird, lässt es sich im Abwasser stark betroffener Orte nachweisen. Dass die nationale Gesundheitsbehörde in Mailand, Turin und Bologna fündig wurde, war deshalb keine Überraschung. Eine echte Sensation war dagegen das Datum der ältesten positiven Proben: Bereits am 18. Dezember 2019 war das neue Coronavirus aus Toiletten der norditalienischen Großstädte Mailand und Turin in die Kanalisation gespült worden. Damit steht fest, dass es bereits mehr als einen Monat vor der Entdeckung des *paziente uno* Covid-Fälle in Norditalien gegeben haben muss.

Wie nicht anders zu erwarten war, ist das neue Virus bereits kurz nach Beginn des Ausbruchs in der Gegend von Wuhan in die entferntesten Regionen der Welt gereist. Die ersten Ausbruchsversuche waren noch erfolglos, bis es schließlich in Norditalien zu der Initialzündung kam, ohne die eine weltweite Verbreitung in so kurzer Zeit nicht möglich gewesen wäre.*

Wenn SARS-CoV-2 bereits Mitte Dezember in Europa angekommen war, können dann die chinesischen Angaben über den Beginn der Pandemie stimmen? Ist das neue Coronavirus wirklich, wie die chinesischen Behörden behaupteten, zuerst auf dem *Huanan Seafood Market* in Wuhan aufgetreten und dort von einem Tier auf den Menschen übergesprungen?

Um dieser Frage nachzugehen, müssen wir einen Ausflug in die dunklen Höhlen im Süden Chinas unternehmen, in denen die Fledermäuse zu Hause sind.

---

* Auf die hypothetische Frage, wie die Epidemie ohne den norditalienischen Booster-Effekt verlaufen wäre, gibt es keine klare Antwort. Wahrscheinlich hätte sich SARS-CoV-2 langsam weiterverbreitet. Einer aktuellen Analyse zufolge wurde der Originalstamm des Virus (ohne die D614G-Mutation) bereits im Januar 2020 im US-Bundesstaat Washington eingeschleppt und hat dort einen begrenzten, erst später bemerkten Ausbruch mit mindestens 384 Fällen verursacht. Dieser Virusstamm ist heute verschwunden, in den gesamten USA tritt praktisch nur noch die »italienische« G-Variante auf.

8.

DIE DUNKLE QUELLE

WOHER KAM SARS-COV-2?

2019年12月30日，♥芬曾🍌📷😀
👤♥肺👁病👤👀病☠检测🐎🐌，
红色💨出「SARS冠🦐病🐷」字🐖，
😫🐟学同学🐟7🔺，她🏅🐛份🐎
⬇️🐟传给了🐛🐗同🐌1生👀同学
晚，🐛份🐗🏔传遍了🖼😟👀1生
转发🐛份🐗🏔👀👤9🐎括🍌8🐾
方训🚃👀1生。*

Wie das neue Coronavirus entstanden ist und warum es zu
dem Ausbruch in Wuhan kam, gehört zu den derzeit wichtigsten Fragen der Virologie. Erst wenn wir die Quelle kennen, können wir ein erneutes Überspringen ähnlicher Erreger auf den Menschen verhindern und Vorkehrungen treffen,
um künftige Pandemien im Keim zu ersticken. Voraussetzung wäre allerdings, dass die Forscher ihre Daten weltweit
austauschen und alle Länder kooperieren. China lehnt eine
Beteiligung internationaler Spezialisten bei der Aufklärung
des Ursprungs der Pandemie bislang ab und behält wichtige
Informationen weiterhin für sich.

Die Gensequenz des SARS-CoV-2 verrät immerhin, dass
einer seiner Vorfahren in Fledermäusen zu Hause gewesen
sein muss. Doch um den Weg des Virus von den fliegenden

---

* Blogpost, der anhand von Emojis und chinesischen Schriftzeichen verschlüsselt wiedergab, was die Whistleblowerin Dr. Ai Fen aus Wuhan am
10. März in *Renwu (Leute)* über die Vertuschung des Corona-Ausbruchs
durch die chinesische Regierung sagte. Das Originalinterview wurde
durch die Behörden aus dem Internet gelöscht.

Säugetieren bis zum Menschen zu rekonstruieren, fehlen nach wie vor wichtige Puzzleteile. Beginnen wir mit unserer Spurensuche an dem Zeitpunkt, als die mysteriöse Krankheit zum ersten Mal aufgetaucht ist.

LÜGEN UND ANDERE UNWAHRHEITEN

Am Abend des 30. Dezember 2019 schickte die Gesundheitsbehörde von Wuhan eine »dringende Information zur Behandlung von Lungenentzündungen unbekannter Ursache« an die medizinischen Einrichtungen der Stadt.[1] Zuvor waren in mehreren Krankenhäusern Patienten mit einer ungewöhnlichen Lungenentzündung aufgefallen. In den sozialen Medien kursierten bereits Gerüchte, SARS sei wieder ausgebrochen.

Am 26. Dezember hatte ein Krankenhaus im Zentrum Wuhans ein älteres Ehepaar aufgenommen, das an starkem Husten und Fieber litt. Zhang Jixian, die Chefärztin der Abteilung für Lungenkrankheiten, erkannte schnell, dass es sich um eine Infektionskrankheit handeln musste. Doch die Tests auf Influenza und andere bekannte Erreger waren negativ. Dafür zeigten sich bei beiden Patienten im Computertomogramm (CT) Flecken in der Lunge, die wie verwaschenes Milchglas aussahen. Doktor Zhang kannte diese Veränderungen – sie hatte sie vor 13 Jahren bei Patienten mit SARS gesehen.

Die Ärztin bestellte den Sohn des Paares ein. Obwohl er keine Symptome zeigte, fanden sich auch bei ihm die ungewöhnlichen Veränderungen im CT. Die mysteriöse Krankheit musste also ansteckend sein. Am folgenden Tag kam ein weiterer Patient mit dem gleichen Krankheitsbild, allerdings ohne Verbindung zu dem älteren Ehepaar und ihrem Sohn. Zhang reagierte sofort: Sie ließ alle vier Patienten isolieren und einen Teil der Abteilung absperren; die Mitarbeiter bekamen Schutzkleidung und Atemschutzmasken. Ihren Vorgesetzten meldete sie den Ausbruch einer ungewöhnlichen Viruserkrankung, »wahrscheinlich ansteckend«[2]. An den zwei folgenden Tagen nahm die Klinik drei weitere Patienten mit den gleichen Symptomen auf.

Einen Tag nach ihrer abendlichen Warnmeldung, am 31. Dezember, meldete die Gesundheitsbehörde von Wuhan 27 Fälle und informierte die Weltgesundheitsorganisation. Sie forderte die Bewohner auf, öffentliche Innenbereiche und Menschenansammlungen zu meiden. Wer das Haus verließ, sollte einen Mundschutz tragen. Ab diesem Tag war für Fachleute unübersehbar, dass die neue Krankheit von Mensch zu Mensch übertragen wurde und ähnliche Eigenschaften wie SARS hatte.

Bis die Pekinger Führung das zugab, sollten allerdings noch geschlagene drei Wochen vergehen. Zu diesem Zeitpunkt, am 20. Januar 2020, meldete die WHO 282 bestätigte Fälle in China, davon 20 außerhalb der Provinz Hubei, sowie zwei Fälle in Thailand, einen in Japan und einen in Südkorea.

Wie erst später bekannt wurde, hatte es bereits lange vor dem Ausbruch in Wuhan Hinweise auf die ungewöhnliche Lungenkrankheit gegeben. Die Hongkonger *South China Morning Post* konnte im März 2020 Regierungsdokumente einsehen, wonach der früheste, nachträglich bestätigte Patient sich bereits am 17. November 2019 in Hubei infiziert hatte.[3] Von diesem Tag an seien täglich ein bis zwei neue Fälle in der Provinz gemeldet worden. Am 20. Dezember habe es bereits 60 Erkrankungen gegeben. Bis Silvester sei die Zahl auf 266 gestiegen, am Neujahrstag waren es 381. Von offizieller Seite wird mittlerweile lediglich eingeräumt, dass die neue Krankheit schon ab dem 1. Dezember in der Provinz Hubei beobachtet worden sei.

Die Version der angesehenen Hongkonger Tageszeitung wird durch genetische Analysen gestützt. Weil das Erbgut von Viren nicht besonders stabil ist, verändert sich SARS-CoV-2 im Laufe der Zeit. Durch Vergleich dieser minimalen Veränderungen in Zehntausenden Proben aus fünf Kontinenten rekonstruierten Wissenschaftler den Stammbaum der zirkulierenden Viren. Damit gelang es ihnen herauszufinden, wann der früheste gemeinsame Vorfahre aller Varianten des SARS-CoV-2 aufgetreten sein muss. Ergebnis: Der erste Mensch wurde sehr wahrscheinlich zwischen dem 6. Oktober und dem 11. Dezember 2019 infiziert.[4]

Mit Blick auf diese Erkenntnisse entpuppt sich die lange verbreitete Darstellung, der Ausbruch habe Ende Dezember auf dem Huanan-Markt in Wuhan begonnen, als ziemlich dreiste Räuberpistole. Die Story klang plausibel, weil auch für den SARS-Erreger von 2003 ein Tier auf einem Lebendmarkt als Quelle vermutet wird. Dem Gesundheitsamt von Wuhan war jedoch klar, dass nur ein Teil der ersten Patienten mit dem Markt in Zusammenhang stand. Inzwischen steht fest, dass sich fast die Hälfte der damaligen Fälle anderswo angesteckt hatten. Zudem haben die chinesischen Behörden die Zahl der bestätigten Fälle – noch am 11. Januar sollten es angeblich nur 41 gewesen sein –[5] wahrscheinlich vorsätzlich zu niedrig angegeben. Sonst wäre sofort aufgefallen, dass das Virus ansteckend und offenbar bereits länger im Umlauf war.

Angesichts der mittlerweile gesicherten Fakten erscheint auch eine Meldung des *China Center for Disease Control and Prevention* (CCDC) vom 26. Januar 2020 als dringend erklärungsbedürftig.[6] Demnach hatte die chinesische Gesundheitsbehörde auf dem Huanan-Markt nach dessen Schließung Anfang Januar insgesamt 585 »Umweltproben« genommen. Dafür werden unbelebte Gegenstände wie Türgriffe, Abwasserrohre, Kühlgeräte oder Fliesen mit einem Tupfer abgewischt. Bei der Untersuchung dieser Wischproben habe man in 33 Fällen das neue Coronavirus gefunden;

davon stammten 31 angeblich aus dem Westteil des Marktes, wo die Stände mit lebenden Tieren gestanden hatten. Die Behörden verkauften dies als weiteren Beleg dafür, dass das Virus von Wildtieren stammen sollte, die auf dem Markt gehandelt wurden. Die detaillierten Ergebnisse wolle man in den kommenden Tagen veröffentlichen, hieß es.

Die Leiterin der Abteilung für Infektionskrankheiten der Hongkonger Gesundheitsbehörde, Chuang Shuk-kwan, widersprach damals dem CCDC.[7] Sie erklärte, die meisten positiven Proben seien keineswegs bei den Ständen mit den Tierkäfigen, sondern im Verkaufsbereich für Fisch und Meeresfrüchte gefunden worden. Dies aber passte wohl nicht zur seit Wochen verbreiteten offiziellen Version. Als die Behörden den Markt am 1. Januar schlossen, ließen sie alle noch vorhandenen Tiere vernichten. Die angekündigte Veröffentlichung der Untersuchungsergebnisse ist nie erschienen.

PATIENT ZERO

Aus heutiger Sicht drängt sich eine andere Erklärung auf, warum viele der anfangs gemeldeten Fälle mit dem Huanan-Markt in Zusammenhang standen. Weltweite Ausbrüche in fleischverarbeitenden Betrieben[8] haben inzwischen gezeigt, dass es in Räumen mit Kühlanlagen leicht zu Superspreading kommen kann. Die winzigen Tröpfchen, die insbesondere beim Husten, Niesen oder lauten Sprechen entstehen, bleiben hier lange infektiös und werden überdies durch Ventilatoren weit verteilt. In der Abteilung für Fische und Meeresfrüchte des Huanan-Marktes gab es solche Kühlanlagen. Auf ein mögliches Superspreading deutet auch ein weiterer Ausbruch im Juni 2020 auf einem Großmarkt in Peking hin, der ebenfalls zu den dortigen Seafood-Ständen zurückverfolgt werden konnte.[9]

Demnach war der Huanan-Markt in Wuhan nicht die Quelle, sondern trug durch ein oder mehrere Superspreading-Ereignisse zur explosionsartigen Verbreitung des SARS-CoV-2 bei. Das neue Coronavirus hatte sich bereits mindestens seit November 2019 in der Provinz Hubei verbreitet. Ähnlich wie bei seinem späteren Weg aus China heraus dürfte es schon damals zu kurzen Infektionsketten gekommen sein, die aber von selbst abbrachen und großenteils nicht bemerkt wurden. Erst das Superspreading auf dem Markt machte Wuhan zu einem Durchlauferhitzer für die Pandemie.

Das heißt: Irgendwo in China gab es lange vor dem Wuhan-Ausbruch einen *patient zero*, der sich von einem Tier angesteckt und den späteren Pandemieerreger an andere Menschen weitergegeben haben muss. Die Suche nach diesem »Index-Fall« (so die deutsche Bezeichnung) ist so wichtig, weil mit seiner Hilfe möglicherweise das Tier ermittelt werden kann, aus dem das neue Virus stammt.

EIN VIRUS IM ZEUGENSTAND

Solange der Index-Fall nicht ermittelt ist, sind die Forscher außerhalb Chinas auf einen Zeugen angewiesen, dessen Vernehmung Peking nicht verhindern kann: das Pandemievirus selbst. Wenn Viren in einen neuen Wirt wechseln, etwa von einem Vogel zu einem Säugetier oder von einem Säugetier zum Menschen, passen sie sich an die neue Umgebung an. Die Spuren dieser Anpassungen sind in der viralen Gensequenz eingetragen wie Stempel bereister Länder in einem Reisepass.

Durch eine Fügung des Schicksals lag der Huanan-Markt, der Ort des ersten großen Ausbruchs von SARS-CoV-2, nicht weit entfernt vom *Wuhan Institute of Virology*, einem der international führenden Forschungsinstitute für Coronaviren. Die chinesische Führung hatte dieses Institut im Jahr 2018 mit einem Labor der höchsten Sicherheitsstufe (Level 4) ausgestattet, um für neu auftretende Erreger gerüstet zu sein.* Leiterin der Virologie ist »*bat woman*« Shi Zhen-li, die weltweite Nummer eins in der Erforschung von Coronaviren bei Fledermäusen.

Am Abend des 30. Dezember kamen die ersten Proben von Patienten mit der mysteriösen Lungenerkrankung im Labor von Dr. Shi an. Bereits am 10. Januar hatte sie mit dem CCDC einen Labortest entwickelt[10]; am selben Tag veröffentlichten die chinesischen Forscher die RNA-Sequenz des Erregers.[11] Seitdem brüten Wissenschaftler aus aller Welt über den Geheimnissen, die im genetischen Code des Virus verborgen sind.

Dass der heute »SARS-CoV-2« genannte Erreger ein Wiedergänger des SARS-CoV aus dem Jahr 2003 ist, war für Fachleute auf den ersten Blick zu erkennen. Dafür sprach auch das Krankheitsbild, das von SARS nicht zu unterscheiden ist.[12] Beide Erreger haben große Ähnlichkeit zu Fledermaus-Coronaviren und stammen höchstwahrscheinlich von diesen ab.

Sehr schnell wurde auch klar, dass das neue Virus wie sein Vorgänger an den ACE-2-Rezeptor bindet und über diesen in Lunge, Nieren und die Innenwände von Blutgefäßen eindringen kann.[13] In den folgenden Monaten fanden sich dann drei feine, aber wichtige Besonderheiten im Aufbau der Zapfen, mit denen sich SARS-CoV-2 am Rezeptor der Wirtszelle festhält. Diese kleinen Unterschiede in den »Spikes« sind wahrscheinlich der Grund dafür, dass das neue Coronavirus ansteckender ist als SARS-CoV und deshalb eine Pandemie auslösen konnte:

---

* Für SARS-CoV und SARS-CoV-2 ist (international und auch in China) nur die Sicherheitsstufe 3 erforderlich. Die Sicherheitsstufe 4 wird beispielsweise für Ebolaviren benötigt.

Der Teil des Spike-Proteins, mit dem sich das Virus an der Oberfläche der Wirtszelle festklammert (die Rezeptor-Bindungsdomäne RBD), ist bei keinem verwandten Coronavirus so perfekt an den ACE-2-Rezeptor des Menschen angepasst.

Beim näheren Hinsehen ähneln die Spikes einer länglichen Blüte aus drei zusammengerollten Blättern.[14] Wenn sie an die Wirtszelle andocken, entfalten sich die Blätter und umschließen den Rezeptor wie eine Hand einen Türgriff. Diesen faszinierenden Mechanismus hat SARS-CoV-2 in einer Weise optimiert, die bislang nicht bekannt war.

Weil sich die Bindungsdomäne extrem stark am Rezeptor festhält, muss sich das Virus von ihr trennen, um in die Zelle eindringen zu können (wer sich das nicht vorstellen kann, versuche einmal, durch eine Tür zu gehen, ohne die Klinke loszulassen). Die dafür vorgesehene Sollbruchstelle im Spike-Protein ist äußerst ungewöhnlich und von keinem anderen Virus bekannt.[15] Man nimmt an, dass SARS-CoV-2 sie in einem früheren Wirt entwickelt hat, um dessen Immunantwort auszuweichen.

Weil diese drei Bereiche der Spikes ungewöhnlich gut an den Menschen angepasst sind, genügen wahrscheinlich bereits wenige Viruspartikel, um eine Infektion auszulösen. Deshalb, so wird vermutet, kann SARS-CoV-2 beim Superspreading sehr viele Opfer auch über größere Distanzen anstecken.

MISSING LINK

Damit stellt sich eine Frage, auf die Virologen seit Beginn der Pandemie eine Antwort suchen: Wie konnte sich SARS-CoV-2 so gut an den Menschen anpassen, dass es quasi aus dem Stand eine Pandemie auslöste? Begrenzte Übertragungen von Mensch zu Mensch hatte es auch bei der Vogelgrippe H5N1 sowie bei SARS und MERS gegeben. Befürchtungen, dass sich diese Erreger anpassen und eine Pandemie verursachen würden, haben sich bislang jedoch nicht bestätigt. Nun tritt das neue Coronavirus im Herbst 2019 erstmals auf und startet sofort durch in den Rest der Welt. Wo hat es dafür trainiert?

Theoretisch könnte sich das Virus auf zwei verschiedene Arten an den Menschen angepasst haben. Ein Teil der Corona-Experten, darunter Shi Zeng-li aus Wuhan, hält eine direkte Übertragung von der Fledermaus für möglich. Bei Hufeisennasen, die selbst nicht daran erkranken, haben sie und ihre Kollegen Hunderte verschiedene Coronaviren gefunden, von denen einige dem SARS-Erreger von 2003 stark ähneln. Die Flugsäuger sind wahrscheinlich die natürlichen Wirte dieser »SARS-ähnlichen Coronaviren« (*SARS-related coronaviruses*), in denen sie sich – wie Grippeviren bei Wasservögeln – ständig verändern und weiterentwickeln können.

Im Blut von Menschen, die in der Nähe von Fledermaushöhlen in der südchinesischen Provinz Yunnan leben, ließen sich Antikörper gegen solche Coronaviren nachweisen. Das beweist, dass Fledermausviren von Zeit zu Zeit auch beim Menschen Infektionen auslösen, ohne dass es zu einer epidemischen Verbreitung kommt. Die Tiere lassen nachts Kot im Umfeld der Häuser ab, der im Trinkwasser landen oder von Haustieren aufgenommen werden kann. Fledermaus-Guano wird überdies als hervorragender Pflanzendünger geschätzt.

Bereiten sich die Coronaviren der Fledermäuse hier möglicherweise auf den Sprung über die Artengrenze vor? Das Muster ähnelt der Situation beim Vogelgrippevirus H5N1, für das diese Befürchtung schon länger besteht. Anders als bei der Vogelgrippe, die beim Menschen in der Regel als lebensgefährliche Lungenentzündung verläuft, fanden sich im Umfeld der Fledermaushöhlen keine Hinweise auf gehäufte Atemwegsinfektionen.[16] Doch möglicherweise lag das nur daran, dass bisher noch kein besonders gefährliches Exemplar einen Menschen angesteckt hatte. Was würde passieren, wenn ein extrem aggressives Fledermausvirus einen Menschen infiziert und es schafft, sich in kurzer Zeit an seinen neuen Wirt anzupassen?

Als Doktor Shi am 10. Januar 2020 die Gensequenz des heute »SARS-CoV-2« genannten Coronavirus vor sich hatte, ging ihr genau diese Frage durch den Kopf. Sie durchsuchte ihre Archive nach Fledermausviren, die als Vorläufer des neuen Erregers infrage kommen könnten. In einer tiefgefrorenen Probe aus Fledermauskot, den sie bereits 2013 in einer stillgelegten Mine gesammelt hatte, wurde sie fündig. Das Genom eines Fledermaus-Virus mit der Bezeichnung »RaTG13« war zu 96,2 Prozent identisch mit SARS-CoV-2.

Die Theorie, das neue Virus könnte aus RaTG13 oder einem gemeinsamen Vorfahren hervorgegangen sein, hatte allerdings zwei Haken. Erstens war die Mine von Tongguan in der Provinz Yunnan, in der RaTG13 gefunden wurde, 1800 Kilometer von Wuhan entfernt – viel weiter als der übliche Bewegungsradius der Säuger, die zum Fliegen deutlich mehr Energie benötigen als ein Vogel. Zweitens unterscheidet sich RaTG13 ausgerechnet im Spike-Protein erheblich von den Coronaviren, die an den menschlichen ACE-2-Rezeptor binden können. Bisher wurde kein Fledermaus-Virus entdeckt, dessen Spikes auch nur entfernt die drei besonderen Eigenschaften der Spikes von SARS-CoV-2 aufweisen.

Viele Virologen meinen deshalb, dass sich SARS-CoV-2 nur mithilfe eines Zwischenwirts an den Menschen angepasst haben kann.[17] Dies müsste ein Säugetier gewesen sein, dessen ACE-2-Rezeptor dem des Menschen stark ähnelt. Solche Coronaviren fanden sich bei Schuppentieren (*pangolins*), die in Asien als Delikatesse gejagt und auf den Lebendmärkten verkauft werden. Allerdings fehlte hier die besondere Sollbruchstelle in den Spikes, die SARS-CoV-2 beim Eindringen in menschliche Zellen verwendet. Diese hat sich wahrscheinlich in einem anderen Säugetier entwickelt, das dem Menschen bezüglich seines Immunsystems stärker ähnelt als das Schuppentier. Infrage kämen beispielsweise Hunde oder Marder, bei denen allerdings bislang kein Erreger mit den dafür notwendigen Eigenschaften gefunden wurde.

Zwischen Fledermäusen und Menschen gibt es also höchstwahrscheinlich einen unbekannten Vermittler, bei dem das neue Coronavirus ausgebrütet wurde; sonst hätte es nicht auf Anhieb eine Pandemie auslösen können. Dieses Missing Link lebt wahrscheinlich irgendwo in China und trägt SARS-CoV-2 oder einen sehr nahen Verwandten noch immer in sich.

Die Eine-Million-Dollar-Frage, welche Tierart das wohl sein könnte, beantwortet jeder damit befasste Virologie mit seinem persönlichen Favoriten. *Meine* Lieblingshypothese – die genauso unbewiesen ist wie alle anderen – lautet: Das Virus kam von einer Pelzfarm. Coronaviren verändern sich, im Vergleich zu anderen RNA-Viren, innerhalb derselben Tierart ziemlich langsam. Statistisch findet man in den rund 30 000 Bausteinen ihrer RNA nur alle zwei Wochen eine Mutation. Für SARS-CoV-2 bedeutet dies, dass nur bei jedem dritten Fall in einer Infektionskette eine Mutation auftritt. Auf eine neue Art übersprungene Viren sind anfangs in der Regel noch nicht besonders infektiös. Am besten anpassen können sie sich deshalb immer dann, wenn möglichst viele potenzielle Opfer möglichst dicht gedrängt zusammenleben. Wenn dabei zwei Coronaviren gleichzeitig dasselbe Tier infizieren, können sie Teile ihres genetischen Materials austauschen – für die sonst eher gemächliche Anpassung an einen neuen Wirt sind solche »Rekombinationen« quasi der Turbolader. Wenn die Tiere dann auch noch unter Stress stehen und immunologisch geschwächt sind, wie es in der Massentierhaltung häufig der Fall ist, sind die Bedingungen für die Akklimatisierung des Fremdlings optimal.

Die industrielle Produktion für den Verzehr gedachter Nutztiere wird in der Regel mehr oder minder streng kontrolliert, auch in China. Zudem sind die wichtigsten von ihnen – Schweine, Hühner und Enten – wahrscheinlich nicht empfänglich für SARS-CoV-2. Im Gegensatz dazu werden Pelztiere auf kleineren Farmen gezüchtet und veterinärmedizinisch kaum überwacht.[18] Marderhunde (siehe Foto auf S. 98) und Amerikanische Nerze (Minks) können sich mit SARS-CoV-2 infizieren und zeigen nur geringe oder keine Symptome – ideale Voraussetzungen für die Anpassung an einen neuen Wirt.

Solange China seine Pelzfarmen nicht auf das neue Virus untersucht – wovon bislang nichts berichtet wurde –, ist dies jedoch nicht mehr als eine Spekulation. Theoretisch kommt als Missing Link jede andere Tierart infrage, bei der ACE-2-Rezeptor und Immunsystem ähnlich wie beim Menschen sind. Diese Spezies könnte, rein theoretisch, auch in einem Labor gelebt haben. Oder jemand könnte, noch theoretischer, ein für den Menschen optimiertes Spike-Protein in ein Fledermausvirus eingebaut haben – womit wir bei den wilden Verschwörungstheorien wären, die in den sozialen Medien schneller viral gegangen sind als das Pandemievirus selbst.

SCHAUERGESCHICHTEN

Nichts ist so schön gruselig wie eine Gruselgeschichte, die womöglich wahr sein könnte. Zwei Versionen vom »Frankenstein-Virus« sind in den sozialen Netzwerken solche Klickgiganten geworden, dass wir kurz über sie sprechen müssen.

Die erste Hypothese, wonach das Pandemievirus als Biowaffe in einem Labor hergestellt wurde, ist schnell abgeräumt. Beflügelt wird diese konspirative Theorie dadurch, dass das Fledermausvirus RaTG13, abgesehen vom Spike-Protein, SARS-CoV-2 so unverschämt ähnelt. Und dann auch noch dieser Zufall, dass die Pandemie ausgerechnet am Huanan-Markt ausbricht, keine 15 Kilometer vom *Wuhan Institute of Virology* entfernt – dem Ort, wo mutmaßlich die meisten gefährlichen Coronaviren der Welt lagern … Die Eigenschaften der Spikes von SARS-CoV-2, so das nächste Argument, seien einzigartig und kämen bei anderen Coronaviren nicht vor. Ergo müsse das Killervirus von Menschenhand erschaffen worden sein, wahrscheinlich durch gentechnische Einfügung eines künstlichen Spike-Proteins in RaTG13 oder in ein ähnliches Fledermausvirus.[19]

Der Haken an dieser Horrorvision, der leider auch der berühmte Virologe und Nobelpreisträger Luc Montagnier verfallen ist,[20] liegt in der Einzigartigkeit des Spike-Proteins von SARS-CoV-2. Kein bekanntes Coronavirus kann sich so perfekt an den ACE-2-Rezeptor des Menschen anschmiegen, kein anderes Virus hat die ungewöhnliche Sollbruchstelle der Spikes. Da diese Details erst im Laufe des Jahres 2020 entdeckt wurden, konnte kein noch so genialer Corona-Spezialist die einzigartige Struktur der Spikes vorher am Reißbrett entwerfen. Dass sich an den Ufern des Jangtse oder anderswo auf der Welt ein böser Geist vom Kaliber des Doktor Mabuse versteckt hält, der das neue Virus als Biowaffe konstruiert hat, ist mit Sicherheit auszuschließen.

Die zweite Verschwörungsidee lautet: Das Virus hat sich in einem Labortier an den Menschen angepasst und ist versehentlich entwichen.[21] Die Liebhaber dieser Variante argumentieren damit, dass im *Wuhan Institute of Virology* Experimente gemacht wurden, bei denen man Fledermausviren gezielt auf andere Säugetiere abrichtete. Solche *gain of function*-Experimente, die auch unter Virologen umstritten sind, hat es im Labor von Shi Zeng-li tatsächlich gegeben.[22] Marderhunde, die für solche Versuche möglicherweise geeignet wären, waren ebenfalls vorhanden. Rein theoretisch hätte die »*bat woman*« beispielsweise versuchen können, Fledermausviren für die Infektion von Marderhunden zu optimieren. Ob dabei zufällig SARS-CoV-2 entstanden sein könnte, lässt sich mit dem derzeitigen Wissensstand nicht beantworten. Die Unterstellung, sie hätte unveröffentlichte *gain of function*-Experimente gemacht, hat die Wissenschaftlerin gegenüber der Fachzeitschrift *Science* jedenfalls nachdrücklich bestritten.[23]

Eine andere Version der Laborunfall-Hypothese bezieht sich auf einen Vorfall in der Mine von Tongguan,[24] in der das SARS-CoV-2 ähnelnde Fledermausvirus RaTG13 gefunden wurde. Im Frühjahr 2012 erkrankten mindestens sechs Arbeiter, nachdem sie in der Mine Reinigungsarbeiten durchgeführt hatten und mit dem aufgewirbelten Guano der Fledermäuse in Kontakt gekommen waren. Die Symptome erinnerten an SARS – drei der Männer starben. Die Mine, deren Gestank selbst hartgesottene Spezialisten als bestialisch beschrieben, wurde daraufhin stillgelegt.

Nach offizieller Version war die Ursache der Erkrankungen ein Schimmelpilz, der sich auf der Oberfläche des Fledermauskots gebildet hatte. Trotzdem schickten die Behörden in den folgenden Jahren mehrere Teams von Virusexperten nach Tongguan, um nach möglicherweise unbekannten Erregern zu suchen. Shi Zeng-li und ihre Mitarbeiter zählten mindestens sechs Fledermausarten, in deren Kot sich 152 verschiedene Coronaviren tummelten (eines davon wurde dann später »RaTG13« genannt).[25] Je nach Jahreszeit waren bis zu zwei Drittel der Fledermäuse infiziert, teilweise mit mehreren Viren zugleich. Trotzdem zeigten die Tiere keine Symptome: Fledermäuse sind der natürliche Wirt, dem die gefürchteten Erreger nichts anhaben können.

Besonders misstrauische Geister meinen, die Arbeiter hätten sich damals bereits mit SARS-CoV-2 infiziert. Doktor

Shi hätte demnach das Virus mit in ihr Labor nach Wuhan genommen, aus dem es dann Ende 2019 aus Versehen entkommen wäre.

Im Gegensatz zur Biowaffen-Saga gibt es hier einen realen Anknüpfungspunkt, denn ein Laborunfall wäre objektiv nicht unmöglich. Shi Zeng-li sagte später in einem Interview, ihr selbst sei als Erstes diese Möglichkeit durch den Kopf geschossen, als sie vom Ausbruch eines neuen Coronavirus vor ihrer Haustür erfahren habe.[26] Mittlerweile schließt sie dies jedoch aus, weil es in ihrem Institut kein Virus gegeben habe, das mit SARS-CoV-2 vergleichbare Eigenschaften hatte. Wer einen Laborunfall als Quelle der Pandemie in Betracht zieht, muss einer international hoch angesehenen Wissenschaftlerin unterstellen, sie hätte jahrelang gefährliche, unveröffentlichte Geheimexperimente gemacht. Ich kenne keinen Virologen (mich eingeschlossen), der sie kennengelernt hat und ihr das auch nur im Entferntesten zutraut.

Für den Verdacht, die Welt sei von einem Frankenstein-Virus heimgesucht worden, das auf die eine oder andere Weise von Menschenhand geschaffen wurde, gibt es keine wissenschaftliche Begründung. Trotzdem hat China durch Intransparenz und anfängliche Vertuschung des Ausmaßes der Epidemie eine Steilvorlage für Politiker gegeben, die lieber einen Schuldigen im Ausland suchen als zu Hause unbequeme Maßnahmen zu ergreifen.

Im Moment stecken wir jedoch noch mitten in der Pandemie und müssen uns fragen, mit welchen Mitteln wir uns gegen das Virus zur Wehr setzen können. Welche Möglichkeiten uns die Wissenschaft dafür an die Hand gibt, sehen wir gleich.

9.

DIE WISSENSCHAFT SCHLÄGT ZURÜCK

TESTS, THERAPIEN UND DIE RETTENDE IMPFUNG

Was man heute als Science Fiction beginnt,
wird man morgen vielleicht als Reportage zu Ende
schreiben müssen.
– NORMAN MAILER (1970)

Am 25. Mai 1961 gab ein junger Mann ein gewagtes Versprechen. In weniger als zehn Jahren, so prophezeite er vor dem Kongress der Vereinigten Staaten, werde ein Mensch auf dem Mond landen und danach sicher zur Erde zurückkehren. Das *Man to the Moon Project* war die größte technische Herausforderung, der sich die Menschheit bis dahin gestellt hatte. Der scheinbar utopische Plan, den Präsident John F. Kennedy der Wissenschaft aufgegeben hatte, ging acht Jahre und 56 Tage später in Erfüllung.

Acht Jahre – etwa so lange dauert normalerweise die Entwicklung eines neuen Impfstoffs. Um die Menschheit schnellstmöglich von der Corona-Pandemie zu befreien, muss es diesmal in einem Zehntel der Zeit klappen. Doch selbst wenn die ersten – seriösen – Zulassungen bis Ende 2020 erteilt werden sollten*, wird es noch einmal viele Monate dauern, bis sich alle für den Pikser in den Oberarm

---

*   Bis zur Drucklegung dieses Buches im Oktober 2020 wurden zwei russischen und vier chinesischen Impfstoffen gegen Covid vorläufige Zulassungen erteilt. Diese entsprachen jedoch nicht den international üblichen Sicherheitsstandards.

anstellen dürfen. Bis dahin müssen wir mit Testverfahren zur Feststellung der Infektion und der Immunität sowie mit Medikamenten zur Linderung der Erkrankung über die Runden kommen.

In den Bereichen Diagnostik, Therapie und Impfstoffe hat die Wissenschaft seit Beginn der Pandemie wichtige Fortschritte gemacht. Viele Konzepte, die bereits zur Bekämpfung von SARS entwickelt wurden, haben sich auch jetzt bewährt. Legionen von Virologen und Wissenschaftlern anderer Disziplinen haben alles andere stehen und liegen gelassen, um an dem neuen Erreger zu forschen. Sie haben das Wissen über SARS-CoV-2, die durch dieses Virus ausgelöste Krankheit und die Möglichkeiten zur Prävention und Therapie kurzfristig in nie gekanntem Ausmaß erweitert. Werfen wir also einen Blick unter die Motorhaube des Forschungsbetriebes.[*]

DIAGNOSTIK: DIE UNTOTEN ANS LICHT BRINGEN

Ihre Winzigkeit macht Infektionserreger unheimlich und unberechenbar. Denn was wir nicht sehen, können wir auch nicht vermeiden oder bekämpfen. Bei jeder neu auftretenden Infektionskrankheit ist es deshalb das Wichtigste, zuerst den Erreger dingfest zu machen – ihn zu »isolieren« – und dann ein Verfahren für seinen Nachweis zu entwickeln.

Chinesischen Wissenschaftlern ist dies bei SARS-CoV-2 in Rekordzeit gelungen. Am 7. Januar 2020 hatten sie das

---

[*] Es liegt in der Natur der Sache, dass bei diesem Thema laufend wissenschaftliche Erkenntnisse hinzukommen. Die in den ersten neun Monaten der Pandemie generierten Daten zu Diagnostik, Therapie und Prophylaxe von Covid würden bereits mehrere Lehrbücher füllen. Die Darstellung in diesem Kapitel gibt die für medizinische Laien wichtigsten Informationen mit Stand Ende September 2020 wieder.

neue Virus aus dem Bronchialsekret eines Patienten isoliert; es vermehrte sich ab dann auf im Labor gehaltenen Affenzellen (**a** und **b** in Abbildung 10 auf der folgenden Seite). Daraus extrahierten sie die RNA und ermittelten die Abfolge der rund 30 000 Bausteine, aus denen sie zusammengesetzt ist. Diese Sequenz, das Genom des Virus, wurde am 10. Januar 2020 veröffentlicht. Ab diesem Tag konnte jedes dafür ausgestattete Labor der Welt feststellen, ob ein Patient das neue Virus in sich trug.[1]

Die dafür in der Regel verwendete Methode heißt **Polymerase-Kettenreaktion**, kurz PCR. Auf der RNA-Kette des Virusgenoms gibt es charakteristische Abschnitte, die bei keinem anderen Infektionserreger vorkommen. Mit der PCR kann man in einer Patientenprobe – zum Beispiel einem Rachenabstrich oder im Speichel – solche für den Erreger typischen RNA-Abschnitte nachweisen (**c** in Abbildung 10).

Die PCR ist eine äußerst empfindliche Methode. Für einen Nachweis genügen etwa einhundert Viren, das heißt, die *Sensitivität* ist extrem hoch. Allerdings muss dafür ausreichend Rachensekret in die Probe gelangen, was im harten Alltag eines praktischen Arztes nicht immer klappt. Vor allem Kinder können ungeahnte Kampfkünste entwickeln, wenn der nette Onkel Doktor sie mit einem Tupfer traktiert. Wenn die PCR negativ ist, könnte also schlicht zu wenig Sekret in der Probe gewesen sein, oder der Arzt hat die Probe ausgerechnet an einer Stelle des Rachens genommen, wo gerade besonders wenig Viren herumlagen. An solchen »falsch negativen« Ergebnissen ist aber nicht nur die mangelnde Abnahmetechnik schuld, sondern es kann auch an einem zu langen Transport ins Labor liegen oder an einer Verwechslung der Probe (das kommt leider gar nicht so selten vor). An der Sensitivität des Nachweisverfahrens selbst liegt es jedenfalls nicht.

Eine positive PCR beweist, dass sich der Patient mit SARS-CoV-2 infiziert hat. Wie schwer die Erkrankung

ABB. 10: VIRUSISOLIERUNG UND NACHWEISVERFAHREN

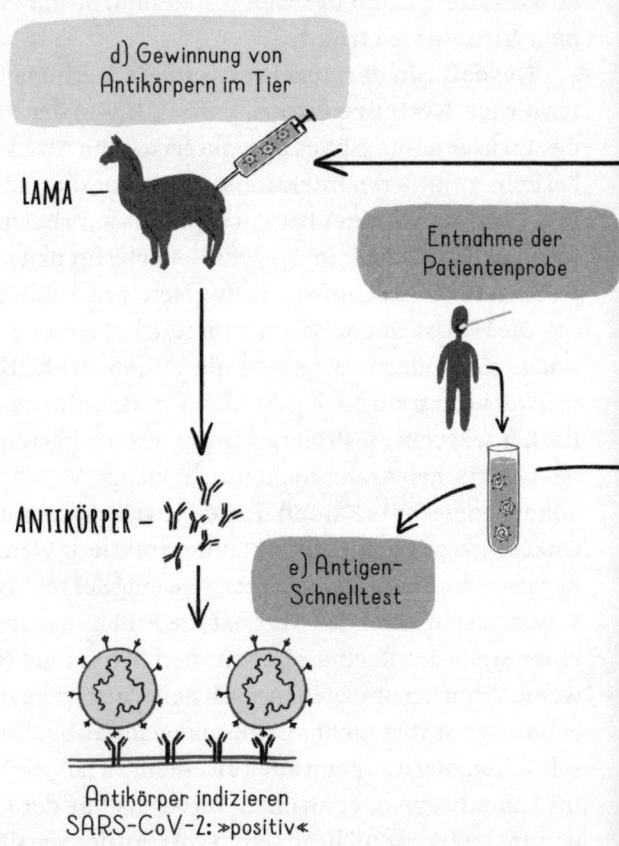

d) Gewinnung von
Antikörpern im Tier

LAMA —

Entnahme der
Patientenprobe

ANTIKÖRPER —

e) Antigen-
Schnelltest

Antikörper indizieren
SARS-CoV-2: »positiv«

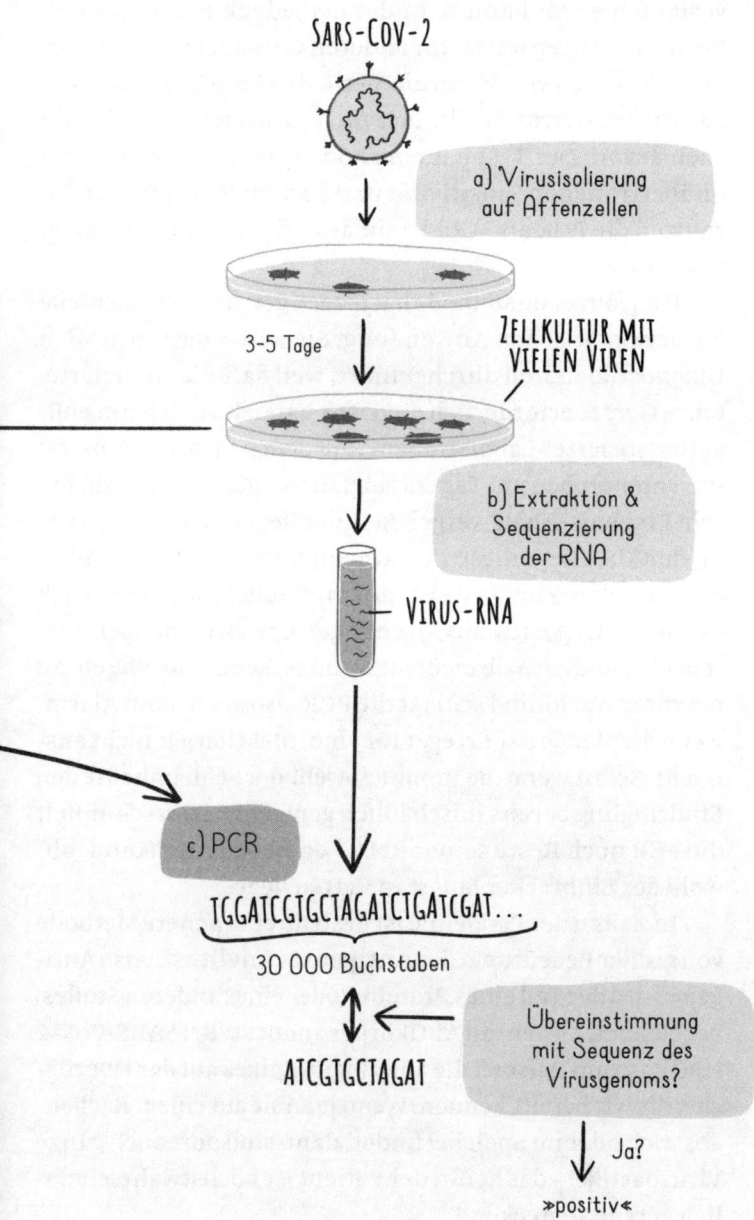

Sars-Cov-2

a) Virusisolierung
auf Affenzellen

3–5 Tage

ZELLKULTUR MIT
VIELEN VIREN

b) Extraktion &
Sequenzierung
der RNA

VIRUS-RNA

c) PCR

TGGATCGTGCTAGATCTGATCGAT...

30 000 Buchstaben

ATCGTGCTAGAT

Übereinstimmung
mit Sequenz des
Virusgenoms?

Ja?

»positiv«

verlaufen wird, kann man daraus jedoch nicht ablesen. Verwechslungen (etwa mit anderen Coronaviren) kommen nur sehr selten vor. Wenn die Methode SARS-CoV-2 anzeigt, dann ist das Virus fast immer tatsächlich in der Probe. Im Fachjargon: Der Test hat eine hohe *Spezifität*. Wegen ihrer unübertroffenen Sensitivität und Spezifität bezeichnen Virologen die PCR als »Goldstandard« für den Nachweis von SARS-CoV-2.

Die glänzende Methode hat jedoch gravierende Nachteile bei der praktischen Anwendung. Sie wird meist in großen Diagnostiklaboren durchgeführt, weil dafür komplizierte, teure Geräte erforderlich sind. Oft handelt es sich um vollautomatisierte »Laborstraßen«, auf denen mehrere Tausend Patientenproben pro Tag entlangfahren. Bis der Untersuchte sein Ergebnis erhält, vergehen in der Regel ein bis zwei Tage (in den USA liegt diese *turnaround time* teilweise bei über einer Woche). Zudem weist die empfindliche Methode auch Personen als positiv aus, die nur geringe Virusmengen ausscheiden und deshalb nicht mehr ansteckend sind. Wie ein zu nervöser Wachhund schlägt die PCR also auch dann Alarm, wenn die Menge der Erreger für eine Infektion gar nicht ausreicht. Selbst wenn die Immunabwehr der Schleimhäute den Eindringling bereits unschädlich gemacht hat, erschnüffelt die PCR noch Reste seiner RNA – dann bellt der Hund, obwohl der Einbrecher längst in Ketten liegt.

In Zeiten der Pandemie ist deshalb eine andere Methode von großer Bedeutung: der **Antigen-Schnelltest**. Als »Antigen« wird der Teil eines Proteins (oder eines anderen Stoffes) bezeichnet, an den ein Antikörper andockt. Bei SARS-CoV-2 sind das zum Beispiel die auffälligen Spikes auf der Oberfläche, die wir bereits kennen. Wenn man sie auf einem Rachenabstrich oder im Speichel findet, dann sind dort auch ganze Viruspartikel – das heißt, der Patient ist höchstwahrscheinlich gerade ansteckend.

Um das Coronavirus anhand seiner Antigene nachzuweisen, braucht man ein Wirbeltier, das den dazu passenden Antikörper produziert (niedere Tiere bilden keine Antikörper). Dieses sollte möglichst groß sein, damit die regelmäßigen Blutabnahmen dem Tier nicht schaden. Und es sollte halbwegs friedlich sein, damit die Blutabnahmen dem Tier*arzt* nicht schaden. Bis zur Mitte des 20. Jahrhunderts war deshalb das Pferd der beste Freund der Immunologen. Mittlerweile hat ihm das behäbigere Lama den Rang abgelaufen, trotz seiner notorischen Fähigkeiten im Weitspucken. Es produziert zudem besondere Antikörper, die für diagnostische Testverfahren von Vorteil sind.[2]

Die Lamas bekommen keine Coronaviren, sondern leere Virushüllen oder aber künstlich hergestellte Bestandteile der Erreger* verabreicht (**d** in Abbildung 10). Die Tiere werden deshalb nicht krank, produzieren aber trotzdem Antikörper gegen SARS-CoV-2. Das Prinzip ist das gleiche wie bei einer Impfung, nur dass es keine Rolle spielt, ob die gebildeten Antikörper den Lamas Immunität verleihen.

Die aus dem Lamablut gewonnenen Antikörper** gegen SARS-CoV-2 werden auf einer Art Löschpapier fixiert, das in einer visitenkartengroßen Halterung aus Kunststoff steckt (**e** in Abbildung 10). Diese Antigen-Schnelltests können problemlos in großen Mengen produziert und beispielsweise in Apotheken verkauft werden. Da sie haltbar sind und nicht gekühlt werden müssen, eignen sie sich auch für die Diagnostik in Ländern mit schlechter medizinischer Infrastruktur.

---

* Für deren Herstellung werden die Bauanleitungen einzelner Proteine des Virus aus dessen RNA-Genom herausgeholt. Mit molekularbiologischen Tricks bringt man dann in der Petrischale gezüchtete Zellen dazu, nur diese bestimmten Virusproteine herzustellen.

** Hier wird nur eine von zahlreichen Möglichkeiten zur Herstellung von Antigen-Tests beschrieben.

Für die Durchführung des Tests bedarf es keiner besonderen Kenntnisse. Durch eine Öffnung in der Plastikkarte wird Speichel oder Flüssigkeit von einem ausgedrückten Tupfer eingefüllt, die durch das Filterpapier strömt. Sofern in der Probe Covid-Erreger vorhanden sind, werden sie von den Antikörpern festgehalten. Durch einen chemischen Trick entsteht bei dieser Reaktion eine farbige Bande. Sie zeigt an, dass in der Probe SARS-CoV-2 vorhanden ist.

Antigen-Schnelltests sind wesentlich billiger als die PCR, lassen sich auch von Laien immer und überall durchführen und liefern innerhalb von 15 Minuten ein Ergebnis. Im Vergleich zur PCR sind sie jedoch weniger zuverlässig – insbesondere die Sensitivität ist bei den Schnelltests deutlich geringer. In der ärztlichen Diagnostik, wenn es um die Behandlung und möglicherweise um Leben oder Tod geht, kommt deshalb nur die PCR infrage. Deshalb sollten positive Resultate der Schnelltests möglichst mithilfe der PCR bestätigt werden. Für die vorsorgliche Untersuchung von Menschen ohne Symptome aber, etwa zur Verkürzung der Quarantäne oder zur Vermeidung von Infektionen bei Veranstaltungen, sind die Do-it-yourself-Tests bestens geeignet.

Wie alle Wirbeltiere produzieren auch Menschen Antikörper, wenn sie mit einem Krankheitserreger Bekanntschaft machen. Diese werden mithilfe von *Antikörper-Tests* im Blut nachgewiesen. Gegen SARS-CoV-2 gerichtete Antikörper verschwinden jedoch bei einem Teil der Patienten nach zwei bis vier Monaten. Durch einen negativen Antikörpertest kann deshalb eine vor Längerem durchgemachte Infektion nicht ausgeschlossen werden. Entgegen anderslautenden Befürchtungen bedeutet dies allerdings nicht, dass damit auch der Immunschutz gegen eine erneute Infektion verloren ist, denn für die anhaltende Immunität sind Gedächtniszellen verantwortlich, die selber keine Antikörper produzieren. Bei erneutem Kontakt mit dem Erreger alarmieren sie

Lymphozyten, die ihrerseits sehr schnell Antikörper anfertigen und damit den Eindringling abfangen können.

THERAPIE: ZWISCHEN SKYLLA UND CHARYBDIS

Auf die Frage, wie lange die Menschen noch unter der Pandemie leiden müssten, hört man häufig die Antwort: »Bis ein Impfstoff, eine Prophylaxe oder ein wirksames Medikament verfügbar ist.« Ehrlicherweise muss man hinzufügen, dass es auch ganz dumm kommen könnte und nichts von all dem eintritt, bevor die Pandemie durch steigende Herdenimmunität von selbst versandet.

Die WHO erklärte bereits früh die Suche nach wirksamen Medikamenten zu einer der wichtigsten Aufgaben der Weltgemeinschaft. Unter dem vielversprechenden Projektnamen *Solidarity*[3] wurden fünf bereits bekannte Wirkstoffe in mehreren Studien parallel getestet, zentral koordiniert von der Genfer Behörde.

Doch die Resultate waren mehr als ernüchternd. **Chloroquin**, ein kaum noch verwendetes Malariamittel aus den 1930er-Jahren, und das von der Wirkungsweise identische **Hydroxychloroquin** galten unter Fachleuten von Anfang an als wenig aussichtsreich. Aufgrund einer nicht überzeugenden Studie aus Frankreich – und aus ziemlich offensichtlichen politischen Motiven* – warb US-Präsident Donald Trump intensiv für dieses Mittel. Angeblich sollte es sich nicht nur für die Behandlung von Covid eignen, sondern die Infektion sogar verhindern können. Nach langem Hin und Her – die WHO setzte die Studien zwischendurch aus, dann

---

* Donald Trump stand Mitte März innenpolitisch unter Druck, weil er die Coronakrise kleingeredet und nicht für ausreichende Testmöglichkeiten gesorgt hatte.[4]

wieder an und schließlich endgültig ab – wurden die beiden Malariamittel im Juni 2020 aus dem *Solidarity*-Programm gestrichen. Inzwischen ist durch mehrere Untersuchungen belegt, dass die beiden Oldies weder zur Behandlung von Covid noch als Prophylaxe taugen. Gleichzeitig verursachen sie in Einzelfällen schwere Nebenwirkungen. Trotzdem gibt es immer noch Ärzte und Patienten, die auf diese vermeintlichen Wundermittel setzen. Trotz klar widerlegter Wirksamkeit werden sie in vielen Ländern der Erde weiterhin in großem Stil verabreicht. Die Hoffnung stirbt da offenbar zuletzt – in diesem Fall leider im wahrsten Sinne des Wortes.

Genauso krachend ist **Lopinavir/Ritonavir** durchgefallen. Die in der Aidstherapie eingesetzte Wirkstoffkombination konnte den klinischen Verlauf der Covid-Erkrankung nicht verbessern, stattdessen traten Nebenwirkungen an der Leber auf.[5] Auch ihre Kombination mit dem Immunmodulator **Interferon-β** brachte keinen Erfolg. Anfang Juli nahm die WHO das Mittel aus dem Programm.

Als einziger Hoffnungsträger der WHO-Kandidaten blieb am Ende **Remdesivir**, das Studien zufolge leichte und mittelschwere Verläufe von Covid um zwei bis vier Tage verkürzen kann.[6] Von seinem Hersteller *Gilead Sciences* und Teilen der Presse wird Remdesivir seitdem wie ein Wundermittel gefeiert.[7]

Nach meiner persönlichen Beurteilung (es gibt auch andere Meinungen) hat der Wirkstoff seinen Nutzen in der Therapie von Covid allerdings nicht bewiesen. Remdesivir hemmt zweifellos die Virusvermehrung, das haben Laborversuche klar gezeigt. Fraglich ist jedoch, ob dieser Effekt bei Covid die Sterblichkeit reduzieren kann. Eine Wirkung nur bei den erwähnten leichten und mittelschweren Fällen hätte letztlich keinen Nutzen, weil diese Patienten die Infektion ohnehin überleben würden. Im fortgeschrittenen Stadium schwerer Verläufe spielt die Vermehrungsgeschwindigkeit des Virus jedoch nur eine untergeordnete Rolle. Für die hier auftretenden, lebensbedrohlichen Störungen der Blutgerinnung und das Versagen der Lunge, der Nieren und anderer Organe scheint die überschießende Immunreaktion verantwortlich zu sein, die wir weiter vorne schon kennengelernt haben. Dazu passt, dass eine Verringerung der Sterblichkeit durch Remdesivir bisher nicht beobachtet wurde.

Die Datenlage erinnert an den Ebola-Ausbruch 2014 in Westafrika. Auch damals feierte *Gilead* dieses Medikament zunächst als Erfolg, der später jedoch nicht bestätigt werden konnte.[8] Eine Studie bei einem weiteren Ebola-Ausbruch 2018 im Osten der Demokratischen Republik Kongo wurde abgebrochen, weil eine andere Therapie besser wirkte.[9]

Remdesivir wurde 2009 entwickelt und sollte eigentlich gegen Hepatitis C helfen; in den damaligen Untersuchungen ist es jedoch durchgefallen. Nun hat es seinen dritten großen Auftritt als »Wundermittel«. Leider ist es gut möglich, dass die von *Gilead* professionell inszenierte Aufführung auch diesmal ein Flop wird. Angesichts des gähnend leeren Medikamentenregals zur Bekämpfung von SARS-CoV-2 möchte man trotzdem die Daumen drücken, dass der ewige Shootingstar die hochgesteckten Erwartungen nicht noch einmal enttäuscht.

Auch außerhalb des WHO-Programms werden teils bekannte, teils neue Therapien gegen Covid erprobt. Von den vielen Kandidaten haben bislang diejenigen am besten abgeschnitten, die Antikörper gegen SARS-CoV-2 enthalten. Das Prinzip der »Serumtherapie« ist uralt. Bereits im 19. Jahrhundert hat man Erkrankten das Blut von Patienten, die den Schwarzen Tod überlebt hatten, als »antipestöses Serum« verabreicht.[10] Wahrscheinlich hat das sogar manchmal geholfen, weil im Blut enthaltene Antikörper die Pestbakterien verkleben und sie so den Fresszellen des Immunsystems zum Mahl vorwerfen können. Dazu müssen die Antikörper jedoch verabreicht werden, bevor sich die Erreger im Gewebe verstecken können. Emil von Behring, der für die Serumtherapie der Diphtherie den ersten Nobelpreis für Medizin bekam, beschrieb dieses Problem bereits in seinem Vortrag, den er anlässlich der Preisverleihung 1901 in Stockholm hielt:

> *Geschah die Heilserumspritzung zu einer Zeit, wo die Diphtheriebacillen noch nicht ihre verderbliche Tätigkeit begonnen hatten, so wird es zu den entzündlichen Folgeerscheinungen der Diphtherievergiftung gar nicht kommen können. Wir sprechen dann von Immunisierung oder von verhütender oder prophylaktischer Serumtherapie. War dagegen der Vergiftungsprozeß schon im Gange, dann werden die schon bestehenden entzündlichen Vorgänge ihren natürlichen Ablauf nehmen.* [11]

Nobelpreisverdächtig funktioniert die Serumtherapie gegen SARS-CoV-2 jedoch offenbar nicht. Versuche mit Seren gesundeter Covid-Patienten verliefen bislang enttäuschend. [12] Gleichwohl konnten im Blut der Rekonvaleszenten einzelne Antikörper identifiziert werden, die SARS-CoV-2 unter Laborbedingungen inaktivieren. Mehrere Biotech-Firmen haben solche »neutralisierenden Antikörper« bereits künstlich hergestellt und erproben sie in klinischen Studien. Sie könnten, so die Hoffnung, nach Injektion in den Oberarmmuskel für einige Monate gegen eine Infektion schützen – zumindest im Tierversuch war diese »passive Impfung« bereits erfolgreich. [13] Parallel dazu wird untersucht, ob die künstlichen Antikörper auch die Erkrankung aufhalten können, wenn sich ein Patient schon angesteckt hat.

Eines der menschlichen Versuchskaninchen hierfür war kein Geringerer als der 45. Präsident der Vereinigten Staaten. Wie die Ärzte mitteilten, wurde seine Covid-Erkrankung im

Walter Reed Army Medical Center unter anderem mit einem Antikörper-Cocktail der US-Firma Regeneron behandelt.* Donald Trump, der bemerkenswerterweise selbst keine Therapie mit dem von ihm zuvor angepriesenen Hydroxychloroquin riskieren wollte, rührt seitdem die Werbetrommel für Regeneron.

Wie bei Remdesivir stellt sich jedoch auch hier das Problem, dass für Antikörper eine Wirkung nur im Frühstadium der Erkrankung zu erwarten ist. Deshalb müsste man sie im Prinzip jedem Patienten sofort verabreichen, obwohl letztlich nur ein kleiner Teil von ihnen schwer erkrankt. Wegen des extrem aufwendigen Herstellungsverfahrens (es werden dafür lebende Nagetierzellen benötigt) sind Antikörper jedoch sehr teuer und können nur in begrenztem Umfang produziert werden. Präsident der Vereinigten Staaten zu sein, war in diesem Fall sicher von Vorteil.

Auch wenn das *Solidarity* Programm der WHO weitgehend gescheitert ist und neue Wirkstoffe auf sich warten lassen, gibt es in der Therapie von Covid auch echte Erfolge. Diese verdanken wir keinem neuen Wundermittel, sondern den unermüdlichen Intensivmedizinern in aller Herren Länder, die jeden Tag alle Register ihres Standardrepertoires ziehen, um den einen oder anderen Todgeweihten doch noch zu retten.

Dabei konnten sie auf Erfahrungen mit der gewöhnlichen Grippe zurückgreifen, die ja mitunter ebenfalls einen lebensgefährlichen Verlauf nimmt. Geholfen haben auch die früheren Erkenntnisse bei der Therapie von SARS, das klinisch – also was seine Symptome und Behandlungsmöglichkeiten angeht – von Covid nicht zu unterscheiden ist.

---

* Offiziellen Mitteilungen zufolge wurde Trump zunächst mit Remdesivir und dem Antikörper-Präparat von Regeneron behandelt. Als sich seine Sauerstoffwerte im Blut trotzdem verschlechterten, bekam er Sauerstoff und Dexamethason.[14]

Bereits bei SARS-Patienten war beobachtet worden, dass sich in den Blutgefäßen Gerinnsel bilden, die Durchblutungsstörungen und Organversagen verursachen. Damals wurden erfolgreich Blutverdünner (**Antikoagulanzien**) eingesetzt,[15] die solchen Thrombosen vorbeugen. Bei frühzeitigem Beginn hat sich diese Therapie auch gegen Covid bewährt.

Ebenfalls aus dem Repertoire der SARS-Therapie übernommen wurde der Einsatz von Kortison und anderen Medikamenten, die das aufgescheuchte Immunsystem im Zaum halten. Von allen Therapieoptionen kann die Dämpfung der Immunantwort mit **Kortisonpräparaten** (Dexamethason, Methylprednisolon) die Sterblichkeit am deutlichsten senken.[16]

Das scheint im ersten Moment paradox: Der Patient kämpft gegen ein tödliches Virus ums Überleben, und der Arzt schaltet die Immunantwort ab? Es klingt, als wolle jemand bei einem Großbrand der Feuerwehr das Löschwasser zudrehen.

Der scheinbare Widerspruch hängt mit der ambivalenten Rolle des Immunsystems zusammen, die wir bereits kennengelernt haben. Springt die angeborene Immunantwort in der Anfangsphase der Infektion nicht rechtzeitig an, kann sich das Virus zunächst unbehelligt vermehren und im Körper ausbreiten. Nach einigen Tagen greifen dann von Zytokinen berauschte Fresszellen die eigenen Organe an und richten mehr Schaden an als der Erreger, den sie eigentlich bekämpfen sollten.

Für die Ärzte auf der Intensivstation bedeutet dies: Das richtige Timing entscheidet über Leben oder Tod. Zu Beginn der Erkrankung können Kortisonpräparate tödlich sein; im Spätstadium, wenn der Zytokinsturm tobt und die weißen Blutkörperchen im Fressrausch sind, retten sie dagegen Leben.

Im Gegensatz dazu müssen Medikamente, die das Immunsystem stimulieren, möglichst früh gegeben werden. Weil SARS-CoV-2 die Aktivierung von Interferonen unterdrückt, kann man der angeborenen Immunantwort durch Gabe eines **Interferons** auf die Sprünge helfen.[17] Dieser Signalstoff darf wiederum keineswegs zu spät verabreicht werden, weil er sonst den Zytokinsturm anheizt und den Patienten in Lebensgefahr bringt.

Neben den hier genannten klassischen Therapieoptionen gibt es eine lange Liste neu entwickelter Medikamente, mit denen die Immunreaktion gegen SARS-CoV-2 aktiviert oder gedrosselt werden soll. Unglücklicherweise treibt **Sauerstoff**, der bei der künstlichen Beatmung unverzichtbar ist, die ohnehin schon hyperaktiven Fresszellen und andere Einheiten der Immunabwehr noch weiter an.[18] Zu viel Sauerstoff kann deshalb Schaden anrichten; mit zu wenig Sauerstoff erstickt der Patient.

Einem ähnlichen Dilemma sah sich der griechische Held Odysseus gegenüber, als er mit seiner Mannschaft die berüchtigte Meeresenge zwischen Skylla und Charybdis durchquerte. Schiffe, die dem menschenfressenden Ungeheuer Skylla auszuweichen versuchten, wurden vom Strudel der Charybdis in die Tiefe gerissen – und umgekehrt. Durch aufmerksames Navigieren gelang es dem klugen König, die meisten seiner Seeleute heil durch diese Prüfung zu bringen.

In der intensivmedizinischen Behandlung von Covid gilt es, den richtigen Kurs zwischen einem aggressiven Virus und einem verzehrenden Zytokinsturm zu finden. Wenn Intensivmediziner geschickt wie Odysseus zwischen den lauernden Gefahren hindurchsegeln, sind sie bereits heute – wenige Monate nach dem Auftreten des neuen Erregers – in der Lage, der Mehrheit ihrer Patienten das Leben zu retten.

IMPFSTOFFE: KOMMT DIE RETTUNG RECHTZEITIG?

Schon früh waren sich viele Fachleute einig, dass die Pandemie nur durch einen Impfstoff beendet werden könne.[19] Selbst wenn es einigen Staaten gelänge, durch Social Distancing die Rate der Neuinfektionen niedrig zu halten, würden Importe aus dem Ausland die Epidemie aufrechterhalten, bis etwa zwei Drittel der Bevölkerung immun sind. Einfach abzuwarten, bis diese »Herdenimmunität« durch natürliche Durchseuchung erreicht sein würde, war angesichts der – anfangs geschätzten – Sterblichkeit von bis zu 3,4 Prozent der Infizierten keine Option.

Um Opferzahlen wie bei der Spanischen Grippe zu verhindern, so der ambitionierte Plan, sollen die Impfstoffe bis Ende 2020 zugelassen und ab dem darauffolgenden Frühjahr in weltweiten Kampagnen verabreicht werden. Die WHO hat sich das Ziel gesetzt, die akute Phase der Pandemie durch die Impfung bis Ende 2021 zu beenden.* Die US-Regierung will mit der von ihr initiierten *Operation Warp Speed* sogar schon im Januar 2021 beginnen, 300 Millionen Dosen zu verabreichen.[21] Seit der Mondlandung gab es kein vergleichbares wissenschaftliches Abenteuer.

Die Eile ist angebracht, weil sich das Virus in rasender Geschwindigkeit auf dem Globus verbreitet. Die Staaten des indischen Subkontinents hatten dem so gut wie nichts entgegenzusetzen. Schon im Juli 2020 wurden bei mehr als der Hälfte der Slumbewohner von Mumbai Antikörper gegen SARS-CoV-2 gefunden – ein sicheres Zeichen dafür, dass sie bereits eine (meist unbemerkte) Infektion hinter sich hatten.

---

* Für die Entwicklung und Distribution der Impfstoffe gegen Covid hat die WHO mit der *Coalition for Epidemic Preparedness Innovations* (CEPI) und der von Bill Gates gegründeten Impfstoffallianz GAVI (*Global Alliance for Vaccines and Immunization*) im Juni 2020 eine gemeinsame Initiative mit dem Namen COVAX gegründet.[20]

Im Oktober gab es deutliche Hinweise darauf, dass in weiten Teilen der indischen Bevölkerung bereits die Herdenimmunität einsetzt.[22] Wenn eine einmal durchgemachte Infektion vor Covid schützt, wovon aufgrund der bisherigen Daten in der Regel auszugehen ist,* wird der Impfstoff für diesen Kontinent zu spät kommen. Ähnlich ist die Situation in mehreren Bundesstaaten Brasiliens. Es ist gut möglich, dass auch große Teile Süd- und Mittelamerikas bereits am Ende der ersten Pandemiewelle weitgehende Herdenimmunität erreichen.

Wie viel Prozent der Bevölkerung dafür immun geworden sein müssen, ist unter Fachleuten umstritten. Die deutsche Bundesregierung geht davon aus, dass eine Epidemie hierzulande erst abflachen würde, wenn sich zwei Drittel der Bevölkerung infiziert haben.[24] Diese Angabe beruht auf einer einfachen Umrechnung der Basisreproduktionszahl R_0: Die Neuinfektionen gehen zurück, wenn jeder Infizierte im Schnitt weniger als einen weiteren Menschen ansteckt. Dies ist der Fall, wenn die effektive Reproduktionszahl unter die epidemische Schwelle von $R = 1$ fällt. Bei einer (für SARS-CoV-2 in dieser Rechnung angenommenen) Basisreproduktionszahl von $R_0 = 3$ würde ganz am Anfang einer Epidemie jeder Infizierte drei weitere Menschen anstecken. Um auf den Wert von $R = 1$ zu kommen, müssen also zwei von drei Infektionen verhindert werden, sprich: zwei Drittel der Bevölkerung müssen die Krankheit durchgemacht haben oder geimpft sein.

Andere Epidemiologen (zu denen auch ich gehöre) halten das Konzept der Herdenimmunität in dieser vereinfachten Form nicht für anwendbar, weil sich große Populationen nicht gleichmäßig durchmischen.[25] Anders als bei einer

---

* Bis Oktober 2020 gab es einige wenige Berichte von Menschen, die sich offenbar zweimal mit SARS-CoV-2 angesteckt haben.[23] Dies ist aber wahrscheinlich die Ausnahme. Solange sich das Virus nicht wesentlich verändert, dürften Zweitinfektionen nur in seltenen Ausnahmefällen tödlich verlaufen.

Schafsherde hat in der deutschen Bevölkerung nicht jeder mit jedem gleich oft und gleich intensiv Kontakt. Es existieren vielmehr voneinander weitgehend abgegrenzte Gruppen mit unterschiedlichen Verhaltensweisen. Einige davon sind sozial besonders aktiv und nehmen die Coronaregeln nicht allzu ernst. Diese Gruppen infizieren sich häufiger, werden schneller immun und bremsen dadurch die Epidemie ab, lange bevor sich zwei Drittel der Gesamtbevölkerung infiziert haben. Natürlich kann dadurch der Erreger nicht vollständig aus einem Land eliminiert werden. Trotzdem gehen die täglichen Neuerkrankungen bereits deutlich zurück, wenn der teilweise Herdenschutz einsetzt (dies könnte schon ab einer Immunitätsquote von 30 bis 40 Prozent der Gesamtbevölkerung der Fall sein). Das ist für Risikogruppen wichtig, weil dann für sie die Infektionsgefahr deutlich abnimmt.

EIN URALTES PRINZIP ...

Die Vorstellung, kleines Leid könne gegen größeres schützen, scheint in den menschlichen Genen zu stecken. Die Samurai ließen ihre Söhne barfuß durch den Schnee zu weit entfernten Tempeln marschieren, um sie für künftige Kämpfe abzuhärten. Wenn orthodoxe Kirchen am 18. Januar die Taufe Jesu feiern, springen Millionen Russen bei schärfstem Frost in eiskalte Seen und Flüsse – nicht nur, um die Seele zu läutern, sondern auch, um den Körper gegen Krankheiten zu stählen.

Wenn man dieser Logik folgt, versteht man, weswegen chinesische Kaiser im 15. Jahrhundert, zur Blütezeit der Ming-Dynastie, versuchten, ihre Untertanen durch eine nicht tödliche Krankheit vor den Pocken zu bewahren. Die Seuche hatte bereits seit einem halben Jahrtausend die dicht besiedelten Regionen an den Ufern des Gelben Flusses und des Jangtse heimgesucht. Vor den tödlichen Blattern fürchteten sich sogar die Mongolen und Mandschuren, die von Zeit zu Zeit aus dem Norden in das Kaiserreich eindrangen. Dass China ihnen gegenüber lange Zeit die Oberhand behielt, ist neben der Großen Mauer nicht zuletzt auch den Pocken zu verdanken.

Während ihrer fast dreihundertjährigen Herrschaft führten die Ming ein medizinisches Verfahren ein, das vorher nur bei okkulten Riten praktiziert worden war: Heilkundige entnahmen bei Pockenkranken, die nur leichte Symptome aufweisen durften, den Schorf mehrerer eingetrockneter Pusteln. Dieser wurde zusammen mit getrocknetem Moschus oder Pflanzensamen zerrieben. Das feine Pulver blies man Gesunden in die Nasenmuscheln, worauf diese eine milde Form der Krankheit entwickelten. Während an den echten Pocken fast die Hälfte der Betroffenen starb, kam bei dieser »Variolation«, wie das Verfahren später in England genannt wurde (*variolae* ist das lateinische Wort für »Pocken«), nur etwa jeder Hundertste ums Leben. Damals, als sich ein Großteil der chinesischen Bevölkerung früher oder später mit den Pocken ansteckte, war dies ein riesiger Fortschritt.

Im 18. Jahrhundert verbreitete sich die Variolation über das British Empire auch in der westlichen Welt, bevor sie durch die Impfung mit dem Kuhpockenvirus abgelöst wurde. Diese im Vergleich zur Variolation wesentlich sicherere Methode hatte der englische Arzt Edward Jenner 1798 erfunden. Weil er seinen Impfstoff von einem Rindvieh gewonnen hatte, nannte er ihn Vakzine, nach dem lateinischen Wort *vacca*, die Kuh.

... UND SEINE MODERNE ANWENDUNG

Bei Drucklegung dieses Buches listete die WHO 198 Impfstoffkandidaten aus 16 Ländern auf. Deren Erfolgsaussichten sind allerdings höchst unterschiedlich.[26]

Mehrere Hundert Pharmafirmen, staatliche Gesundheitseinrichtungen und Universitätslabore aus aller Welt haben zu Beginn der Pandemie Projekte zur Entwicklung von Impfstoffen gegen SARS-CoV-2 aufgelegt. Einige konnten auf bewährte Konzepte zurückgreifen, andere setzten auf komplette Neuentwicklungen. In den folgenden Monaten entstanden etwa ein Dutzend internationale Konsortien, die von der Grundlagenforschung über die Produktentwicklung bis zur Produktion und schließlich zur Auslieferung alle notwendigen Schritte vereinigen.

Der weit überwiegende Teil der Projekte wird jedoch von Forschungsgruppen und kleineren Einrichtungen betrieben, die selbst im Erfolgsfall kaum Aussicht hätten, ihren Impfstoff rechtzeitig zulassen und produzieren zu lassen.

Die klinische Prüfung von Impfstoffen ist in Staaten mit modernen Gesundheitssystemen ein streng geregelter, äußerst aufwendiger Prozess. In *Phase I* wird an einer kleinen Zahl gesunder Probanden zunächst nur untersucht, ob ein möglicher Impfstoff schwere Nebenwirkungen verursacht und in welcher Dosis er verabreicht werden muss, um einen Anstieg von Antikörpern bei der Testperson zu bewirken. Danach muss das Produkt in *Phase II* an einer mittleren Zahl von etwa 50 bis 200 Probanden beweisen, dass es eine wirksame Immunreaktion hervorruft. Dafür werden üblicherweise verschiedene Arten von Antikörpern und aktivierten T-Lymphozyten im Blut gemessen. Bis in diese Phase schaffen es erfahrungsgemäß die meisten Prüflinge, weil diese Effekte bereits vorher in Tierversuchen untersucht werden.

Die ganz große Hürde, an der die meisten klinischen Prüfungen scheitern, ist die abschließende *Phase III*. In mehreren unabhängigen Studienzentren werden einige Zehntausend Probanden, die sich noch nicht mit SARS-CoV-2 infiziert haben dürfen, zunächst in zwei Gruppen eingeteilt. Weder Ärzte noch Probanden wissen, wer in welcher

Gruppe ist; man spricht deshalb von einer »Doppelblind-Studie«. Die Teilnehmer im *Prüfarm* der Studie werden mit dem Prüfungskandidaten geimpft. Die im *Kontrollarm* erhalten ein Placebo, das nicht gegen Covid schützt. Dafür verwendet man meist einen gut verträglichen Impfstoff gegen eine Kinderkrankheit (würde man ihnen nur Salzwasser injizieren, gäbe es keine Rötung und Schwellung an der Einstichstelle und die Versuchspersonen im Kontrollarm würden schnell merken, dass sie nur ein Placebo bekommen haben). Dann werden die Probanden nach Hause geschickt; dort sollen sie sich verhalten wie üblich. In der Folgezeit muss ein erheblicher Teil von ihnen mit SARS-CoV-2 in Kontakt kommen, damit die Studie ein statistisch brauchbares Ergebnis liefert. Deshalb wurden im Herbst 2020 solche Studien in Brasilien, den USA, Argentinien, Chile, Kolumbien, Südafrika und anderen Ländern durchgeführt, in denen das Virus nahezu ungehindert grassierte. Nach einigen Wochen wird den Versuchsteilnehmern dann Blut abgenommen und untersucht, ob sie sich mit SARS-CoV-2 infiziert haben. Aus dem Anteil der Infizierten in den beiden Studienarmen wird schließlich berechnet, welche Schutzwirkung der getestete Impfstoff erzielt.

Bis Mitte Oktober 2020 hatte die entscheidende *Phase III* der klinischen Prüfungen nur bei zehn Impfstoffkandidaten begonnen.

CHAMPIONS FÜR DIE RETTUNG DER WELT

Heutige Impfstoffe gegen SARS-CoV-2 fußen immer noch auf dem Prinzip der Variolation zur chinesischen Kaiserzeit und der Vakzinierung mit Kuhpocken: Das Immunsystem soll zur Bildung von Antikörpern angeregt werden, ohne dass es dabei zu einer Erkrankung kommt. Im besten Fall

werden neben Antikörpern auch Cytotoxische T-Lymphozyten* (CTL) gebildet, die virusbefallene Zellen abtöten können. Prinzipiell gibt es dafür fünf verschiedene technische
Möglichkeiten (Abbildung 11).

(a) Der historischen Variolation am ähnlichsten ist die Verwendung eines vollständigen, vermehrungsfähigen Impfvirus, das durch biologische Verfahren abgeschwächt wurde.
Solche **Lebendimpfstoffe** (der Ausdruck hinkt, weil Viren
keine Lebewesen sind) werden beispielsweise bei den Schutz-
impfungen gegen Masern, Mumps, Röteln und Windpocken
eingesetzt. Sie rufen eine besonders starke Immunantwort
hervor, weil sich das Impfvirus, obwohl es keine Krankheit
auslöst, wie ein normales Virus vermehrt. Dabei wird nicht
nur ein breites Spektrum verschiedener Antikörper gebildet,
sondern es entstehen zusätzlich Cytotoxische T-Lymphozyten, die körpereigene Zellen zerstören können, wenn diese
vom Virus befallen sind. Allerdings muss sichergestellt werden, dass das Impfvirus nicht doch gelegentlich (etwa durch
eine Mutation) schwere Erkrankungen hervorruft oder vom
Impfling weiterverbreitet wird. Weil dafür langwierige Studien erforderlich sind, befindet sich derzeit keine Lebend-
vakzine gegen Covid in der klinischen Prüfung.

(b) Statt das Virus nur abzuschwächen, kann man es zum Zwecke seiner Verabreichung als Impfstoff auch vollständig inaktivieren (hier vermeidet die Fachwelt die selbsterklärende Bezeichnung »abtöten«, weil Viren ja nicht leben – wirklich konsequent ist das aber nicht. Diese **inaktivierten Impfstoffe**
werden zwar vom Immunsystem erkannt, die Bandbreite der
gebildeten Antikörper ist jedoch in der Regel kleiner als bei

---

* Die Cytotoxischen T-Lymphozyten haben wir in Kapitel 3 bereits
kennengelernt.

ABBILDUNG 11: ARTEN VON IMPFSTOFFEN

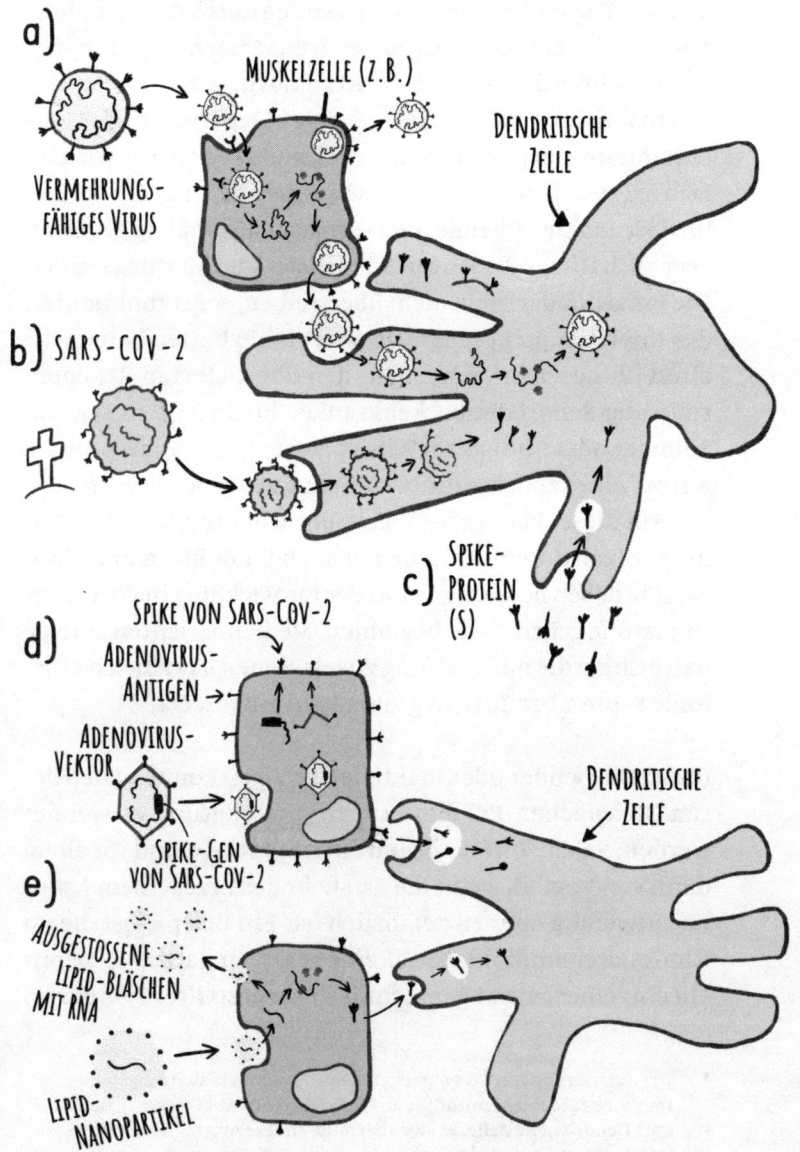

185

der Lebendimpfung. Noch schlechter sieht es bei den Cytoto-xischen T-Lymphozyten aus; sie werden durch diese Impfung nur in geringem Umfang gebildet, weil vermehrungsunfähige Viren nicht in die Zellen des Wirts eindringen.*

Inaktivierte Vakzinen, etwa gegen Hepatitis-A oder Kin-derlähmung, gelten als sicher und sind vergleichsweise ein-fach herzustellen. Üblicherweise werden die Viren mit Forma-lin oder anderen Chemikalien vermehrungsunfähig gemacht, aber auch Hitze oder längeres Trocknen sind hierfür geeignet. Die Prozedur darf man nicht übertreiben, sonst funktioniert der Impfstoff nicht mehr. Dieses Prinzip hatten bereits die alten Chinesen erkannt: Laut den überlieferten Rezepten sollte der Schorf der Pockenkranken höchstens 20 Tage im Sommer oder 50 Tage im Winter getrocknet werden, um im Körper eines anderen die beste Schutzwirkung zu entfalten.

Auf dieses klassische Arbeitspferd der Impfstoffherstel-lung setzen die chinesischen Firmen Sinopharm und Sino-vac. Sie haben bereits früh mit der Entwicklung inaktivierter Impfstoffe gegen Covid begonnen. Medienberichten zufolge hatte China die nur vorläufig zugelassenen Vakzinen bereits Ende September 2020 in großem Stil eingesetzt.[27]

(c) Statt lebender oder inaktivierter Viren können auch de-ren Oberflächen-Proteine zur Immunisierung verwendet werden. Solche **Untereinheiten-Impfstoffe** sind vor allem dann von Vorteil, wenn die Anzucht des Erregers im Labor zu aufwendig oder zu gefährlich ist. Ein Beispiel ist die im Kindesalter empfohlene Vakzine gegen Hepatitis-B. Damit ein einzelnes, meist gentechnisch hergestelltes Protein im

---

* Die Aktivierung von T-Lymphozyten durch nicht vermehrungsfähige Impfviren geschieht mithilfe von Fresszellen. (In Abbildung 11 ist dies eine Dendritische Zelle, es gibt aber auch andere Arten.) Dieser Prozess ist jedoch weniger effektiv als die Immunreaktion auf vermehrungsfähige Viren.

Körper des Geimpften eine brauchbare Immunantwort hervorruft, muss es in der Regel gemeinsam mit einem Impfverstärker verabreicht werden. Diese als »Adjuvanzien« bezeichneten Beimischungen locken Lymphozyten und Fresszellen an. Sie können jedoch dadurch auch Impfreaktionen verursachen, etwa Fieber oder Schwellung und Schmerzen an der Einstichstelle. Mitte Oktober 2020 hatte die US-Firma Novavax einen Impfstoffkandidat, der ein künstlich hergestelltes Spike-Protein von SARS-CoV-2 verwendet, in *Phase III* der klinischen Prüfung.

(d) Eine ähnlich gute Immunantwort wie bei Lebendvakzinen – und zwar unter Vermeidung von deren Risiken – erhofft man sich von den **Vektorimpfstoffen**. Auf dieser neuen Methode basieren die bereits in *Phase III* befindlichen Kandidaten des chinesischen Herstellers CanSino, des staatlichen russischen Gamaleya Instituts, der belgischen Johnson & Johnson-Tochter Janssen und eines Gemeinschaftsprojekts der *University of Oxford* mit AstraZeneca. Dafür wurde das Spike-Protein des SARS-CoV-2 in relativ harmlose, nicht vermehrungsfähige Adenoviren eingebaut; sie fungieren als Transportvehikel (Vektoren). Nach der Injektion des Impfstoffes werden die Vektoren wie normale Viren in ihre Zielzellen aufgenommen. Obwohl sie sich nicht vermehren, können die Vektorimpfstoffe die angeborene Immunantwort stimulieren. Ein weiterer Vorteil gegenüber Lebendvakzinen ist, dass sich Vektorimpfstoffe schnell in großer Menge produzieren lassen[*].

---

[*] Aus den Adenovirus-Vektoren wurde das Gen für ein Steuerungsprotein entfernt, das sie für die Vermehrung benötigen. Dieses Steuerungsprotein wird bei der Herstellung des Impfstoffs vorübergehend zugefügt. Die Vektoren vermehren sich dann im Labor selbstständig, sodass große Mengen produziert werden können. Nach der Produktion wird das Steuerungsprotein entfernt, und die Vektor-Impfstoffe sind bei der Verabreichung nicht mehr vermehrungsfähig.

Allerdings ist über die möglichen Risiken dieser Vakzinen, die noch nie für eine Anwendung am Menschen zugelassen wurden, bislang wenig bekannt. Adenoviren können so ziemlich jedes Organ infizieren, und sie reichern sich insbesondere in der Leber an. Die prinzipiell vorteilhafte Stimulation der angeborenen Immunantwort durch Adenoviren könnte sich dann als Nachteil erweisen. Denn die in den russischen und chinesischen Präparaten verwendeten Adenovirus-Typen* sind weit verbreitet – ein erheblicher Teil der Weltbevölkerung trägt dagegen gerichtete Antikörper und Cytotoxische T-Lymphozyten in sich. Aus Tierexperimenten ist bekannt, dass es bei Zweitinfektionen mit diesen Viren in seltenen Fällen zu einer Überstimulation der angeborenen Immunantwort mit Entzündungszeichen in den betroffenen Organen kommen kann.[28]

Leider ist es auch möglich, dass diese Impfung bei Menschen, die gegen die als Vektor verwendeten Adenoviren bereits immun sind, gar nicht funktioniert. Um dieses Problem zu umgehen, verwendet der Impfstoff von AstraZeneca ein Adenovirus als Vektor, das nur bei Schimpansen vorkommt. Für aus Affen stammende Transportviren gibt es jedoch noch weniger Erfahrungen als mit den humanen Typen. Ein vergleichbarer Vektor wurde bislang nur für einen Impfstoffkandidaten gegen Ebola verwendet, und für den gibt es bislang keine Phase-III-Studie.

Auch sonst mahnt die bisherige Bilanz der Vektorvirus-Impfstoffe vor voreiligem Optimismus. Ein Impfstoffkandidat gegen das Aids-Virus HIV, der zunächst weltweit für Euphorie gesorgt hatte, fiel 2008 in einer erweiterten Phase-II-Studie krachend durch.[29] Die Impfung war nicht nur

---

* CanSino verwendet Adenovirus Typ 5 als Vektor, ein Erreger von meist harmlosen Atemwegsinfekten. Der russische Impfstoff »Sputnik V« verwendet Adenovirus Typ 26 für die erste und Typ 5 für die zweite Impfung.

wirkungslos, sondern richtete sogar Schaden an: Probanden, die vorbestehende Antikörper gegen den Vektor hatten, wurden nach seiner Verabreichung *häufiger* mit HIV infiziert als jene in der ungeimpften Kontrollgruppe. Ungeklärt ist auch ein Todesfall aus dem Jahr 1999, bei dem ein Patient nach einem Therapieversuch mit einem Adenovirus-Vektor einen Zytokinsturm entwickelte und starb*. Allerdings muss man dazu sagen, dass dies bis heute der einzige bekannte Todesfall ist, bei bislang mehr als 16 000 Verabreichungen adenoviraler Vektoren.

(e) Die Probleme, die durch vorbestehende Immunität und das Risiko einer Überreaktion gegen den Vektor drohen, werden bei den **RNA-Impfstoffen** umgangen. Sie sind die modernsten und kühnsten Entwürfe der Molekularbiologen. Wenn man Vektorimpfstoffe mit Prototypen von der Automobilmesse vergleicht, dann sind die RNA-Impfstoffe sozusagen Designstudien. Die vollsynthetischen Moleküle bestehen lediglich aus einem Stück RNA, das die Bauanleitung für das Spike-Protein des SARS-CoV-2 enthält. Dieses wird nicht in ein Vektorvirus verpackt, sondern in winzige Fetttröpfchen, sogenannte *lipid nanoparticles* (LNPs). Nach der Injektion eilen Fresszellen herbei, verleiben sich die LNPs ein und produzieren gemäß der Bauanleitung der mitverspeisten RNA dann Spike-Proteine von SARS-CoV-2. Das Immunsystem reagiert darauf mit der Produktion von Antikörpern und cytotoxischen T-Lymphozyten.

Es handelt sich um ein ziemlich geniales Hightech-Verfahren, auf das der US-Hersteller Moderna und die Kooperation von Pfizer mit dem Mainzer Biotech-Unternehmen

---

* Dem Patienten, Jesse Gelsinger, wurde im Rahmen einer experimentellen Gentherapie eine sehr hohe Dosis des Adenovirus-Vektors in eine Leberarterie injiziert.[30] Mit den für Impfungen verwendeten Dosen und der Verabreichung in den Oberarmmuskel ist das nicht vergleichbar.

BioNTech setzen. Es hat nur einen Haken: Es kam noch nie für einen Impfstoff zum Einsatz und wurde auch sonst bislang nur an einer Handvoll Patienten getestet. Wie das menschliche Immunsystem auf die RNA-Vakzinen reagiert, ist deshalb vollkommen unbekannt. Tierexperimente sprechen dafür, dass die in den Oberarmmuskel verabreichte RNA nicht an Ort und Stelle bleibt, sondern im Körper auf Wanderschaft geht. Die Fresszellen holen sich die Genschnipsel nämlich aus den LNPs und spucken sie danach als kleine Bläschen wieder aus. Die mikroskopisch kleinen Vehikel verteilen sich über Lymphe und Blut im gesamten Körper. Nicht auszuschließen ist also, dass infolgedessen die eine oder andere Leberzelle munter anfängt, große Mengen Spike-Proteine des neuen Coronavirus zu fabrizieren. Was das Immunsystem dazu sagen würde, ist eine offene Frage.

Die hier dargestellten Unwägbarkeiten bedeuten keineswegs, dass künftig verfügbare Impfstoffe nicht sicher sein werden. Falls in den klinischen Prüfungen Probleme zutage treten, wird man sie in der Regel durch technische Verbesserungen beheben können. Jedoch bergen sie allesamt Risiken, insbesondere die Vektor- und RNA-Impfstoffe, und das macht besonders umfangreiche und vollständige Sicherheitsprüfungen unverzichtbar. Die von der WHO beabsichtigte globale Impfkampagne soll mehrere Milliarden Menschen erfassen. Bereits eine schwere Nebenwirkung pro zehntausend Geimpften hätte katastrophale Auswirkungen.

Eine Vakzine, die nur einen geringen Teil der Geimpften vor Covid schützt, wäre ebenfalls fatal. Da die Leistungsfähigkeit des Immunsystems mit den Jahren abnimmt, wären damit wahrscheinlich insbesondere alte Menschen trotz Impfung nicht vor dem Virus geschützt – ausgerechnet der Bevölkerungsteil mit dem höchsten Sterberisiko. Nicht zu unterschätzen ist auch, dass Nebenwirkungen – und seien sie noch so selten – oder selbst leise Zweifel an der

Schutzwirkung dazu führen könnten, dass viele Menschen die Impfung ablehnen. Wenn sich jedoch infolgedessen nicht genügend Menschen impfen lassen, bleibt das Ziel der Herdenimmunität unerreichbar.

Nicht unproblematisch ist angesichts dieser Risiken die Forderung einiger Politiker, die Sicherheitsprüfungen für Covid-Impfstoffe zu erleichtern und die Zulassungsverfahren abzukürzen.

Leider lässt die WHO den Herstellern und staatlichen Zulassungsbehörden in dieser Hinsicht einen weiten Spielraum. Gemäß den von der Genfer Organisation veröffentlichten Anforderungen sollen Covid-Vakzinen idealerweise mindestens 70 Prozent der Geimpften vor einer Infektion schützen.[31] Als Minimalforderung wird jedoch nur eine durchschnittliche Effektivität von 50 Prozent angegeben, die bei Älteren sogar noch darunterliegen darf. Auch für Fettleibige und andere Risikogruppen mit verändertem Immunsystem müssen die Impfstoffe keine besonderen Anforderungen erfüllen.

Entgegen einer weit verbreiteten Hoffnung wird die Pandemie leider noch lange nicht vorbei sein, selbst wenn demnächst gut wirksame Impfstoffe zur Verfügung stehen. Importe von Infektionen aus dem Ausland und unverhoffte Ausbrüche werden auch diejenigen Staaten noch viele Jahre begleiten, die eine erfolgreiche Strategie im Umgang mit Corona fahren. Für eine effektive Eliminierung des Virus wird es vor allem darauf ankommen, möglichst große Teile der Weltbevölkerung in kurzer Zeit zu immunisieren. Wenn die Impfaktionen länger dauern, könnten sich Varianten von SARS-CoV-2 durchsetzen, die gegen die Vakzine gefeit sind. Dann müssten neue Impfstoffe produziert werden, und der Wettlauf beginnt von vorne. Falls es für SARS-CoV-2 einen natürlichen Wirt gibt (und davon ist Stand heute auszugehen), könnte der Erreger zudem auch in künftigen, möglicherweise ungeimpften Generationen die Pandemie wiederaufflackern lassen. Wie es aussieht, ist das neue Coronavirus gekommen, um noch eine ganze Weile zu bleiben.

Auf absehbare Zeit muss sich die Menschheit deshalb mit dem behelfen, was Epidemiologen als »nichtpharmazeutische Interventionen«* bezeichnen. Hinter dem modern anmutenden Begriff stecken letztlich kaum mehr als die groben, bereits während der Pestzüge gefürchteten Instrumente des Mittelalters. Damals wurden Kranke in Lazaretten isoliert oder samt Familie in ihren Häusern eingesperrt; an der Türe warnte ein rotes Kreuz vor der Pestilenz. In Venedig mussten die Mannschaften ankommender Schiffe für 40 Tage** in ein geschlossenes Lager. Was von den vermuteten schlechten Ausdünstungen der Kranken befleckt war, wurde exzessiv gewaschen oder zur Sicherheit gleich verbrannt. Die Städte zogen ihre Zugbrücken hoch und postierten um ihre Mauern einen Ring von Soldaten, die *Cordons Sanitaires****.[32]

Wie gut die heutigen nichtpharmazeutischen Interventionen in der Covid-Pandemie funktioniert haben und warum ausgerechnet einige der reichsten Länder daran scheitern, während andere scheinbar mühelos durch die Krise gleiten, sehen wir uns im nächsten Kapitel an.

---

*   *Nonpharmaceutical interventions* (NPI). Im Deutschen auch »antiepidemische Maßnahmen« genannt.

** Nach dem italienischen Wort für 40 (*quaranta*) ist auch die heutige »Quarantäne« benannt, obwohl damals nicht genau zwischen Isolation und Quarantäne unterschieden wurde. Die Zahl 40 galt als gottgegeben, sie kommt in der Bibel mehrfach vor (40 Tage dauerte die Flut, 40 Tage verbrachte Moses auf dem Berg Sinai, 40 Tage verbrachte Jesus mit seinen Jüngern nach der Wiederauferstehung u. v. a. m.).

*** *Cordon sanitaire*, französisch für »Sanitätsband«.

10.

GEWINNER UND VERLIERER
WAS GEGEN COVID HALF – UND WAS NICHT

Es ist sinnlos zu sagen: Wir tun unser Bestes.
Es muss einem gelingen das zu tun, was erforderlich ist.
– WINSTON CHURCHILL (1916)

Die Covid-Pandemie hat die Schwachstellen der Gesundheitssysteme weltweit so deutlich zutage treten lassen wie
kein Ereignis zuvor. Fachleute hatten viele der Probleme vor-
hergesehen, die sich aufgetan haben – etwa die Schutzlosig-
keit der Menschen auf dem indischen Subkontinent oder die
Überforderung der medizinischen Infrastrukturen im Nahen Osten und in Lateinamerika.

Zwei Dinge waren jedoch selbst für erfahrene Seuchen-
forscher vollkommen überraschend. Niemand hätte damit
gerechnet, wie schlecht manche Mitglieder der Europäischen
Union und auch die USA in der Krise abschneiden würden.
Der massive Ausbruch der G-Variante des Virus in Norditalien, Österreich, Deutschland, Frankreich, Spanien und dem
Vereinigten Königreich hat Corona erst zur weltweiten Katastrophe werden lassen.

Andererseits gibt es Länder, die von Anfang an richtig reagiert haben und durch die Pandemie segeln, ohne auch nur
einmal den Kurs wechseln zu müssen (Abbildung 12a und
12b*). Bei Neuseeland mag das an seiner guten wirtschaft-

---

* In der Abbildung sind aus Platzgründen nur einige der im Text erwähnten Länder eingetragen. Weitere Kurven findet man unter: ourworldin-
   data.org/coronavirus-data-explorer

lichen, politischen und geografischen Ausgangslage liegen. Aber warum haben auch Südkorea, Singapur, Thailand, Taiwan und Hongkong bislang vergleichsweise wenige Fälle, obwohl sie nahe am Ursprung der Pandemie liegen, also kaum Zeit zur Vorbereitung hatten? Noch überraschender sind die Erfolge Uruguays, des Senegal und weiterer Staaten Afrikas,

ABBILDUNG 12a: PANDEMIEVERLAUF NACH LÄNDERN
Neuerkrankungen pro Million Einwohner

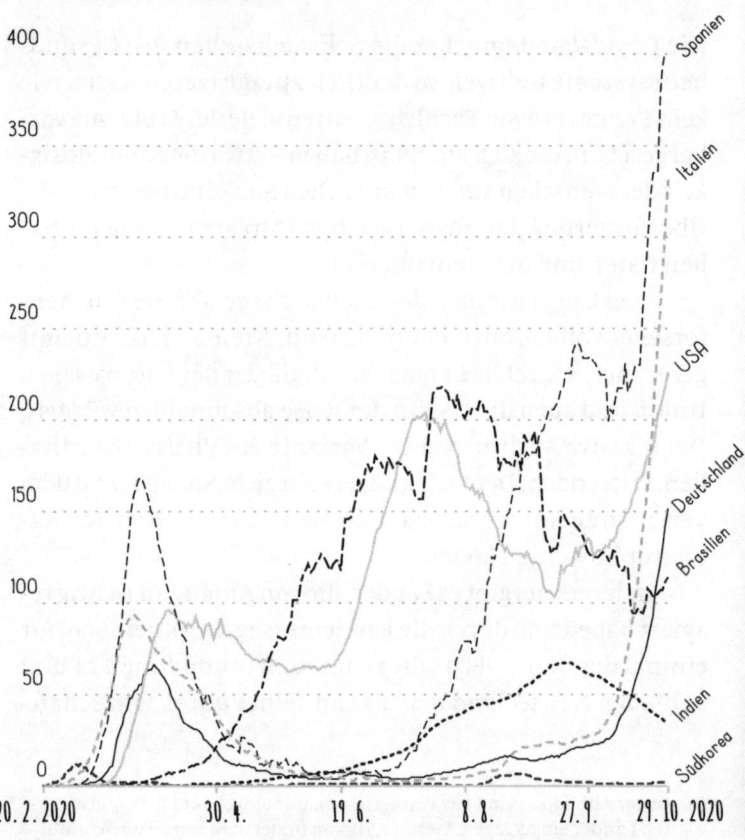

Quelle: European CDC – Situation Update Worldwide –

die, anders als die asiatischen Länder, nicht auf Erfahrungen mit dem SARS-Ausbruch 2003 zurückgreifen konnten. Während Covid andere in die Katastrophe stürzte, zeigten diese Nationen eine erstaunliche Resilienz. Ihr Verhalten kann uns durch die noch vor uns liegenden Fährnisse der Pandemie den Kurs weisen.

ABBILDUNG 12b: PANDEMIEVERLAUF NACH LÄNDERN
Todesfälle pro Million Einwohner

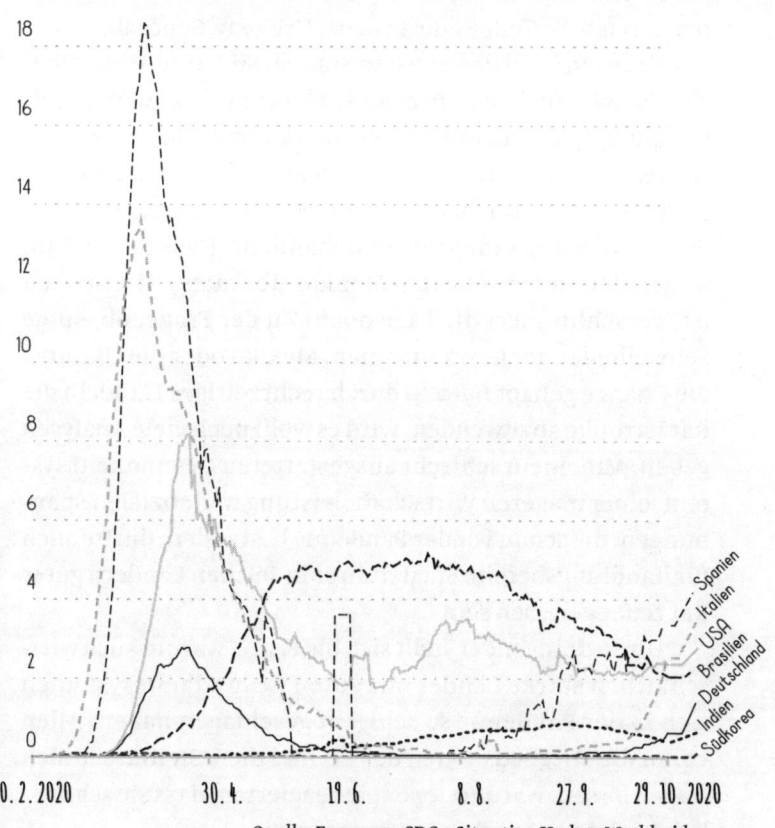

Quelle: European CDC – Situation Update Worldwide –

Epidemiologen haben inzwischen herausgefunden, was den Erfolg dieser Staaten ausmachte. Es sind dieselben Faktoren, die sich bereits bei den Simulationen als maßgeblich erwiesen haben: Vorbereitung auf den Ernstfall, Reaktionsfähigkeit und Schadensbegrenzung durch effektive Behandlung von Erkrankten. Dabei zeigte sich, dass Schwächen in einer Disziplin durch besondere Stärken in einer anderen ausgeglichen werden können. Länder mit begrenzter medizinischer Infrastruktur etwa konnten bei der Schadensbegrenzung nicht punkten. Dafür waren einige von ihnen hervorragend vorbereitet (Taiwan), andere haben sehr schnell und entschlossen reagiert (große Teile Südostasiens, Uruguay, Senegal).

Dagegen ist in den meisten Staaten Süd- und Mittelamerikas sowie auf dem indischen Subkontinent so ziemlich alles schiefgegangen, was schiefgehen konnte. Sie waren nicht vorbereitet, haben spät und oft chaotisch reagiert und besitzen keine ausreichende medizinische Infrastruktur, um die ernsthaft Erkrankten zu behandeln. Dass deren Zahl wegen der anderen beiden Mankos überdies extrem hoch ist, verschlimmert die Lage noch. Zu der Frage, ob einige Schwellenländer (etwa Brasilien, Mexiko oder die Ukraine) die Chance gehabt hätten, durch rechtzeitiges Handeln die Katastrophe abzuwenden, wird es wohl noch viele Analysen geben. Mit einem schlecht ausgestatteten Gesundheitssystem, einer mageren Wirtschaftsleistung und sozialen Spannungen, die schon vor der Pandemie bestanden, dürfte auch für handlungsbereite Staatsführer in solchen Ländern guter Rat teuer gewesen sein.

Umso drängender stellt sich die Frage, warum auch wirtschaftlich starke Länder mit guten Gesundheitssystemen sich in der Pandemie so schlecht geschlagen haben. Allen voran die Mitgliedstaaten der EU und die USA müssen sich fragen lassen, warum sie so spät reagierten, dass sie schließlich Lockdowns verhängen mussten.

Nun ist unbestreitbar, dass die USA und viele EU-Staaten hervorragende wissenschaftliche Berater haben. Trotzdem führte diese Fachkompetenz ganz offensichtlich nicht immer zu schnellem und richtigem Handeln der Exekutiven. Dies liegt nicht an mangelndem Wissen auf der einen oder fehlendem Willen auf der anderen Seite. Die Schwachstelle ist vielmehr der Transmissionsriemen, der wissenschaftliche Erkenntnisse in politisches Handeln überführt: die Kommunikation zwischen Forschern und Entscheidungsträgern.

KAMPF DER AUGUREN

Wie das live und in Farbe aussieht, konnte man im Frühjahr 2020 im deutschen Fernsehen bei der Debatte um die Schließung von Schulen und Kitas mitansehen. Fachleute, die sich schon länger mit der Simulation und Planung von Pandemien befasst hatten, hielten diese Maßnahme für dringend erforderlich.[1] Bund und Länder entschieden sich Ende Februar trotzdem dagegen, weil sie befürchteten, durch die häusliche Betreuung der Kinder könne es zu Personalengpässen in Krankenhäusern kommen. Bayern und Baden-Württemberg nahmen nach den Frühjahrsferien* den Schulbetrieb wieder auf.

Erst zwei Wochen später, nach dem 13. März, wurden Schulen und Kindertageseinrichtungen schließlich doch geschlossen. Die Schuld für das späte Umlenken schoben die verantwortlichen Politiker auf ihre wissenschaftlichen Berater.[2] Diese zwei Wochen »Bedenkzeit« veränderten das Schicksal Europas. Urlaubsrückkehrer aus den norditalienischen und österreichischen Alpen verbreiteten in jener Zeit

---

* In Baden-Württemberg gibt es im Frühjahr keine Ferien, sondern variable freie Tage.

die Seuche auf dem gesamten Kontinent. In der Region um den Skiort Ischgl in Tirol tobte das Virus bereits seit Mitte Februar, Schätzungen zufolge haben sich hier allein aus der EU 11 000 Urlauber angesteckt.[3] Nach dem Ende der Schulferien wurden Bayern und Baden-Württemberg neben Italien, Frankreich und Spanien zu europäischen Hotspots der Pandemie.

Das für Infektionskrankheiten zuständige Robert Koch-Institut (RKI) wollte zu der Frage erst nach gründlicher Recherche der Fachliteratur Stellung nehmen. Deren Ergebnis veröffentlichte die Bundesoberbehörde jedoch erst am 19. März 2020: Aufgrund der hohen Kontagiosität des SARS-CoV-2 und des engen Kontakts zwischen Kindern untereinander erscheine es »plausibel, dass diese zur Transmission in der Bevölkerung beitragen«. Insofern könnten Schulschließungen einen Beitrag zur Verlangsamung der Ausbreitung leisten. Und: »Entsprechend der vorliegenden Studien hat ein früher Zeitpunkt für proaktive Schulschließungen vor Eintreten einer fortgesetzten Übertragung in der Bevölkerung eine höhere Wirksamkeit.[4] Im Klartext: Durch eine frühere Empfehlung zur Schulschließung wären Tausende Menschenleben gerettet worden. Gegen das RKI und seine Berater hagelte es daraufhin Kritik aus Politik und Medien[5].

Das Phänomen ist nicht neu: Erbitterte Auseinandersetzungen der Fachleute um die richtigen Gegenmaßnahmen gehören seit jeher zum festen Ritual von Seuchenausbrüchen. Besonders deutlich wurde das bei der Bekämpfung der Pocken im 18. Jahrhundert und bei der Spanischen Grippe von 1918.

Um 1700 erfuhr die ehrwürdige *Royal Society of London* von den Erfolgen der Variolation im Kampf gegen die Blattern. Handelsreisende der *East India Company** hatten detaillierte Beschreibungen und sogar Proben getrockneten

---

* Als *East Indies* wurden damals Indien und Südostasien bezeichnet.

Wundschorfs aus China mitgebracht. Doch die Gelehrten hielten die Methode für folkloristischen Aberglauben und lehnten eine wissenschaftliche Überprüfung ab.

Dagegen fand die Variolation im Vorderen Orient und in Teilen Afrikas schnell Verbreitung. Als 1721 die Pocken in England ausbrachen, waren es medizinische Laien, die eine Einführung des unorthodoxen Verfahrens forderten. Lady Mary Wortley Montagu, eine wissensdurstige und unkonventionelle Aristokratin, setzte sich für eine aufkommende Bewegung von Privatleuten ein, die sich *Variolation Movement* nannte. Lady Mary hatte ihren Bruder an die Pocken verloren und wäre selbst beinahe daran gestorben. Entgegen dem Rat der königlichen Experten ließ sie ihren fünfjährigen Sohn und ihre vierjährige Tochter »inokulieren« (wie das Verfahren damals auch genannt wurde). Nachdem dabei keine Probleme aufgetreten waren und auch ein weiterer Menschenversuch (an sechs zum Tode Verurteilten) erfolgreich verlief, verbreitete sich die neue Methode wie ein Lauffeuer unter Englands Hausärzten. Im Jahre 1754, mehr als ein halbes Jahrhundert nach den ersten Berichten aus den *East Indies*, erkannten Englands Gelehrte die Variolation schließlich als Behandlungsmethode an.

Bei der Bekämpfung der Spanischen Grippe ging es ähnlich kontrovers her. Als sich die hoch ansteckende Atemwegskrankheit im Herbst 1918 in den USA ausbreitete, ordneten fast alle Großstädte das Tragen von Masken, die regelmäßige Desinfektion öffentlicher Plätze und die Einhaltung strikter Hygieneregeln an. Theater, Kinos, Tanzlokale und Schulen wurden geschlossen, Großveranstaltungen verboten.

Die Gegenwehr andersdenkender Experten ließ nicht lange auf sich warten: »Diese Masken sind sinnlos«, wetterte James W. Inches, der leitende Amtsarzt von Detroit. Sie seien so undicht, dass sie nicht einmal Puderzucker zurückhielten und sogar »eine Mücke hindurchspringen könnte«.[6]

Sein Amtskollege aus New York City, Royal S. Copeland, wollte öffentliche Veranstaltungen nicht verbieten, weil er eine Massenunruhe befürchtete. Als homöopathischer Arzt, der anfangs die Gefährlichkeit der neuen Influenza infrage gestellt hatte, ließ er zudem die Schulen weitgehend geöffnet. Er hielt das für sicherer, als die Kinder in Wohnungen einzupferchen oder ohne Aufsicht auf den Straßen spielen zu lassen.

Neben der Schließung von Schulen und dem Verbot von Veranstaltungen galt die Desinfektion öffentlicher Bereiche als eine der wichtigsten Gegenmaßnahmen. Émile Roux, Direktor des Pariser Pasteur-Instituts und damals ein Superstar der Mikrobiologie, hielt das Desinfizieren jedoch für »absolut sinnlos«.[7] Damit durchsetzen konnte er sich freilich nicht.

Bereits damals ordneten Politiker lieber etwas Sinnloses an, als sich dem Vorwurf der Untätigkeit auszusetzen. George A. Soper, seinerzeit US-Regierungsberater für Seuchenbekämpfung, machte aus der pragmatischen Haltung der Offiziellen kein Hehl. Bei Zweifeln über die Sinnhaftigkeit einer Maßnahme, so sein Credo, »sollte man sich daran erinnern, dass es für die öffentliche Moral besser ist, etwas zu tun, als nichts zu tun«.[8]

Der in beiden historischen Beispielen zutage tretende Dissens der Wissenschaft findet bizarre Parallelen in der heutigen Covid-Pandemie. Auch hier wird um den Sinn von Grenzkontrollen, Schulschließungen, Masken und (das gab es 1918 allerdings noch nicht) Antigen-Schnelltests gestritten.

FORSCHER UND IHRE KRITIKER

Was von außen wie Chaos unter Experten aussieht – und in dieser Pandemie schon manchen Politiker zur Verzweiflung gebracht hat –, ist innerhalb des Wissenschaftsbetriebs jedoch ganz normaler Alltag.

Zur Jobbeschreibung des Forschers gehört, dass er die etablierten Modelle und Theorien seiner Kollegen anzweifelt, sonst gäbe es keinen Fortschritt. Wenn ein Biophysiker sagt, Baumwollmasken könnten keine Viren zurückhalten, verspüren seine Kollegen reflexartig den Drang, das zu überprüfen und aufzuzählen, warum die Feststellung noch nicht bewiesen ist. Ein Virologe, der behauptet, Kinder seien wahrscheinlich genauso ansteckend wie Erwachsene, muss damit rechnen, dass seine Methoden und Berechnungen von der internationalen Fachwelt hinterfragt werden. Wenn ein Epidemiologe erklärt, Einreisekontrollen machten in der Pandemiebekämpfung keinen Sinn, steht garantiert ein anderer auf und prüft, ob nicht das Gegenteil der Fall ist.

Normalerweise geht der wissenschaftliche Diskurs nach einer gewissen Zeit in größeren Gruppen weiter, bis einer der Gelehrten aufgibt und sich der Meinung des anderen anschließt. Die ist dann so lange »Stand der Wissenschaft«, bis der nächste Rebell mit einem verblüffenden Experiment oder einer steilen These daherkommt und alles wieder infrage stellt – Wissenschaft ist ein langer und ziemlich unruhiger Fluss.

Die eingeborene Ungewissheit wissenschaftlicher Erkenntnisse wird erst dann zum Problem, wenn eine Notlage schnelles, beherztes Handeln erfordert. Ein Notarzt muss bei einem Schwerverletzten noch am Unfallort eine Therapie einleiten, selbst wenn er weder Röntgenbild noch Blutwerte zur Verfügung hat. Ein Feuerwehrmann muss sich für ein Löschverfahren entscheiden, auch wenn er noch nicht alle Brandherde kennt. Zu warten, bis sich die Forscher einig sind und alle Fragen geklärt haben, ist auch in der Covid-Pandemie brandgefährlich.

Für die nun noch vor uns liegende Zeit der Pandemie muss die Exekutive lernen zu handeln, obwohl aus Sicht der Wissenschaft noch viele Fragen offen sind. Und Forscher müssen besser verstehen, was Entscheidungsträger von ihnen wollen.

ZWEI KULTUREN

In der Anfangszeit meiner Tätigkeit als Politikberater war ich manchmal enttäuscht, wenn nach meinen ausführlichen Stellungnahmen beim Gegenüber nur ein bis zwei Sätze hängen geblieben waren – und das waren oft nicht einmal diejenigen, die ich für besonders wichtig gehalten hatte.

Erst nach einer Weile habe ich verstanden, dass die meisten Entscheidungsträger in vollkommen anderen Kategorien denken als ein Naturwissenschaftler. Sie begeistern sich nicht für eine interessante Frage, sondern nur für deren Lösung. Diese wiederum müssen sie nicht wissenschaftlich begründen, sondern mehrheitsfähig machen (das gilt zumindest für demokratische Staaten und börsennotierte Unternehmen). Deshalb wäre es in ihrer Welt Zeitverschwendung, eine naturwissenschaftliche Begründung im Detail verstehen zu wollen – sie müssen vielmehr überlegen, welche Argumente ihnen bei der Durchsetzung einer Entscheidung helfen und welche auf Widerstand stoßen könnten.

Bei der Begegnung dieser beiden Kulturen entsteht eine Dynamik, die im Falle von Seuchenausbrüchen im Wortsinn tödlich sein kann. Politiker können einschneidende Maßnahmen oft nicht fachlich begründen, sondern müssen sich dafür auf die Wissenschaft berufen. Forscher haben jedoch unterschiedliche Meinungen, und die seriösen unter ihnen werden *immer* einräumen, dass sie sich auch irren könnten. Also geht die Politik den Weg des geringsten Widerstandes: Solange wenigstens ein Teil der Fachleute die unbeliebten Maßnahmen für nicht erforderlich hält, ordnen sie diese nicht an. Was dem Wissenschaftler als Willkür erscheinen mag, bedeutet in der politischen Sphäre nichts anderes als Handlungsfähigkeit. Sie ermöglicht es dem Staatsmann, Entscheidungen dann zu treffen, wenn sie mehrheitsfähig sind.

Demokratisch gewählte Politiker wissen, was sie ihrem Volk zumuten können. Erst nachdem die ersten Franzosen an Covid gestorben waren, erließ Präsident Emmanuel Macron ein Veranstaltungsverbot. Der deutsche Gesundheitsminister zog erst nach, als der erste Deutsche der Seuche erlag. Die europäischen Staaten verhängten erst Lockdowns, als die Schreckensbilder aus Italien über die Bildschirme flimmerten und im eigenen Land die Fallzahlen in die Höhe schossen. Epidemiologisch gesehen kamen diese Maßnahmen viel zu spät. Aus der Perspektive der Entscheidungsträger war das Timing freilich perfekt, denn vorher wären sie als Panikmacher und Wirtschaftsschädlinge verschrien worden, später hätte ihnen die Bevölkerung Untätigkeit vorgeworfen.

Für unseren weiteren Weg durch die Pandemie bedeutet dies, dass die Bürger selbst verstehen müssen, warum die Lage ernst ist und welche Maßnahmen erforderlich sind. Wenn eine breite Mehrheit auf dieser Basis von sich aus das Richtige tut und dafür Unterstützung einfordert, kann sich die Politik dem kaum verwehren. Das *Variolation Movement* des 18. Jahrhunderts und die Maskeninitiativen in der aktuellen Pandemie folgten der Wissenschaft und waren der Politik damit deutlich voraus.

ABBILDUNG 13:
BEISPIEL EINER MASKENINITIATIVE
#keinheldohnemaske

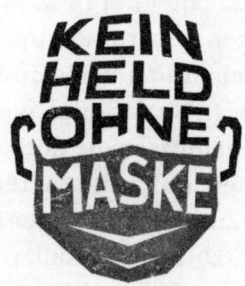

IM BLAULICHTMODUS

Eine nachhaltige Strategie zum Umgang mit dem Virus kann nicht warten, bis alle wissenschaftlichen Fakten dazu auf dem Tisch liegen. Doch wie zuverlässig und detailliert müssen wissenschaftliche Erkenntnisse sein, damit sie bei der Pandemiebekämpfung berücksichtigt werden dürfen? Wie viele Informationen braucht der Feuerwehrmann, bevor er mit den Löscharbeiten beginnt?

Hier trifft der hehre Wahrheitsanspruch des Naturwissenschaftlers auf die harte Realität des Praktikers. Letzterer braucht möglichst zuverlässige Informationen, denn es geht um Leben und Tod. Ersterer hat jedoch das Problem, dass er seinen eigenen Aussagen niemals trauen darf. Denn die Naturwissenschaften folgen nun mal dem von Karl Popper entwickelten Falsifikationismus, wonach Hypothesen zwar widerlegt, aber nicht bewiesen werden können. Beispielsweise ist es unmöglich zu beweisen, dass alle Vögel fliegen; denn selbst wenn fast alle Vögel der Erde untersucht wurden, könnte es irgendwo noch eine Art geben, die nicht fliegt. Dagegen kann ein Forscher die Hypothese widerlegen, indem er eine flugunfähige Vogelart – etwa einen Pinguin – entdeckt.

Die Planer der in Kapitel 6 geschilderten Table-Top-Übungen konfrontierten deshalb die Teilnehmer vorzugsweise mit unvollständigen und unsicheren Informationen. In Situationen wie katastrophalen Seuchenausbrüchen müssen die Entscheider frühzeitig Maßnahmen ergreifen, ohne alle Fakten zu kennen. Als Anforderung an die Zuverlässigkeit der Erkenntnisse hat sich dabei die »80-zu-20-Regel« etabliert, die in der Wirtschaft als »Pareto-Prinzip« bekannt ist. Es besagt, dass mit 20 Prozent des Gesamtaufwandes 80 Prozent des Ergebnisses erzielt werden. Natürlich ist dieses »Prinzip« keine mathematische

Regel, sondern nur ein Erfahrungswert, der häufig mehr oder weniger zutrifft.*

Auf das Risikomanagement angewandt, lassen sich nach diesem Prinzip 80 Prozent der für eine Entscheidung relevanten Informationen in 20 Prozent der Gesamtzeit gewinnen. Da es bei einer Krisenbewältigung mitunter auf jede Minute ankommt, führt eine Entscheidung auf Basis von 80 Prozent Gewissheit häufig zu den besten Ergebnissen – die Entscheidungsfindung ist dann effizient. Im Gegensatz zum Naturwissenschaftler, der im Prinzip nach absolutem, hundertprozentigem Wissen strebt, sollten Entscheider in zeitkritischen Krisenlagen Maßnahmen spätestens dann treffen, wenn zu 80 Prozent feststeht, dass sie notwendig sind.

DIE ZUTATEN DES ERFOLGES

In der Anfangsphase der Pandemiebekämpfung erfolgreiche Staaten haben ihre Gegenmaßnahmen auf die zu Beginn verfügbaren Informationen gestützt und sofort gehandelt.

Thailand begann bereits am 5. Januar 2020 mit den Einreisekontrollen. Drei Tage später entdeckten die Wärmekameras den ersten Fall außerhalb Chinas. Das Schwellenland mit 70 Millionen Einwohnern, darunter viele Auslandschinesen mit engen Verbindungen zur Heimat, registrierte bis Oktober nur 3570 Fälle und 59 Tote.

---

* Der Ökonom Vilfredo Pareto stellte Anfang des 20. Jahrhunderts fest, dass in Italien 80 Prozent des Bodens im Besitz von etwa 20 Prozent der Einwohner waren. Das 80-zu-20-Verhältnis taucht interessanterweise in vielen Zusammenhängen auf, wenn es um ungleich verteilte Werte geht. Beispielsweise besitzen etwa 20 Prozent der Menschheit 80 Prozent des Weltvermögens; 20 Prozent der Firmen generieren 80 Prozent aller Umsätze; 20 Prozent der Autofahrer verursachen 80 Prozent der Unfälle; 20 Prozent der Bücher einer Bibliothek betreffen 80 Prozent aller Ausleihungen.

Taiwan richtete diese Kontrollen ebenfalls am 5. Januar 2020 ein: Einreisende aus Wuhan wurden gesundheitlich überwacht. Am 21. Januar aktivierte die Regierung in Taipeh den Notfallplan für Seuchenausbrüche. In den folgenden Tagen wurden Flugverbindungen mit dem chinesischen Festland ausgesetzt, das Tragen von Masken in öffentlichen Verkehrsmitteln angeordnet und Patienten mit unklaren Atemwegsinfektionen auf Covid untersucht. Die Regierung untersagte den Export von Masken und steigerte die Produktion auf 20 Millionen pro Tag. Bereits seit dem 14. März müssen Einreisende aus Europa und vielen anderen Regionen der Erde für 14 Tage in Quarantäne. Von den Masken und regelmäßigen Corona-Tests abgesehen, erlebt die Bevölkerung durch die Pandemie kaum Einschränkungen. Das Land mit 24 Millionen Einwohnern hat bis Oktober 2020 513 Fälle registriert, nur sieben Menschen sind an Covid gestorben.

Uruguay, ein kleiner Agrarstaat mit 3,5 Millionen Einwohnern, machte im März 2020 seine Grenzen dicht und schloss vorübergehend die Schulen. Präsident Lacalle Pou stimmt jeden Schritt mit Experten der Universität und des Pasteur-Instituts ab, das in der Hauptstadt Montevideo eine Außenstelle hat. Tests werden im Land selbst produziert und standen von Anfang an ausreichend zur Verfügung. Während die Nachbarn Brasilien und Argentinien von der Seuche inzwischen schwer betroffen sind, gab es in Uruguay bis Oktober 2020 nur 2046 Fälle und 48 Tote. Die Regierung empfahl bereits Anfang März das Tragen von Masken in öffentlichen Verkehrsmitteln – damals zählte man gerade einmal 29 Infizierte im Land. Die Bürger hielten sich daran, dafür gab es weder Lockdowns noch andere harte Einschränkungen. Der Schlüssel des Erfolgs steht für Präsident Pou fest: »Der Uruguayer liebt die Freiheit, und er gebraucht sie mit Verantwortung und Solidarität.«[9]

Dass der diametrale Gegensatz von Freiheit und Eigenverantwortung freilich genauso erfolgreich sein kann, hat **China** der Welt vorgeführt. Die autoritär geführte Volksrepublik startete aus der denkbar schlechtesten Position in die Pandemie: Als einziges Land der Welt wurde sie von dem Ausbruch kalt erwischt, ohne Warnung, ohne Zeit für Vorbereitungen und ohne Testmethode für das unbekannte Virus. Der Ground Zero der Epidemie war eines der wichtigsten Wirtschaftszentren Zentralchinas, die Provinzhauptstadt Wuhan mit elf Millionen Einwohnern. Unmittelbar nach Beginn des Ausbruchs war die gesamte Provinz Hubei betroffen. Dort leben insgesamt 57 Millionen Menschen auf einer Fläche, die etwa halb so groß wie die Bundesrepublik Deutschland ist. Als wäre das nicht genug gewesen, stand das chinesische Neujahrsfest bevor – die halbe Stadt machte sich gerade auf den Weg zu Verwandten und Freunden, das tödliche Virus drohte binnen kürzester Zeit bis in die letzten Ecken des Riesenreiches getragen zu werden. Innerhalb weniger Tage explodierten die Fallzahlen. Krankenhäuser und Intensivstationen waren schlagartig überlastet, Anfang Februar mussten 60 000 Menschen in der Stadt zugleich behandelt werden. Die Bilder aus Wuhan ließen scheinbar keinen Zweifel zu: China stand am Abgrund.

Zweieinhalb Monate später war das Virus jedoch bereits unter Kontrolle. Die eilig errichteten Notkrankenhäuser wurden abgebaut, der Betrieb in den Firmen ging weiter. Bis zum 4. Oktober 2020 registrierte China 90 604 Fälle und 4739 Tote, und dies bei einer Bevölkerung von 1,44 Milliarden. Das ist etwa das 17-fache der Einwohnerzahl Deutschlands, und die Bundesrepublik zählte am gleichen Tag 299 237 Fälle und 9529 Tote – auf die Bevölkerungsgröße bezogen starben bei uns also etwa 35 Mal so viele Menschen. Das Vereinigte Königreich hatte zur gleichen Zeit sogar 200 Mal so viele Tote pro Kopf wie China. Die USA, mit einer Bevölkerung von 328 Millionen, lagen bei 7,4 Millionen Fällen und 210 000 Toten.

Das Entwicklungsland China hat den reichen Ländern vorgeführt, worauf es bei der Pandemiebekämpfung ankommt: gute Vorbereitung, Behandlungskapazitäten und eine wissenschaftlich begründete, schnelle Reaktion. »George« Gao Fu, der Generaldirektor des *Chinese Center for Disease Control and Prevention* (CCDC), war sich nicht zu schade gewesen, im Dezember 2019 an einer Table-Top-Übung in New York teilzunehmen. Seine Behörde hatte China seit Jahren auf den Fall der Fälle vorbereitet, die Pläne für sofortige Grenzkontrollen, Lockdowns, Notkrankenhäuser und Testlabore lagen in der Schublade. In kürzester Zeit wurden voll ausgestattete Kliniken für Schwerkranke und »Fancang Shelter Hospitals« für leichte Fälle errichtet (das Konzept ähnelt den »Fieberkliniken«, die die Schutzkommission 2006 auch für Deutschland empfohlen hatte). In die Fancang kamen leichte Covid-Fälle zur Beobachtung. Dadurch wurde vermieden, dass sie ihre Haushaltsmitglieder ansteckten.

Der entscheidende Faktor für den Erfolg der chinesischen Maßnahmen war jedoch weder die gute Vorbereitung noch die effektive Schadensbegrenzung durch die Erweiterung der Behandlungskapazitäten. Dass die Krise nicht zur Katastrophe wurde, ist der schnellen und wissenschaftlich begründeten Reaktion von CCDC und Staatsführung zu verdanken. Innerhalb weniger Wochen ließen die Gesundheitsbehörden in Wuhan neun Millionen Menschen auf SARS-CoV-2 testen. Die Provinzhauptstadt sowie große Teile der umliegenden Provinz Hubei wurden unter den strengsten »Lockdown« gestellt, den die Welt bis dahin gesehen hatte. Dieser militärische Begriff bedeutet, dass sich Soldaten zum Schutz vor einem Angreifer in einem Gebäude verbarrikadieren. In Wuhan wiesen nun die Behörden die Bevölkerung an, ihre Wohnungen nicht zu verlassen. Auch in zahlreichen weiteren Städten mussten die Menschen wochenlang in ihren Wohnungen bleiben; in dieser Zeit durfte nur eine Person gelegentlich auf die Straße, um das Nötigste zu besorgen. Die Regierung in Peking legte im ganzen Land große Teile des Verkehrs still und richtete 14 000 Straßenposten mit Gesundheitskontrollen ein. Die Schulen blieben nach den Ferien geschlossen. In allen Großstädten herrschte Maskenpflicht – und die Bevölkerung hielt sich konsequent daran.

Als sich die Lage im Land beruhigt hatte, verlagerte das CCDC die Maßnahmen auf die Verhinderung neuer Einschleppungen des Virus. Einreisende werden seitdem auf SARS-CoV-2 getestet und müssen anschließend in Quarantäne.

Wenn es zu neuen Ausbrüchen kam, waren dies in der Regel importierte Infektionen mit der G-Variante. Wo sie auftraten, reagierte die Staatsmacht drakonisch und in Höchstgeschwindigkeit. Im Juni 2020 brach Corona in der Fischabteilung eines Großmarkts in Peking aus, 335 Personen infizierten sich. Die Behörden riegelten sofort große Teile der Hauptstadt ab, schlossen Schulen und Gaststätten, verhängten Lockdowns über mehr als ein Dutzend Wohnblocks. Innerhalb kürzester Zeit wurden mehr als sieben Millionen Einwohner auf Covid getestet. Der Erfolg war durchschlagend: Nicht einmal zwei Wochen später hatte man die Lage wieder unter Kontrolle.

Bereits wenige Monate nach Beginn des Covid-Ausbruchs hat sich das Reich der Mitte von der Krise weitgehend erholt. Im vierten Quartal 2020 ist die Wirtschaftsleistung um 4,9 Prozent gestiegen, das Bruttoinlandsprodukt und die Arbeitslosenquote lagen im Oktober wieder auf vorpandemischem Niveau.

Die chinesische Variante der Pandemiebekämpfung war so erfolgreich, dass viele westliche Länder versuchten, sie zu kopieren. Was in dem autoritären Staat, der von einer Kultur der Unterordnung des Einzelnen zum Wohle der

Gemeinschaft geprägt ist, so gut funktioniert hatte, sollte sich in den freien Gesellschaften des Westens jedoch als Rezept für die perfekte Katastrophe erweisen.

LOCKDOWNS UND ANDERE IRRWEGE

Während manche Länder durch die frühe Einführung von Grenzkontrollen, Tests und Masken gut durch die Pandemie kamen, stiegen anderswo die Fallzahlen immer weiter an. Aus Wuhan und Norditalien weiß man längst, was dadurch droht: Wenn die Intensivstationen überlastet sind, sterben viele Menschen deshalb, weil sie keine angemessene medizinische Versorgung bekommen. In der Lombardei und in Venetien wurden alte Menschen mit schweren Atemwegssymptomen sogar unbehandelt zurück nach Hause oder in die Altersheime geschickt, um die Kliniken zu entlasten. Die zusätzlichen Corona-Ausbrüche in den überfüllten Krankenhäusern und auch in den ungeschützten Heimen trugen dazu bei, dass die Sterblichkeit bei Menschen über 70 auf Werte bis zu 20 Prozent anstieg. Auch in Frankreich, Belgien, Spanien, dem Vereinigten Königreich und Teilen der USA gab es vermeidbare Todesfälle, weil die Intensivstationen vollends ausgelastet waren.

Als die Lage in vielen Ländern außer Kontrolle geriet, wurden auch dort schließlich die sogenannten »Lockdowns« unumgänglich. In Wuhan hatte dieser Begriff aus dem Militärjargon noch eine strikte Ausgangssperre bedeutet. Später benutzten italienische Behörden den Ausdruck für die Abriegelung der *zona rossa* in der Lombardei und Venetien. Genau genommen war dies ein *Cordon Sanitaire* – das gleiche brutale Mittel, das bereits im Mittelalter (erfolglos) gegen die Pest eingesetzt wurde. Mittlerweile umschreibt »Lockdown« höchst unterschiedliche staatliche Eingriffe:

von Ausgangssperren über Reisebeschränkungen bis hin zu Kontaktverboten und der Schließung von Geschäften, Gaststätten und öffentlichen Einrichtungen.

Nachdem Mitte März 2020 Österreich, Frankreich, Italien, Belgien und Spanien harte Lockdowns nach chinesischem Vorbild verhängt hatten, setzten sich deutsche Virologen dafür ein, hierzulande keine vollständigen Ausgangssperren zu verhängen. Die Maßnahmen in den Nachbarländern beurteilten sie als übertrieben, da im Freien – etwa beim Sport oder Spaziergehen – kein hohes Übertragungsrisiko bestünde.[10] Ab dem 21. März 2020 ordneten die deutschen Bundesländer dann einen »Lockdown Light« an, der die Betätigung an der frischen Luft in kleinen Gruppen erlaubte. Dieses Konzept hat wahrscheinlich wesentlich zur Akzeptanz der antiepidemischen Maßnahmen in der Bevölkerung beigetragen; es wurde später auch von anderen Staaten übernommen.

Mithilfe der – unterschiedlich vollständigen – Lockdowns gelang es den meisten Ländern, die Corona-Fallzahlen so weit zu senken, dass wieder genug Intensivstationsbetten zur Verfügung standen. Doch für die Zeit danach hatte man keine langfristige Strategie vorbereitet. Für den Fall, dass die Zahlen erneut ansteigen, gibt es in den meisten Staaten bis heute keine andere Option, als das öffentliche Leben wieder zumindest stufenweise herunterzufahren. Der deutsche Bundesgesundheitsminister prägte für dieses Konzept die Bezeichnung »Beschleunigen und Bremsen«.[11] Staatliche Eingriffe sollen demnach in Intervallen erfolgen: Wenn die Infektionszahlen steigen, müssen die Bürger Einschränkungen ihrer Grundrechte hinnehmen. Wenn die Zahlen sinken, können diese Einschränkungen wieder gelockert werden.

Das Wechselbad von Verboten und Lockerungen zermürbt jedoch nicht nur die Menschen, sondern auch die Wirtschaft, weil es ihr jede Planungsgrundlage entzieht.

Je öfter die Daumenschrauben auf- und wieder zugedreht werden, desto näher rückt eine weltweite Rezession. Menschen werden ihrer Selbstbestimmung beraubt, das soziale und kulturelle Leben steht unter dem Joch eines unberechenbaren Virus.

TANZ UM DAS GOLDENE KALB

Aus epidemiologischer Sicht ist das beschriebene Instrument eher ineffizient. Es funktioniert ähnlich wie das Hochziehen und Herunterlassen der Zugbrücken im Mittelalter, je nachdem, wie bedrohlich der Schwarze Tod vor den Stadtmauern gerade erschien.

Als Orakel für den Verlauf der Epidemie erkoren die Gesundheitsbehörden die »Reproduktionszahl« aus, die wir bereits kennengelernt haben. Solange diese unter $R = 1$ liegt, so die allgemeine Auffassung, ist das Geschehen unter Kontrolle. Wenn R deutlich darüber liegt, müssen neue Maßnahmen ergriffen und notfalls wieder Lockdowns verhängt werden.

Die fachlichen Hintergründe dazu erläutert ein Strategiepapier vom März 2020, das Experten des RKI und anderer Forschungseinrichtungen im Auftrag des Bundesinnenministeriums verfasst haben. Grundlage für die Methode »Beschleunigen und Bremsen« ist ein Blogbeitrag des kalifornischen Managers Tomás Pueyo (Abbildung 14).[12] Demnach soll die Reproduktionszahl zunächst durch drastische Einschränkungen auf einen Wert um $R = 1$ gedrückt werden. Nach dieser ersten Phase, die der Autor mit »The Hammer« überschrieb, würde R durch Hoch- und Herunterfahren der Einschränkungen um den kritischen Wert von $R = 1$ »tanzen«. Die didaktisch gut gemachte Darstellung mit dem einprägsamen Titel *The Hammer and the Dance* wurde über zehn Millionen Mal aufgerufen und in 37 Sprachen übersetzt.

ABBILDUNG 14: FLATTEN THE CURVE

a) The Hammer and the Dance

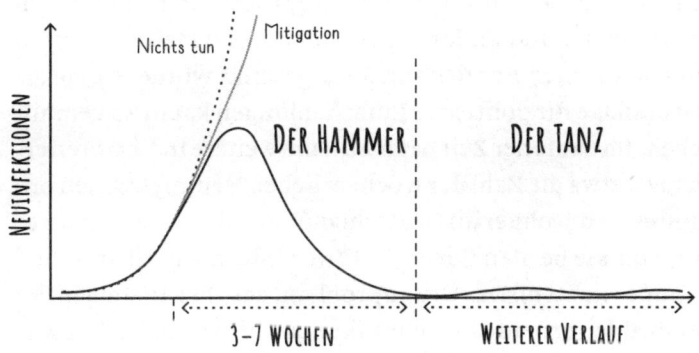

Quelle: Alexander Kekulé, nach Tomás Pueyo

b) Flatten the Curve

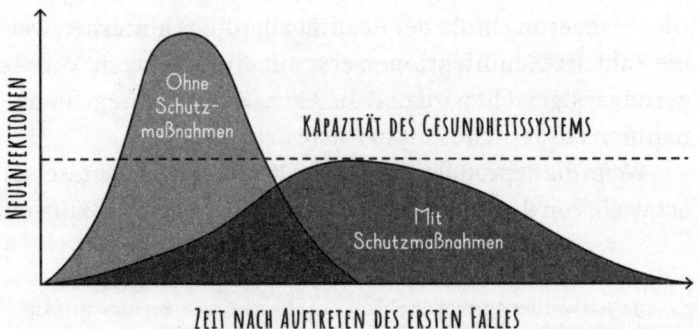

Quelle: Alexander Kekulé, nach CDC/The Economist

Leider fand der – wissenschaftlich ungeprüfte – Blogbeitrag auch große Resonanz bei Politikern aus aller Welt.

Epidemiologen haben die Abhängigkeit der Maßnahmen von der heiligen Kuh namens R dagegen schon früh kritisiert,[13] denn der über die Gesamtbevölkerung gemittelte Wert sagt nichts über einzelne Infektionsherde aus. Insbesondere dann, wenn die Reproduktionszahl durch Lockdowns und andere antiepidemische Maßnahmen in den kritischen Bereich um $R = 1$ gesenkt wurde, ist sie als Grundlage für politische Entscheidungen kaum zu gebrauchen. Im Laufe der Zeit hat man R um weitere Indikatoren ergänzt, etwa die Zahl der wöchentlichen Neuinfektionen pro 100 000 Einwohner (in Deutschland) oder der Anteil positiver Ergebnisse bei den Covid-Tests (in einigen amerikanischen Bundesstaaten). Das Grundproblem, dass bei Ansteigen der Fallzahlen erneute Einschränkungen bis hin zu Lockdowns drohen, bleibt jedoch bestehen.

Technisch gesehen ist das Konzept »Beschleunigen und Bremsen« ein träger Regelkreis. Wenn die Reproduktionszahl den Sollwert von $R \approx 1$ überschreitet, werden strengere staatliche Auflagen erlassen (»Bremsen«). Liegt sie deutlich unter 1, kann wieder gelockert werden (»Beschleunigen«). Diese Steuerung hinkt der Realität allerdings hinterher, weil die Zahl der Neuinfektionen erst mit etwa 14 Tagen* Verzögerung festgestellt wird und die Aktivierung der Gegenmaßnahmen zusätzliche Zeit in Anspruch nimmt.

Wenn die Reproduktionszahl im Bereich der epidemischen Schwelle von $R = 1$ liegt und die täglichen Neuerkrankungen

---

*   Die Zeit von der Ansteckung bis zum Auftreten von Symptomen (Inkubationszeit) von Covid beträgt im Mittel fünf Tage. Bis der Patient sich testen lässt und das Ergebnis feststeht, vergehen weitere zwei bis vier Tage. Die Meldung an das RKI dauert bis zu drei Tage (in Ausnahmen länger). Das RKI berechnet den Istwert des Regelkreises als Mittelwert von sieben Tagen, sodass die Gesamtverzögerung etwa 14 Tage beträgt.

nicht in die Höhe schnellen, feiern Politiker dies gerne als Erfolg, weil dann die Intensivstationen nicht überlastet werden. Doch wie lange soll dieser Eiertanz weitergehen?

Als Antwort auf diese Frage deklamieren seit Anbeginn der Pandemie viele Virologen und Politiker ein Mantra namens *Flatten the Curve* (»die Kurve abflachen«, siehe vorherige Abbildung, unten). Demnach wäre es unausweichlich, dass sich etwa zwei Drittel der Bevölkerung infizieren müssten, bevor die Epidemie zu Ende ginge.[14] Ziel der antipandemischen Maßnahmen ist bei diesem Ansatz nicht die vollständige Kontrolle der Epidemie, sondern nur eine Verteilung der ohnehin unausweichlich erscheinenden Fälle auf einen längeren Zeitraum, damit die medizinischen Einrichtungen nicht überlastet werden. Bei einer geschätzten Sterblichkeit von 0,5 bis 1 Prozent der Infizierten würde dies bedeuten, dass allein in Deutschland 270 000 bis 540 000 Menschen über kurz oder lang an Covid sterben müssen* – etwa genauso viele wie bei der Spanischen Grippe von 1918. Dahinter steckt die Überzeugung, die weltweite Verbreitung des neuen Coronavirus lasse sich ohnehin nicht aufhalten, sondern bestenfalls nur verlangsamen. Diese Erkenntnis haben die Verfechter der Strategie von der Influenza übernommen, deren pandemische Ausbreitung tatsächlich bislang noch nie gestoppt wurde.[16] Die Idee ist also folgende: Zwar bleibt die Gesamtzahl der Infektionen gleich, sie wird aber auf einen längeren Zeitraum verteilt; damit rettet *Flatten the Curve* in sehr begrenztem Umfang Leben, weil auf nicht überlasteten Intensivstationen weniger Menschen sterben.

Die abgeflachte Kurve hat jedoch einen gravierenden Nachteil: Sie könnte eine gefühlte Ewigkeit dauern. Wenn

---

* Diese pessimistische Sichtweise teile ich nicht. Ein teilweiser Herdenschutz beginnt früher, wahrscheinlich bereits ab 30 Prozent Durchseuchung (siehe S. 67).[15]

die Reproduktionszahl um den Wert von $R = 1$ dahindümpelt, bleibt die Zahl der Neuerkrankungen konstant. Selbst bei einem hohen Wert von 3000 Neuerkrankungen am Tag würde es mindestens fünf Jahre dauern, bis sich zwei Drittel der Bevölkerung infiziert hätten.* Dass die Gesundheitsämter bei dieser Zahl bereits deutlich überfordert wären, die Nachverfolgung der Infektionsketten zuverlässig zu betreiben, käme erschwerend hinzu.

VIRUS BUSTERS

Dem aufmerksamen Leser wird nicht entgangen sein, dass das Wort »Hygiene« in diesem Buch bisher nicht vorkam. Intensives und regelmäßiges Waschen, Reinigen, Putzen und Spülen hat ohne Frage eine gewisse beruhigende Wirkung – bereits zu Zeiten der Pest galten Säuberungen der Straßen und (teilweise rituelle) Waschungen der Leiber als unverzichtbar. Auch während der Spanischen Grippe wurden öffentliche Plätze, Verkehrsmittel und alles, womit die Hände in Berührung kommen konnten, mit Verve gereinigt und desinfiziert.

In der aktuellen Pandemie ist das Straßenbild an vielen Orten der Welt wieder von entschlossenen Desinfektionsmaßnahmen geprägt. Die vermeintlichen *Virus Busters* kommen zu Fuß mit umgeschnalltem Sprühgerät, mit dem Wasserwerfer oder – wie in Italien – mit umgebauten Schneekanonen. Das Thema ist heikel, weil wahrscheinlich Milliarden Menschen überzeugt sind, dass häufiges und sehr gründliches Händewaschen, Niesen in die Ellenbeuge des Sakkos, die Vermeidung von Händeschütteln und die Desinfektion

---

*　Unter der Annahme einer (hohen) Dunkelziffer von 10:1 gäbe es in diesem Fall tatsächlich 30 000 Neuinfektionen am Tag. Bis sich zwei Drittel der 83 Millionen Einwohner Deutschlands infiziert hätten, würden etwa fünf Jahre vergehen.

von Kontaktflächen wesentlich dazu beitragen, das Coronavirus einzudämmen. Legionen von Fachleuten, Politikern und Journalisten verbreiten diese Nachricht mit Inbrunst seit Anbeginn der Pandemie.

Wissenschaftliche Belege gibt es dafür allerdings nicht.[17] Die entsprechenden Empfehlungen der WHO basieren auf der bisherigen Annahme, SARS-CoV-2 würde hauptsächlich durch Tröpfchen verbreitet. Theoretisch könnte nämlich beim Husten oder Niesen abgefeuertes Sekret auf einer Oberfläche landen und dann indirekt per Schmierinfektion auf die Schleimhäute gelangen. Mit der Erkenntnis, dass bei Covid aerogene Übertragungen eine wesentliche Rolle spielen, gerät diese Theorie jedoch ins Wanken. Ohnehin wird die für eine Infektion notwendige Dosis auf im Alltag vorkommenden Oberflächen nur selten erreicht, weil Coronaviren durch Licht und Luft inaktiviert werden.[18] Besonders schnell zersetzen sie sich auf rauen sowie auf biologischen Objekten, etwa Haut und Haaren. Deshalb würde es auch genügen, sich nach dem Niesen, Husten, Händeschütteln sowie nach der Berührung von oft angefassten Oberflächen im öffentlichen Bereich kurz die Hände zu waschen (oder zu desinfizieren, falls kein Waschbecken in der Nähe ist). Es soll sogar Menschen geben, die das schon immer so gemacht haben. Auch die behördlich angeordneten Desinfektionsmaßnahmen öffentlicher Bereiche dürften überwiegend nutzlos sein. Aber, wie bereits US-Regierungsberater Soper während der Spanischen Grippe feststellte, es ist für die öffentliche Moral wohl besser etwas zu tun, als nichts zu tun.

HOFFEN AUF ERLÖSUNG

Die einzige andere Möglichkeit, das drakonische Auf und Ab der Einschränkungen zu beenden, wäre ein Impfstoff.

Dessen Entwicklung macht gute Fortschritte, mindestens einer der Kandidaten wird mit hoher Wahrscheinlichkeit sicher und wirksam sein. Doch selbst im Optimalfall wird auch in den reichen Ländern nicht vor Ende 2021 genügend Vakzine zur Verfügung stehen, um die Epidemie so weit unter Kontrolle zu bringen, dass nicht pharmakologische Interventionen überflüssig werden. Im ungünstigsten Fall könnte es zu Problemen mit der Entwicklung, Produktion oder Auslieferung der Vakzinen kommen – oder ein Teil der Bevölkerung will sich nicht impfen lassen, aus welchen Gründen auch immer.

So lange wird die Methode »Beschleunigen und Bremsen« jedoch nicht durchzuhalten sein. Überall dort, wo man der Pandemie mit einem Wechselbad aus Phasen der Entspannung einerseits und mehr oder minder massiven Einschränkungen der Menschenrechte andererseits begegnet, sinkt bei den Leuten mittlerweile die Akzeptanz der staatlichen Maßnahmen. In den USA, deren Bevölkerung ohnehin tief gespalten ist, formieren sich Anti-Masken-Kampagnen, Kneipen werden heimlich geöffnet, Studenten feiern Corona-Partys.

In Madrid, das im Frühjahr unter einem der härtesten Lockdowns Europas gestanden hatte, rückte im September die Armee ein.[19] Ganze Straßenviertel wurden abgeriegelt, die *Madrileños* reagierten mit Massenprotesten. In Israel, das zu Anfang der Pandemie bereits fast zwei Monate Lockdown erlebt hatte, wurden die im Oktober verhängten, erneuten Beschränkungen von weiten Teilen der Bevölkerung schlichtweg ignoriert[20]. In Frankreich demonstrieren *anti-masques* und fordern ein Ende aller Auflagen. In Deutschland haben sich Teile der Bevölkerung von den Regeln verabschiedet. Einige zelebrieren Hochzeiten mit Hunderten von Gästen, andere veranstalten Saufgelage in Privatwohnungen. Zu den Gegnern der Corona-Maßnahmen gesellen sich Impfkritiker, Verschwörungsdenker und prinzipiell Unzufriedene, die schon lange kein Vertrauen mehr in staatliche Institutionen haben. Ohne gegenseitiges Vertrauen zwischen Politik und Bevölkerung wird diese Krise jedoch nicht zu meistern sein.

Wir brauchen also dringend eine berechenbare, nachhaltige Lösung für den Umgang mit dem Virus. Die erfolgreichen Länder machen vor, wie das funktionieren kann. Und die dafür notwendigen wissenschaftlichen Erkenntnisse liegen seit den ersten Wochen der Pandemie auf dem Tisch.

11.

MIT DEM VIRUS LEBEN
WIE WIR DEN GEGNER IN SCHACH HALTEN KÖNNEN

Wenn ich mir die Geschichte ansehe, bin ich Pessimist...
Aber wenn ich mir die Vorgeschichte ansehe,
bin ich Optimist.
– J. C. SMUTS (ca.1930)

Eine sichere und trotzdem zumutbare Strategie, um Corona unter Kontrolle zu halten, sollte vier Kriterien erfüllen: Erstens muss sie kontinuierlich funktionieren, das heißt ohne periodisches Hoch- und Herunterfahren staatlicher Maßnahmen. Zweitens soll sie in der Gesamtbilanz deutlich mehr Menschenleben retten als die Methode *Flatten the Curve*. Drittens müssen die Risikogruppen so gut geschützt werden, dass die Sterblichkeit in der Bevölkerung höchstens auf dem Niveau liegt, das dem einer saisonalen Grippe entspricht. Viertens schließlich muss die Strategie langfristig durchzuhalten sein für den Fall, dass die Pandemie nicht, wie von der WHO geplant, bis Ende 2021 durch einen Impfstoff beendet werden kann.

Je nachdem, wie weit die Epidemie in einem Staat fortgeschritten ist, gibt es verschiedene Optionen, sie zu bekämpfen. Wenn etwa nur einige wenige Fälle aufgetreten sind, kann die vollständige Eliminierung des Erregers in einem Land infrage kommen, wobei natürlich zugleich weitere Einschleppungen verhindert werden müssen. Bei hohen, schnell weiter zunehmenden Fallzahlen kommt ein Lockdown zur

Beruhigung der Lage infrage, oder man lässt die Infektionswelle durchlaufen und hofft auf schnelle Herdenimmunität.

VERPASSTE CHANCEN

Die prinzipiell möglichen Strategien ergeben sich aus den
in Abbildung 15 dargestellten vier Phasen einer Epidemie.
Dieses Vierphasenmodell wurde nach Auswertung des SARS-
Ausbruches 2003 im Rahmen der Pandemieplanung für ähnliche Erreger entwickelt.[1] Es beschreibt die *Handlungsoptionen* in Abhängigkeit vom epidemischen Geschehen in einem
Staat (oder einer anderen politisch abgrenzbaren Region).
Die Kurve gibt den zeitlichen Verlauf der Neuinfektionen
wieder, die eintreten, wenn keinerlei Gegenmaßnahmen
ergriffen werden.

Phase I
In der ersten Phase (**I.** in Abbildung 15) treten vereinzelte, aus dem Ausland importierte Fälle auf. Typischerweise
kommt es zu mehreren, voneinander unabhängigen Einschleppungen, die jeweils nur kurze Infektionsketten auslösen – es stecken sich also nicht allzu viele Leute an. Zu einer anhaltenden Ausbreitung im Land und damit zu einem
Übergang in Phase II kommt es in der Regel nicht, solange
keine Superspreading-Ereignisse stattgefunden haben. Diese sind jedoch relativ selten, weil sie bloß unter bestimmten
Voraussetzungen auftreten, die wir uns weiter unten näher
ansehen werden.

Gelegentliche Importe eines Virus wie SARS-CoV-2 führen also erst einmal nicht zu einer dauerhaften Einschleppung der Krankheit, meistens verschwindet so ein Erreger
nach kurzer Zeit wieder (ein höher kontagiöses Virus, wie die
Masern, würde dagegen bereits beim ersten Import sofort

eine Epidemie auslösen). Bei SARS-CoV-2 hat es wahrscheinlich mehrere Monate gedauert, bis die vereinzelten Importe in eine kontinuierliche Ausbreitung übergingen.

Sofern die Gefahr von Importen aus dem Ausland bekannt ist, besteht in dieser Phase die Möglichkeit der Prävention (*Prevention**) – man kann also eine Epidemie im Inland von vorneherein verhindern. Die Instrumente hierfür heißen *Einreisekontrolle* und *Tests unklarer Verdachtsfälle*. Einreisekontrollen beinhalten, dass man Reisenden, die aus Ausbruchsgebieten kommen, Fragen zu etwaigen Symptomen stellt und sie über die Gefahr einer Ansteckung aufklärt, bei ihnen Fieber misst und ihre Aufenthaltsorte im Inland erfasst. Weitere Optionen sind Quarantäne, Untersuchung auf den Erreger und – als Ultima Ratio – Einreiseverbote.

Wie wir wissen, hat Europa anfangs keine dieser Maßnahmen ergriffen und damit die Möglichkeit zur Prävention verstreichen lassen. Mehrere asiatische Länder haben es zwar versucht, konnten jedoch nicht verhindern, dass zumindest vorübergehend Phase II eintrat. Nur Neuseeland und einigen Pazifikinseln ist aufgrund ihrer geografisch und medizinisch günstigen Ausgangslage die Prävention bislang gelungen.

Phase II

Sind in Phase I keine ausreichenden Maßnahmen ergriffen worden, kommt es früher oder später zu Infektionsketten im Land, die keinen erkennbaren Bezug zu importierten Fällen mehr haben; man spricht dann von »autochthonen Infektionen«. In dieser zweiten Phase der Epidemie (**II.** in Abbildung

---

* Die hier verwendeten Begriffe *prevention*, *control*, *mitigation*, *recovery* weichen von den Definitionen für typische Katastrophen geringfügig ab, weil sie sich auf die Handlungsoptionen für ein einzelnes Land und nicht auf das Schadensereignis insgesamt (das wäre die globale Pandemie) beziehen.

ABBILDUNG 15: ANTIEPIDEMISCHE STRATEGIEN

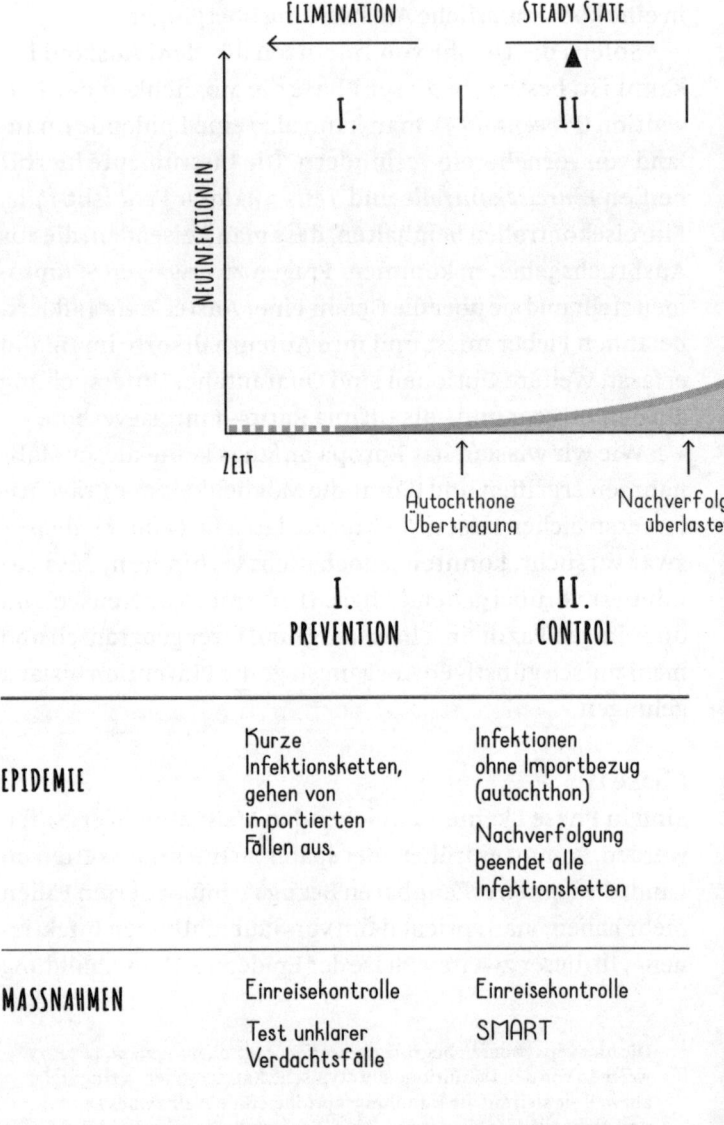

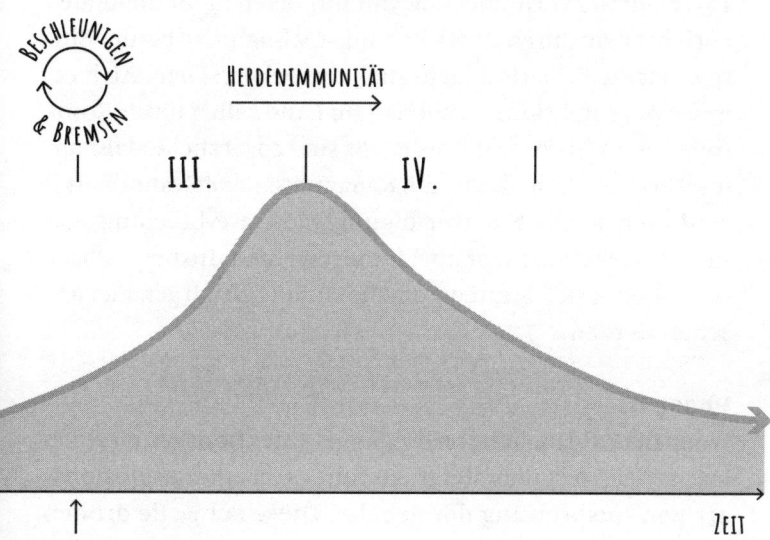

15) reicht die Verhinderung von Importen nicht mehr aus. Sprich, allein durch Überwachungsmaßnahmen bei der Einreise ist die Situation nicht mehr zu beherrschen. Ab jetzt muss das Infektionsgeschehen im Land selbst unter Kontrolle (*Control*) gebracht werden. Es sind zusätzliche Maßnahmen erforderlich, damit die Kapazitäten der Gesundheitsbehörden bei der Nachverfolgung und Unterbrechung von Infektionsketten nicht überfordert werden. In dieser Phase setzt die SMART-Strategie an, die wir uns gleich genauer ansehen werden.

Phase III

Wenn die Zahl nicht unterbrochener Infektionsketten einen kritischen Wert übersteigt, kommt es zu einer explosionsartigen Ausbreitung der Seuche. Diese Schwelle drohen Deutschland und viele andere europäische Staaten im Herbst 2020 zum zweiten Mal zu überschreiten.

Wo dieser Kipppunkt liegt, hängt von der Basisreproduktionszahl R_0 des Erregers, den Kapazitäten der Nachverfolgung und von den ergriffenen antiepidemischen Maßnahmen ab. Für einen Erreger mit R_0 = 3 (ein Infizierter steckt im Schnitt drei andere an) müssen etwa zwei Drittel aller Infektionsketten unterbrochen werden, damit die Epidemie nicht von Phase II in Phase III übergeht. Dies kann durch das Gesundheitsamt erfolgen, indem Erkrankte isoliert* und ihre Kontakte nachverfolgt und in Quarantäne gebracht werden. Daneben kann natürlich jeder Einzelne die Infektionskette selbstständig beenden, indem er im Falle einer Infektion

---

* Technisch spricht man in Deutschland allgemein von »Absonderung«. Werden bekanntermaßen Infizierte oder Erkrankte abgesondert, heißt dies »Isolierung«. Die Absonderung von Kontaktpersonen, die sich möglicherweise infiziert haben könnten, heißt »Quarantäne«. Im angelsächsischen Sprachgebrauch werden die entsprechenden Begriffe *isolation* und *quarantine* allerdings oft synonym gebraucht.

oder nach Kontakt mit einem Infizierten sein Verhalten vorübergehend anpasst.

Gerät ein Land oder eine Region in Phase III, geht es nicht mehr um Prävention oder Kontrolle, sondern nur noch um Mitigation (*Mitigation*), das heißt um die Verringerung der Schadenswirkung. Hierzu müssen insbesondere die Intensivkapazitäten in den Hospitälern erhöht werden, um alle Schwerkranken optimal behandeln zu können. Als antiepidemische Maßnahme sind in dieser Phase mehr oder minder harte Lockdowns unumgänglich.

Die meisten Industriestaaten haben leider erst in Phase III ernsthaft damit begonnen, die Epidemie im jeweiligen Land einzudämmen, sodass Lockdowns verhängt werden mussten. Das Ausbruchsgeschehen pendelt seitdem in vielen Ländern zwischen den Phasen II und III hin und her, begleitet von periodischen Verschärfungen der Gegenmaßnahmen. Im Herbst 2020 wurden in Australien, Israel, Frankreich, Großbritannien, Irland, einigen Bundesstaaten der USA sowie zuletzt auch in Deutschland bereits erneute Lockdowns verhängt.

Phase IV

Im natürlichen Verlauf einer Epidemie kommt es schließlich zu einem Sättigungseffekt, weil irgendwann mehr und mehr Individuen als Folge ihrer Infektion immun geworden sind. Wenn jeder Infizierte in dieser Phase (IV in Abbildung 15) durchschnittlich weniger als eine weitere Person ansteckt, geht die Epidemie langsam zu Ende. Diese Phase kann auch durch eine Impfkampagne eingeleitet werden.

Allerdings ist es so, dass hochansteckende Krankheiten wie Covid in der Regel nicht vollständig vom Erdball verschwinden. Isoliert oder abgeschieden lebende Populationen, Neugeborene und gegebenenfalls Ungeimpfte können die Pandemie auf niedriger Flamme weiterglühen lassen.

Zu alledem könnte SARS-CoV-2 noch ein Ass im Ärmel haben, wenn es durch zunehmende Herdenimmunität vom Aussterben bedroht wird. Der Trick ist von den vier Coronaviren bekannt, die lediglich harmlose Erkältungen verursachen. Diese bekommt man bekanntlich alle Jahre wieder, ohne jemals dagegen immun zu werden. Das liegt zum einen daran, dass es mindestens einige Hundert verschiedener Viren gibt, die Schnupfen, Husten und Halskratzen verursachen. Unter ihnen beherrschen Coronaviren ein besonderes Kunststück: Sie können dasselbe Opfer alle Jahre wieder heimsuchen. Die vier entfernten Verwandten des Pandemievirus zirkulieren weltweit und verändern sich dabei ständig. Ob diese Mutationen der Grund für die häufigen Reinfektionen sind oder einfach nur die Immunität der Genesenen irgendwann nachlässt, ist nicht geklärt.[2] Bei SARS-CoV-2 bestehen jedenfalls Hinweise darauf, dass die Immunität nach durchgemachter Infektion nicht von Dauer sein könnte[3].

Dies ist jedoch kein Grund, die Hoffnung auf ein natürliches Ende des Corona-Schreckens aufzugeben. Selbst wenn eine erneute Infektion mit SARS-CoV-2 auftritt (was in Einzelfällen bereits beobachtet wurde), wird diese in der Regel harmloser verlaufen als der erste Kontakt mit dem Erreger. Es ist nicht auszuschließen, dass das Raubtiervirus des Jahres 2020 im Laufe der Zeit zu einem Haustier wird, mit dem wir genauso zurechtkommen wie mit den vier alten Bekannten, die uns Jahr für Jahr die Nase verstopfen.

DEN TANZ BEENDEN

Aus dem in Abbildung 15 dargestellten natürlichen Epidemieverlauf lassen sich vier mögliche Strategien ableiten.

Die erste hatten wir schon erwähnt: »Beschleunigen und Bremsen« pendelt in Intervallen zwischen den Phasen II und

III hin und her. Wenn in Phase III eine Überlastung der Gesundheitsämter und Intensivstationen droht, werden staatliche Maßnahmen angeordnet, bis der Zustand von Phase II erreicht ist. Sodann werden, in der Regel unter erheblichem politischem Druck, die Restriktionen wieder gelockert. Die Fallzahlen steigen daraufhin erneut an, bis Phase III ein weiteres Mal eintritt. So geht es hin und her.

Die zweite Strategie heißt »Elimination«. Hierzu müssen die Gesundheitsbehörden die Epidemie zunächst von Phase II in Phase I zurückdrängen – das heißt, alle autochthonen Infektionen beenden. Wenn es dann in Phase I gelingt, durch Einreisekontrollen Importe von Infektionen weitgehend zu verhindern, ist die Krankheit im Land ausgemerzt.

Für die Elimination sind in der Regel Quarantäne und obligatorische Tests für Einreisende unumgänglich. Dafür aber bleibt die Bevölkerung innerhalb des Landes von der Pandemie weitgehend unbehelligt. Social Distancing ist dann nur vorübergehend erforderlich, falls die Einreisekontrollen einmal versagt haben sollten. Diese Strategie hat bislang nur in Neuseeland und einigen Inselstaaten des Pazifiks funktioniert. Auch Nordkoreas Staatschef Kim Jong-un versucht, das Virus durch konsequente Abriegelung aus dem Land zu halten. Ob dies wirklich erfolgreich ist, wie der Oberste Führer seinem Volk verkündet, darf bezweifelt werden.

Einen vollkommen anderen Ansatz verfolgt Schweden. Das traditionell liberale Land setzte von Anfang an auf Empfehlungen statt auf staatliche Einschränkungen und Lockdowns. Die Strategie lief zunächst auf eine Durchseuchung der Bevölkerung hinaus, also einen möglichst kontrollierten Übergang von Phase III in Phase IV, wobei durch gleichzeitiges *Flatten the Curve* eine Überlastung des Gesundheitssystems vermieden werden sollte. Ab Mitte März stiegen jedoch die Todesfälle sprunghaft an, wobei insbesondere über 70-Jährige in Altenheimen betroffen waren. Daraufhin untersagte die Regierung öffentliche Versammlungen mit mehr als 50 Personen.

Der schwedische Sonderweg war möglich, weil die Verfassung des Königreichs die Entscheidungen im Falle einer Pandemie den Behörden überträgt. Die vom staatlichen Epidemiologen Anders Tegnell entwickelte Strategie ist wissenschaftlich basiert, und sie wurde nicht durch die Exekutive angeordnet, wie dies in anderen Staaten geschah. Kommunikationsprobleme zwischen Wissenschaft und Politik, die in vielen Staaten zu verspäteten und inkonsequenten Maßnahmen beigetragen haben, fielen dadurch in Schweden weg. Tegnell erklärte später übrigens, ein schnelles Erreichen der Herdenimmunität sei nie beabsichtigt gewesen.

Allein aufgrund der Empfehlungen der Gesundheitsbehörden, nicht aufgrund etwaiger amtlicher Anordnungen, hat die schwedische Bevölkerung Social Distancing, Homeworking für viele Arbeitnehmer und freiwilliges Homeschooling für ältere Schüler eingeführt. Personen über 70 wird empfohlen, Kontakte mit Fremden und geschlossene öffentliche Bereiche mit vielen Menschen zu meiden. Seit die anfangs hohe Sterblichkeit in dieser Altersgruppe zurückgegangen ist, liegt die Zahl der Covid-Toten konstant im niedrigen Bereich.

Nach meiner Beurteilung setzt das schwedische Modell, auch bei konsequentem Schutz der Risikogruppen, die Bevölkerung einem hohen Risiko aus, das nach derzeitiger Datenlage nicht zu verantworten ist. Da die Epidemie kaum gedämpft wird, könnte es jederzeit zu einem sprunghaften Anstieg schwerer und tödlicher Verläufe kommen. In diesem Fall gäbe es keine bereits etablierten Instrumente, um die Fallzahlen schnell wieder einzudämmen.

In den USA kam im Oktober 2020 aus dem Beraterstab des Präsidenten der Vorschlag einer möglichst schnellen Durchseuchung der Gesamtbevölkerung. Diese Strategie wäre hochgefährlich, weil die dortigen, im Vergleich zu Schweden weniger leistungsfähigen Gesundheitssysteme keinen effektiven Schutz der Älteren herstellen könnten. Zudem wäre wegen des schlechteren Gesundheitszustandes der Bevölkerung (insbesondere Übergewicht) mit einer höheren Sterblichkeit als in Skandinavien zu rechnen.

SMART

Die vierte, von mir favorisierte Strategie zielt darauf ab, die Bevölkerung in einen resilienten Zustand zu versetzen, wobei die Epidemie kontinuierlich in Phase II gehalten wird. Dies wird durch ein »SMART« genanntes Paket von fünf Maßnahmen ermöglicht (der Name setzt sich aus deren Anfangsbuchstaben zusammen).

Die Maßnahmen werden innerhalb eines Staates flächendeckend und kontinuierlich durchgeführt, es findet also keine Kleinstaaterei und kein Hoch- und Herunterfahren nach Fallzahlen statt. Sie sind so bemessen, dass eine übermäßige Zunahme von Neuerkrankungen verhindert wird, die Epidemie also in einem Gleichgewichtszustand (*steady state*) in Phase II bleibt.

SMART beinhaltet im Wesentlichen Angebote für den Einzelnen, mit denen er sein Verhalten den Risiken anpassen und sich eigenverantwortlich gegen Covid schützen kann. Dadurch können insbesondere Alte und Menschen mit besonderer Gesundheitsgefährdung ihr Infektionsrisiko selbst kontrollieren. Behördliche Anordnungen gibt es nur für Situationen, in denen den Gefährdeten ein Selbstschutz nicht ohne Weiteres möglich ist, der Einzelne also auf staatliche Hilfe angewiesen ist.

Damit reduziert SMART staatliche Einschränkungen auf ein Minimum. Restaurants, Theater und Schulen müssen nicht mehr damit rechnen, jederzeit geschlossen zu werden; Kinder können ohne Masken lernen, Sportvereine uneingeschränkt trainieren; und die Wirtschaft fährt wieder hoch auf Normalbetrieb, ohne den nächsten Lockdown fürchten zu müssen.

SMART basiert auf fünf Elementen:[*, 4]
- **S**chutz der Risikogruppen
- **M**asken im Alltag
- **A**erogene Übertragung vermeiden
- **R**eaktionsschnelle Nachverfolgung
- **T**ests für jedermann

Die Reihenfolge hat, abgesehen vom ersten Punkt, nichts mit der Priorität der Elemente zu tun; sie soll nur als Merkhilfe dienen.

Schutz der Risikogruppen

Der Schutz älterer Menschen und anderer Personen mit besonderem Risiko hat in der SMART-Strategie höchste Priorität. In Regionen mit guter Gesundheitsversorgung (wozu unter anderem die Ausbruchsgebiete Wuhan und Norditalien gehören) betraf der weit überwiegende Teil der Covid-Todesfälle Bewohner von Altenheimen, Patienten im Krankenhaus und pflegebedürftige Alte in häuslicher Betreuung.[5] Dies ist natürlich zum einen auf den schlechten Allgemeinzustand dieser Personengruppen zurückzuführen. Darüber hinaus ist nicht auszuschließen, dass in diesen Situationen die Infektionsdosis besonders hoch war. Bei der medizinischen Behandlung von Patienten mit Atemwegserkrankungen

---

[*] *Secure risk groups, wear Masks, Avoid airborne transmission, Rapid contact tracing, Tests for all.* Auszüge dieser Strategie wurden am 26. März und 6. Mai 2020 auf *ZEIT Online* veröffentlicht.

(zum Beispiel beim Absaugen von Sekret) entstehen feine Aerosole. Diese können hohe Virusmengen tief in die Lungen transportieren. Zudem werden Räume mit bettlägerigen Personen seltener gelüftet, wodurch sich dort höhere Virusmengen ansammeln können.*

Auch wenn die ursächlichen Zusammenhänge noch nicht geklärt sind, steht fest, dass das Sterbensrisiko (*case fatality ratio, CFR*) durch SARS-CoV-2 nicht höher ist als bei einer schweren Grippe, wenn man Menschen über 65 Jahren sowie Ausbrüche in Krankenhäusern, Alten- und Pflegeeinrichtungen herausrechnet. Dementsprechend verursachte Covid in europäischen Ländern keine messbare Übersterblichkeit (*excess mortality*)** mehr, nachdem die Ausbrüche in Krankenhäusern und Altenheimen deutlich reduziert werden konnten.

Der verbesserte Schutz hat einen hohen Preis. Wenn die Fallzahlen ansteigen, herrscht in Krankenhäusern in der Regel absolutes Besuchsverbot. Auch Insassen von Altenheimen dürfen teilweise keinen Besuch empfangen. Viele sehen ihre Angehörigen nur noch durch eine Schutzscheibe und verlassen kaum noch ihr Zimmer. Allein wohnende ältere Menschen wagen sich teilweise aus Angst vor Covid nur noch selten aus dem Haus. Depressionen und Altersdemenz nehmen zu.

---

* Ungewöhnlich hohe Anteile von Todesfällen wurden auch bei Covid-Ausbrüchen auf Kreuzfahrtschiffen beobachtet. Als mögliche Ursachen werden das höhere Durchschnittsalter der Passagiere oder besonders hohe Viruskonzentrationen in beengten Innenräumen vermutet.

** Zur Berechnung der Übersterblichkeit (*excess mortality*) wird der Zeitraum einer Infektionswelle mit ansonsten ähnlichen Perioden verglichen, in denen die betreffende Krankheit nicht vorkam. Die Zahl der zusätzlich pro 100 000 Einwohner gestorbenen Personen ist die *excess mortality* während der Infektionswelle. Bei Covid wurde kurz nach einer Infektionswelle auch Untersterblichkeit (*negative excess mortality*) beobachtet, weil Menschen nicht, wie sonst, aus anderer Ursache, sondern einige Wochen früher an Covid gestorben waren.

Die SMART-Strategie sieht zwei verschiedene Schutz-konzepte für Risikogruppen vor:

Für Insassen von Krankenhäusern, Pflege- und Altenhei-men müssen deren Betreiber einen möglichst vollständigen Schutz sicherstellen. Pflegekräfte, die oft unterbezahlt und unzureichend ausgebildet sind, werden konsequent fortge-bildet und außerdem regelmäßig auf Covid untersucht. Der Schutz der Mitarbeiter muss auch deren Familien einbezie-hen, die nicht selten unter prekären Verhältnissen leben. Be-sucher weisen ein aktuelles Testergebnis vor oder machen an der Pforte einen Schnelltest.

Die Tests und ein intelligentes, möglichst wenig ein-schränkendes Schutzkonzept werden Geld kosten. Doch die Risikogruppen hinter Plexiglasscheiben einzusperren, ihnen soziale Kontakte zu verbieten und weitere mittelalter-lich anmutende Methoden haben in einer Demokratie des 21. Jahrhunderts nichts zu suchen.

Für alle anderen Risikopersonen stellt der Staat die not-wendigen Hilfsmittel bereit, damit sie sich in dem Maße schützen können, wie sie es selbst für erforderlich hal-ten – hier setzt die SMART-Strategie bewusst auf Eigenver-antwortung. Dazu gehören jederzeit verfügbare Schnelltests für Verwandte und Freunde, die zu Besuch kommen wollen. Wenn die Zahl der Infizierten in einer Region hoch ist, sollten Menschen über 65 Jahren beim Einkaufen und in öffentlichen Verkehrsmitteln eine FFP2-Atemschutzmaske tragen. Bei richtiger Anwendung können diese eine Covid-Infektion mit hoher Zuverlässigkeit verhindern.

Abgesehen vom Alter gibt es weitere Faktoren, die statis-tisch mit einem erhöhten Sterberisiko korrelieren. Allerdings steigt keineswegs mit jeder Atemwegs- oder Herzkreislauf-erkrankung, jedem bösartigen Tumor und jedem Diabetes das Risiko für schwere Covid-Verläufe – sonst müsste wahrschein-lich die Hälfte aller Mitteleuropäer zu den »Risikopersonen«

gerechnet werden. Anhand neuerer Studien kristallisiert sich heraus, dass die wichtigsten Risikofaktoren Störungen der angeborenen Immunantwort und der Blutgerinnung sind. Beides hängt zusammen, weil Entzündungen der Blutgefäße die Gerinnung aktivieren. Diese ungünstigen Faktoren treten in der Bevölkerung unter 65 Jahren selten auf. Befürchtungen, wonach auch gut eingestellter Diabetes oder Bluthochdruck, Asthma unter effektiver Prophylaxe oder Krebs im Frühstadium das Sterberisiko bei einer Infektion mit SARS-CoV-2 erheblich erhöhen würden, dürften deshalb unbegründet sein.

Dagegen gibt es eine ernst zu nehmende Gefahr, von der viele nicht einmal wissen, dass es sich medizinisch gesehen um eine Krankheit handelt: Die Fettsucht ist, daran lassen die vorliegenden Daten keinen Zweifel, der häufigste Risikofaktor für Covid-Todesfälle bei den unter 65-Jährigen.[6] Dies hat wahrscheinlich mehrere Ursachen. Fettleibige haben, wegen der bereits erwähnten Störungen der Blutgerinnung, von Haus aus eine erhöhte Thromboseneigung. Zusätzlich ist die Aktivität der Fresszellen des Immunsystems erhöht, weil sie verbrauchtes Fett abräumen müssen; dadurch befindet sich der Körper in einem ständigen Entzündungszustand, ähnlich wie bei Menschen im hohen Alter.[7] Wahrscheinlich ist auch die Funktion der immunologischen Organe, wie Milz und Lymphknoten, durch eingelagertes Fettgewebe gestört. Schließlich drückt der Bauch das Zwerchfell nach oben, wodurch die unteren Lungenpartien schlechter belüftet werden. Bei Covid entsteht dadurch schneller ein lebensgefährlicher Sauerstoffmangel. Insbesondere in den USA hat dies verheerende Folgen. Dort sind 40 Prozent der Erwachsenen fettsüchtig, haben also einen *body mass index* (BMI*)

---

* Der BMI gibt das Verhältnis des Körpergewichts zur Körperoberfläche in kg/m² an. In Deutschland sind etwa 53 Prozent der Erwachsenen übergewichtig (BMI ≥ 25), davon sind etwa 24 Prozent fettleibig (BMI ≥ 30).

von mindestens 30. Weitere 32 Prozent der Amerikaner sind übergewichtig.[8]

In Deutschland würde Covid keine Übersterblichkeit verursachen, wenn Personen über 70, Fettleibige sowie Menschen mit schweren Herzkreislauf-, Atemwegs- oder Stoffwechselerkrankungen sich besonders gegen Infektionen schützten. Wegen der erhöhten Thromboseneigung sollten zudem Frauen im letzten Schwangerschaftsdrittel zur Risikogruppe gezählt werden.

Ob einer dieser Risikofaktoren vorliegt, wissen die Betroffenen in der Regel, oder sie sollten es mit dem Hausarzt klären. Die Entscheidung, wie vorsichtig er damit umgehen will, muss jeder für sich selbst treffen, so wie in anderen Lebensbereichen auch. So mancher Senior überquert trotz Gehbehinderung eine stark befahrene Straße, andere nehmen stets den Umweg bis zur Ampel auf sich. Kurzum: Der Staat muss die Voraussetzungen schaffen, damit sich seine Bürger gegen Gefahren schützen können. Inwieweit der Einzelne diese in Anspruch nimmt, sollte ihm selbst überlassen bleiben.

Masken im Alltag

Nirgendwo entzündet sich die Auseinandersetzung über Sinn und Unsinn der antiepidemischen Maßnahmen so lebhaft wie bei den Masken. Als ich mich zu Anfang der Pandemie für das Tragen von Masken im Alltag einsetzte (#keinheldohnemaske), hagelte es noch Kritik von allen Seiten: Masken seien nutzlos und sogar gefährlich, hieß es. Deutsche Politiker bezogen sich bei solchen Aussagen auf das Robert Koch-Institut und dieses sich wiederum auf die WHO. Bemerkenswerterweise waren es dann hauptsächlich engagierte Laien, die durch weltweite Initiativen schließlich ein Umdenken bewirkten.

Umgekehrt sind es jetzt wiederum in erster Linie Laien, die in Washington, Paris, Berlin und Tel Aviv gegen den

»Maskenzwang« protestieren. Dagegen ist sich die Wissenschaft inzwischen einig, dass der Stoff im Gesicht die Covid-Pandemie tatsächlich eindämmen kann.[9] Wie bei den anfänglichen Verharmlosungen des neuen Coronavirus stehen auch hier einige Gesundheitsbehörden vor dem Problem, dass Teile ihrer mittlerweile widerlegten Aussagen über die angebliche Sinnlosigkeit des Maskentragens jetzt von Maskenmuffeln ins Feld geführt werden.

Sehen wir uns also an, wann eine Maskenpflicht im Alltag sinnvoll ist – und wann die Politik darauf besser verzichten sollte.

Wie wohl mittlerweile jedes Kind auf diesem Planeten weiß, gibt es unterschiedliche Arten von Masken. Eine heißt in Deutschland »FFP-Maske«. Sie wurde eigens konstruiert, um ihren Träger vor Schadstoffen zu schützen. Sie schließt dicht mit dem Gesicht ab (Bartträger sollen sich vor der Benutzung rasieren). Je nachdem, wie viele feinste Partikel zurückgehalten werden, trägt sie die Bezeichnung »FFP2« oder »FFP3«.* Daneben gibt es den aus Vorabendserien bekannten, meist hellblauen »OP-Mundschutz« aus mehrlagigem Vliesstoff mit biegsamer Nasenklammer; amtlich heißt er »Mund-Nasen-Schutz« (MNS). Damit alles seine Ordnung hat, unterscheiden die deutschen Behörden davon noch einmal die »Mund-Nasen-Bedeckung« (MNB), womit die aus verschiedenen Materialien selbst hergestellten, nicht genormten Alltagsmasken (*community masks*) gemeint sind.

Welche Maske schützt nun wen vor Viren?

Zur Beantwortung dieser Frage müssen wir uns die verschiedenen Übertragungswege des neuen Coronavirus genauer ansehen.

---

* Hier werden Atemschutzmasken der Stufen FFP2 und FFP3 als »FFP-Masken« bezeichnet.

SARS-CoV-2 wird, wie sein Verwandter SARS-CoV, einerseits durch größere Tröpfchen* weitergegeben, die hauptsächlich beim Husten und Niesen, in geringerem Umfang aber auch beim Sprechen und Singen entstehen. Diesen Übertragungsweg nennt man *Tröpfcheninfektion*. Unter gewöhnlichen Bedingungen fliegen die schleimigen Kügelchen nicht weiter als zwei Meter und sinken rasch zu Boden. Eine Ansteckung setzt voraus, dass sich zwei Gesichter frontal gegenüberstehen und Sekret in den Mund, die Nase oder die Augen des Gegenübers gelangt. Bei einem Gesichtsabstand** über zwei Meter ist das Risiko vernachlässigbar.

Vor dieser Art der Übertragung schützt naturgemäß jede halbwegs dichte Bedeckung von Mund und Nase – und zwar in beide Richtungen, das heißt ihren Träger und dessen Gegenüber. Wenn Flüssigkeit auf dem Stoff landet, gelangt sie nicht weiter (sofern die Maske nicht durchnässt ist). Das gilt auch für feine Tröpfchen, weil diese durch Verwirbelung an die Stofffasern gelangen und dort hängen bleiben***. Zur Vermeidung von Tröpfcheninfektionen genügt im Alltag deshalb eine gut sitzende Baumwollmaske oder ein einfacher OP-Mundschutz.

Wie vollständig Viren zurückgehalten werden, hängt natürlich von der Art der Maske ab. Im medizinischen Bereich

---

* Gemeint sind Tröpfchen von mehr als 5 μm (Tausendstel Millimeter) Größe. Diese Grenze wurde gewählt, weil Partikel unter 5 μm bis in die feinsten Verzweigungen der Lunge (die Alveolen) vordringen können. Bei exzessivem Husten oder lautem Schreien können solche Tröpfchen auch weiter als 2 m fliegen, dies ist für epidemiologische Überlegungen jedoch nicht relevant.

** Der »Gesichtsabstand« bezieht sich hier auf die Situation, wenn sich zwei Personen von Gesicht zu Gesicht (*face to face*) frontal gegenüber sind, zum Beispiel in einem Gespräch. Ein kurzes, wortloses Vorbeigehen ist in diesem Sinne kein Gesichtskontakt.

*** Wegen der Verwirbelung und anschließenden Adhäsion können Stoffe auch Tröpfchen festhalten, die deutlich kleiner als ihre Porengröße sind und von der Größe her eigentlich durchdringen müssten.

kommen für den Umgang mit Covid-Patienten nur FFP-Masken infrage. Dagegen erfüllen im Alltag gut sitzende Baumwollmasken etwa genauso zuverlässig ihren Zweck wie OP-Masken.

Daneben erzeugt jeder Mensch mit der Luft, die er ausatmet, auch sehr feine Tröpfchen, die nicht zu Boden sinken, sondern einen Nebel bilden. Unter welchen Bedingungen besonders viel Nebel entsteht, ist nicht genau bekannt. Wahrscheinlich spielen dabei die Stimmbänder eine Rolle, sodass lautes Singen und Schreien besonders gefährlich sein dürften. Dieser Nebel ist für die *aerogene Infektion* verantwortlich.* Die sehr kleinen Tröpfchen werden nur durch FFP-Masken effektiv zurückgehalten (bei der Schutzklasse FFP2 zu etwa 95 Prozent), sie werden deshalb im medizinischen Bereich zum Schutz des Personals benötigt. OP- und Alltagsmasken schützen ihre Träger dagegen kaum vor aerogenen Infektionen, weil ein Teil der Atemluft ständig an ihnen vorbeiströmt, und im Gegensatz zu den größeren Tröpfchen kann Nebel problemlos um den Stoff herumströmen. Diese nackte physikalische Tatsache hat zahlreichen Schwestern, Pflegern und Ärzten das Leben gekostet, weil ihnen keine FFP-Masken zur Verfügung gestellt wurden.

Die aerogene Infektion gilt als Ursache des Superspreadings. In geschlossenen Räumen mit wenig Zirkulation können sich Viren über mehrere Minuten in der Luft halten. Höchstwahrscheinlich können auch einfache Masken Superspreading-Ereignisse verhindern, weil ausgeatmete Feuchtigkeit zum Teil daran hängen bleibt und der Nebel sozusagen »um die Ecke« muss, um nach außen zu gelangen.

---

* Die feinen Tröpfchen verdunsten schnell, wobei »Infektionskerne« übrig bleiben. Das sind kleinste Partikel, die aus zusammengeklebten Viren und Bestandteilen des Speichels bestehen. Diese Infektionskerne schweben, wie Zigarettenrauch, lange in der Luft.

Wenn ein Infizierter laut singt oder schreit, reduzieren OP- oder Alltagsmasken die Virusfreisetzung. Wie groß dieser Effekt tatsächlich ist, wurde noch nicht untersucht. Immerhin gab es bislang noch kein Superspreading-Ereignis, bei dem die vermutete Quelle eine Maske getragen hat.

Neben allen guten Gründen könnten die Gesichtsbedeckungen für ihre Träger noch einen weiteren Vorteil haben: Sie halten anfliegende Viren zwar nicht vollständig ab, reduzieren aber deren Dosis deutlich. Dies könnte – so eine unter Virologen heiß diskutierte Idee – einen ähnlichen Effekt wie die Variolation haben: Es ist nicht auszuschließen, dass sehr geringe Virusmengen nur leichte Covid-Erkrankungen bewirken, die womöglich kaum bemerkt werden. Dadurch, so die hoffnungsvolle Spekulation, könnten weit mehr Menschen bereits jetzt gegen das neue Coronavirus immunisiert worden sein als bislang bekannt.[10] Bewiesen ist das freilich noch lange nicht. Aber gegen schöne Träume sind selbst nüchterne Wissenschaftler nicht immun.

Nicht unerwähnt bleiben soll der dritte Übertragungsweg, der ohne Frage des reinlichen Deutschen größter Albtraum ist. Wenn ein mehr oder minder großer Batzen ausgehustetes Sekret nicht auf den Schleimhäuten des Gegenübers gelandet ist, gibt es für ihn noch eine zweite Chance, ans Ziel zu gelangen: Dazu muss der Getroffene den Blindgänger sich selbst in die Augen, die Nase oder den Mund reiben. Diese (insbesondere bei Kindern häufige) Art der Übertragung heißt *Schmierinfektion*. Sie funktioniert theoretisch auch über Griffe und andere Oberflächen sowie durch den Händedruck, der inzwischen nicht nur unter Krankenhaushygienikern verpönt ist. Allerdings muss es sich schon um ein kapitales Projektil handeln, damit darin eine ausreichende Anzahl Viren lange genug überlebt, um quasi über Bande ans Ziel zu gelangen. Ein hoch kontagiöses, hervorragend über die Atemwege übertragenes Virus wie SARS-CoV-2 hat solche

Umwege gar nicht nötig. Als Arbeitshypothese für die Planung antiepidemischer Maßnahmen darf vermutet werden, dass deutlich weniger als zehn Prozent der Ansteckungen auf Schmierinfektionen zurückzuführen sind.

Wie die Steigerungsraten beim Absatz von Seifen und Desinfektionsmitteln belegen, wird die Bedeutung von Schmierinfektionen bei Covid deutlich überschätzt. Immerhin sind sich die Fachleute dahingehend einig, dass jede Art von Masken auch dieses Ansteckungsrisiko senkt, weil das unbewusste Anfassen von Nase und Mund durch deren Tragen unterbunden wird.

Angesichts dieser Erkenntnisse lässt sich die Frage pragmatisch beantworten, wann es sinnvoll ist, Masken zu tragen, und wann nicht: Für Menschen mit erhöhtem Risiko sind dringend *FFP-Masken* zu empfehlen, wenn sie Kontakt zu Personen haben, die ansteckend sein könnten. Im Gegensatz zu Heimbewohnern müssen sich Risikopersonen zu Hause selbst schützen. Wenn sie zum Einkaufen gehen, mit öffentlichen Verkehrsmitteln unterwegs sind oder Besuch bekommen, sollten sie eine FFP2-Maske tragen. Auch bei guter Gesundheit ist dies ab einem Alter von 70 Jahren generell zu empfehlen. Wer jünger ist und ernst zu nehmende Risikofaktoren hat, mag sich, gegebenenfalls nach Beratung mit dem Hausarzt, schon früher für diesen sicheren Weg entscheiden.

Dabei spielt es durchaus eine Rolle, wie viele Fälle es in der jeweiligen Region gibt. Ein Großstädter in einem Hotspot muss vorsichtiger sein als jemand, der in einer ländlichen Gegend mit weniger als fünf wöchentlichen Neuerkrankungen pro 100 000 Einwohner lebt. Die *individuelle* Orientierung am konkreten aktuellen Risiko ist einer der wesentlichen Unterschiede zwischen SMART und der bisherigen staatlichen, oft zu pauschalen Steuerung der Gegenmaßnahmen.

Alltags- und OP-Masken sind dann sinnvoll, wenn bei einem Gesichtskontakt der Mindestabstand von zwei Metern nicht eingehalten werden kann oder in Innenräumen die Gefahr des Superspreadings besteht (dazu gleich mehr). Im ersten Fall können sie für Tröpfcheninfektionen, im zweiten für aerogene Infektionen das Risiko vermindern, aber nicht ausschließen. Risikopersonen sollten sich daher lieber auf die FFP-Variante verlassen.

Demgegenüber gibt es eine lange Liste von Situationen, in denen die Maskenpflicht epidemiologisch nichts bringt und daher abgeschafft gehört: Masken im Freien sind überflüssig, wenn zwei Meter Gesichtsabstand eingehalten werden. Das ist nahezu in allen Alltagssituationen der Fall. Extremes Face-to-Face-Gedränge, etwa in engen Gassen voller Leute, auf gut besuchten Weihnachtsmärkten oder den Terrassen angesagter Clubs, muss man in Corona-Zeiten ohnehin verhindern, etwa durch Einbahnverkehr oder eine Begrenzung der Besucherzahlen. Für die generelle Maskenpflicht in Städten der USA, in Paris, Polen und der Slowakei, auf den Plätzen der bayerischen Landeshauptstadt oder gar – wie in Italien diskutiert – im gesamten Land gibt es jedoch keinerlei wissenschaftliche Begründung.

Ebenso unsinnig ist das Verbot von FFP-Masken mit Ausatemventilen in Flugzeugen.[11] Dadurch gelangt zwar ein Teil der feinen Aerosole nach außen (der Rest wird von der Maskeninnenseite adsorbiert). Doch auch an OP- oder Alltagsmasken strömt insbesondere beim Ausatmen so viel Luft vorbei, dass aerogene Infektionen nicht sicher verhindert werden können. Alle Masken, auch die mit Ventil, schützen die Umgebung vor Tröpfcheninfektionen. FFP-Masken sind zum Schutz von Risikopersonen in Verkehrsmitteln unabdingbar. Gerade Ältere und Menschen mit schweren Atemwegserkrankungen sind auf die Ventile angewiesen – sie können sonst die dicht schließenden Schutzmasken nicht stundenlang tragen.

Aerogene Übertragung vermeiden[*]

Im Freien sind aerogene Übertragungen so unwahrscheinlich, dass sie in der Risikobewertung vernachlässigt werden können. Auch vereinzelte Tröpfcheninfektionen, zum Beispiel nach zu engem Gesichtskontakt, spielen hier für das Infektionsgeschehen insgesamt keine Rolle. Ob man sich diesem Restrisiko aussetzt, sollte jeder individuell für sich entscheiden. Wer zu einer Risikogruppe gehört oder aus anderen Gründen lieber besonders vorsichtig sein will, mag auf vollen Plätzen der Innenstadt, in gedrängten Warteschlangen an der Haltestelle und ähnlichen Situationen eine Maske tragen. Für eine allgemeine Maskenpflicht im Freien reicht die Gefährdung jedoch nicht aus – hier steht der Eingriff in die Grundrechte in keinem angemessenen Verhältnis zum medizinischen Nutzen.

Anders ist die Situation bei der aerogenen Übertragung in Innenräumen. Weil die Keime hier lange in der Luft schweben und über mehrere Meter getragen werden, könnte ein einziger Infizierter wahrscheinlich über hundert Menschen anstecken. Im Gegensatz zur Tröpfcheninfektion kann man dieser Gefahr weder ausweichen, noch kann man sich durch einfache Masken davor schützen. Die SMART-Strategie sieht deshalb vor, dass Situationen, in denen Superspreading eintreten könnte, bereits frühzeitig identifiziert werden und man sie gar nicht erst entstehen lässt. Dieses präventive Vorgehen unterscheidet sich vom

[*] In einer früheren Version dieser Strategie (*ZEIT online*, 6.5.2020) stand »A« noch für »Aufklärung des Infektionsgeschehens«. Inzwischen steht mit hinreichender Sicherheit fest, dass es aerogene Übertragungen sind, die bei Superspreading-Ereignissen das Infektionsgeschehen beschleunigen.

bisherigen reaktiven Ansatz, bei dem die Gesundheitsämter Superspreading-Ereignisse erst im Nachhinein feststellen und dann versuchen, die Infektionsketten nachzuverfolgen.

Die Bedingungen, unter denen Superspreading geschieht, sind noch nicht vollständig bekannt. Wahrscheinlich kommt es deshalb relativ selten vor, weil nur wenige Infizierte ausreichend hohe Virusmengen ausscheiden. Singen und lautes Schreien scheinen dies zu begünstigen. Im März 2020 erkrankten im US-Bundesstaat Washington nach einer Probe 53 von 61 Mitgliedern eines Kirchenchors, zwei von ihnen starben.[12] In den folgenden Monaten wurden weltweit mindestens acht weitere Superspreading-Ereignisse im Zusammenhang mit Chorproben registriert; in keinem der Fälle hatten die Sänger Masken getragen. Eine alpenländische Variante des Superspreadings ereignete sich im September in der Schweiz: Bei einer Indoor-Aufführung des Jodel-Musicals »Uf immer und ewig« waren mehrere Künstler mit SARS-CoV-2 infiziert, 94 Neuerkrankungen sollen auf das Konto des munteren Jodelabends gehen.[13]

Von entscheidender Bedeutung ist die räumliche Situation. Nach derzeitigen Erkenntnissen kommt Superspreading nur in *geschlossenen Räumen* vor, wenn sich darin *viele Menschen* über einen *längeren Zeitraum* aufhalten und *keine massive Frischluftzufuhr* besteht. Die häufigen Superspreading-Ereignisse in Kühlhäusern deuten darauf hin, dass Rezirkulation und Kühlung der Innenluft unter diesem Aspekt besonders gefährlich sein könnten.

Auch wenn noch nicht alle Einzelheiten erforscht sind, kann man für die praktische Seuchenbekämpfung recht konkrete Rahmenbedingungen angeben, die ein Superspreading begünstigen. Als Ausgangswert geht die SMART-Strategie davon aus, dass die Gefahr von Superspreading besteht, wenn sich 20 oder mehr Personen in einem Raum befinden, sofern nicht für jede Person mindestens 120 Kubikmeter Frischluft pro Stunde zur Verfügung stehen*. In der Praxis wird diese Frischluftrate nur ausnahmsweise zu realisieren sein. In einem Fernsehstudio von 600 Quadratmeter Grundfläche und zehn Meter Höhe beispielsweise können 50 Personen eine Stunde lang arbeiten, auch wenn die Klimaanlage keine Frischluft zumischt. In einem Geschäft von 480 Quadratmeter Grundfläche und fünf Meter Höhe muss die Luft bereits dreimal pro Stunde vollständig gewechselt werden, wenn sich 60 Personen darin aufhalten – dies wäre mit moderner Lüftungstechnik gerade noch zu schaffen. Dagegen müsste ein typisches Klassenzimmer mit 25 Schülern auf 50 Quadratmetern Grundfläche und bei drei Metern Deckenhöhe alle drei Minuten vollständig gelüftet werden – das ist bei einem halbwegs normalen Schulbetrieb vollkommen unrealistisch. Unterrichtsräume sind gerade in den Wintermonaten für Superspreading prädestiniert, sofern die Schüler nicht bei geöffneten Fenstern mit Mantel und Schal die Bank drücken.

Bei Veranstaltungen ab 20 Personen muss deshalb generell bereits im Vorfeld das Risiko für Superspreading abgeschätzt werden. Beispielsweise sind im Publikumsbereich von Fußballstadien nur geschlossene Räume wie Toiletten, Souvenirshops und VIP-Lounges relevant. Außenbereiche und auf natürliche Weise belüftete Durchgänge spielen keine Rolle. In Bereichen, in denen die Gefahr eines Superspreadings besteht, muss dagegen Maske getragen oder vorab auf Covid getestet werden.

---

* In einer Gruppe unter 20 Personen wäre ein Superspreading zwar möglich, würde aber im Ergebnis eine relativ geringe Fallzahl bedeuten, da auch beim Superspreading nur ein Teil der exponierten Personen angesteckt wird. Die Schwelle für die Notwendigkeit eines staatlichen Eingriffes ist hier meines Erachtens nicht erreicht.

Reaktionsschnelle Nachverfolgung

Die Nachverfolgung von Infektionsketten ist eines der klassischen Instrumente zur Eindämmung von Epidemien. Wenn die Gesundheitsbehörde einen neuen Covid-Fall feststellt, befragt sie ihn nach Personen, mit denen er zuletzt engeren Kontakt hatte. Wichtig ist insbesondere der Zeitraum von kurz vor Auftreten der Symptome bis zum fünften Tag der Erkrankung, weil in dieser Periode die Ansteckungsfähigkeit in der Regel am höchsten ist. Falls das Gesundheitsamt eine Infektion als hinreichend wahrscheinlich ansieht, erhält die Kontaktperson eine Quarantäneverfügung* und muss, je nach nationalen Vorschriften, für 10 bis 14 Tage zu Hause bleiben. In Deutschland kann nach der im Oktober 2020 geltenden Rechtslage die Quarantäne abgebrochen werden, wenn ein frühestens nach fünf Tagen durchgeführter PCR-Test negativ war.

Schwieriger ist in der Regel die Klärung der Frage, wo der »bestätigte Fall«, wie ein Infizierter im Behördenjargon heißt, sich selbst angesteckt hat. Die Inkubationszeit von Covid dauert ungefähr fünf Tage, und danach vergeht nicht selten eine weitere Woche, bis das Gesundheitsamt informiert wird**. Sofern der Fall nicht sowieso bereits weiß, von wem er sich das Virus geholt hat, bleibt die Nachverfolgung meistens erfolglos – mit einer wichtigen Ausnahme: Wenn innerhalb weniger Tage eine große Zahl von Fällen auftaucht, die einen offensichtlichen gemeinsamen Bezug haben – etwa

---

* Das Robert Koch-Institut hat für Kontaktpersonen drei Kategorien (I bis III) festgelegt. Für die Quarantäneanordnung maßgeblich ist ein Abstand von weniger als 1,5 Meter für mindestens 15 Minuten.[14]
** In Deutschland sind Ärzte und Angehörige anderer Heilberufe sowie unter anderem Leiter von Massenunterkünften (zum Beispiel Altenheime), Kitas und Schulen zur Meldung von Verdachtsfällen verpflichtet. Ein Verdacht besteht (Stand Oktober 2020), wenn eine Person mit Covid vereinbare Symptome aufweist und Kontakt mit einem bestätigten Fall hatte.

eine Hochzeitsfeier, dieselbe Schule, derselbe Arbeitgeber –, dann besteht der Verdacht auf einen zusammenhängenden Infektionsherd. Solche »Cluster« werden deshalb häufiger entdeckt und aufgeklärt als einzelne Infektionen. Cluster können, müssen aber nicht mit Superspreading zusammenhängen. Sie kommen beispielsweise auch in Wohnblöcken vor, in denen Menschen leben, die sich nicht allzu sehr um Corona-Maßnahmen scheren.

In Deutschland war die Nachverfolgung von Infektionsketten anfangs sehr erfolgreich. Dass die bayerischen Gesundheitsbehörden innerhalb weniger Tage alle 16 Fälle bei einem Autozulieferer isolierten, die Kontaktpersonen in Quarantäne brachten und damit sämtliche Infektionsketten unterbrachen, wurde international als Meisterleistung bewundert. Mittlerweile gelingt es den Gesundheitsämtern jedoch immer seltener herauszufinden, wo sich die Fälle angesteckt haben – obwohl die personelle und technische Ausstattung der Behörden deutlich verbessert wurde.

Der Hauptgrund dafür ist ein Phänomen, das ich als »Noise« (Rauschen) bezeichne (Abbildung 16). Zu Beginn der Epidemie gab es in Deutschland vereinzelte Infektionsherde, die meist von importierten Fällen ausgingen. Da Cluster leichter zu finden sind als Einzelinfektionen, wurden diese größtenteils identifiziert und durch Isolierung und Quarantäne trockengelegt. Allerdings bleiben in solchen Fällen oft einzelne Infektionen unentdeckt, insbesondere wenn die Mitglieder des Clusters zum Beispiel nicht bei derselben Firma arbeiten oder auf andere Weise zusammenhängen. Daneben gibt es auch einzeln auftretende Fälle mit harmlosem Verlauf, die nicht als Covid erkannt werden und deshalb bei der Nachverfolgung durchs Raster fallen. Deshalb nehmen vereinzelte Infektionen und kleine Infektionsherde im Laufe der Monate zu. Neben den großen Clustern, die sich wegen ihrer Auffälligkeit dem Gesundheitsamt quasi von selbst melden, entsteht so ein immer stärkeres Hintergrundrauschen (engl. *noise*) von Einzelinfektionen. Dieser Noise-Effekt wurde in den Sommermonaten des Jahres 2020 durch Urlaubsrückkehrer verstärkt, die sich im Ausland angesteckt hatten und deshalb reihenweise Einzelherde legten. Mit der Nachverfolgung sehr vieler kurzer Infektionsketten sind die Behörden jedoch überfordert.

Eine weitere beunruhigende Entwicklung ist die Abnahme der Akzeptanz der Corona-Maßnahmen bei erheblichen Teilen der Bevölkerung. Da genau diese Menschen überdies dazu tendieren, bei leichten Verläufen nicht zum Arzt zu gehen und ihre Infektion zu ignorieren oder zu verheimlichen, nimmt der Noise noch weiter zu.

Teile der Bevölkerung stellen zudem den Sinn von Isolations- und Quarantänemaßnahmen infrage und haben Angst vor weiteren Restriktionen. Die Bereitschaft, dem Gesundheitsamt mögliche Infektionsquellen – die häufig im Bekannten- oder Familienkreis zu suchen sind – zu nennen, ist hier längst nicht immer vorhanden. Deshalb werden zunehmend auch größere Cluster nicht erkannt oder erst dann, wenn sie bereits zahlreiche Metastasen gestreut haben. Ohne eine grundlegende Strategieänderung wird die Nachverfolgung – eine der wichtigsten Waffen in der bislang halbwegs erfolgreichen deutschen Pandemiebekämpfung – stumpf werden.

Mit SMART werden Veranstaltungen, bei denen ein theoretisches Risiko für Superspreading besteht, bereits präventiv identifiziert. Dadurch sollen potenzielle Ausbrüche erkannt werden, *bevor* sie zu größeren Clustern herangewachsen sind. Für Zusammenkünfte ab 20 Personen im Innenbereich, bei denen aufgrund der (vorhin beschriebenen) Lüftungsverhältnisse ein Risiko für Superspreading besteht, wird eine Erfassung durch den Veranstalter vorgeschrieben. Diese registrieren die Teilnehmer in eigener Verantwortung und bewahren die Daten für 30 Tage auf.

ABBILDUNG 16: »NOISE-EFFEKT«

*In der Darstellung wurde zur Vereinfachung nicht berücksichtigt,
dass die Fälle nach einer Weile gesunden oder sterben.
Für die Erläuterung des Prinzips ist dies nicht von Bedeutung.*

WOCHE 1:

Sechs importierte Initialfälle, die unterschiedlich viele Personen angesteckt haben.

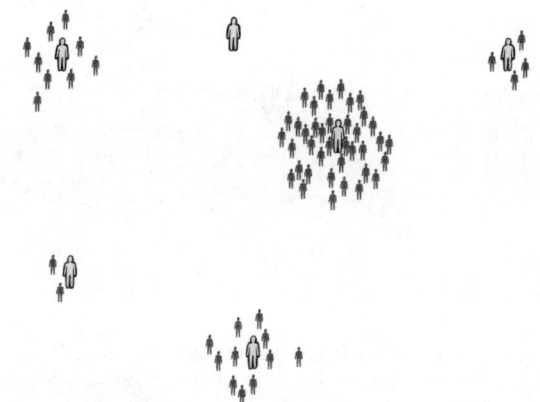

WOCHE 2:

Das Gesundheitsamt hat den Superspreader und einen weiteren Ausbruch entdeckt und isoliert. Dabei wurden einzelne Fälle übersehen. Zwei neue Initialfälle sind dazugekommen.

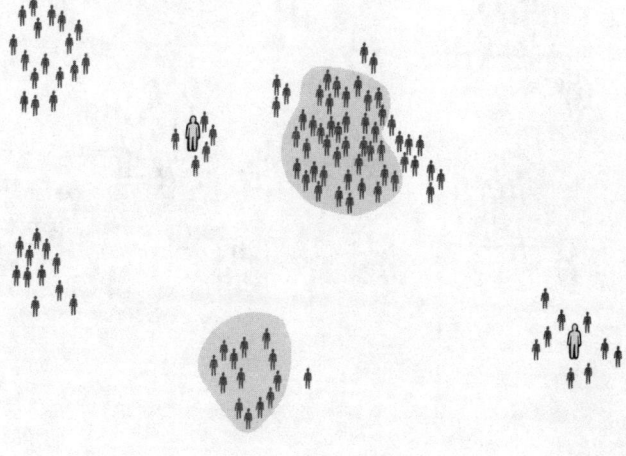

WOCHE 3:

Drei neue Fälle sind dazugekommen. Die anderen haben sich weiter
vermehrt.

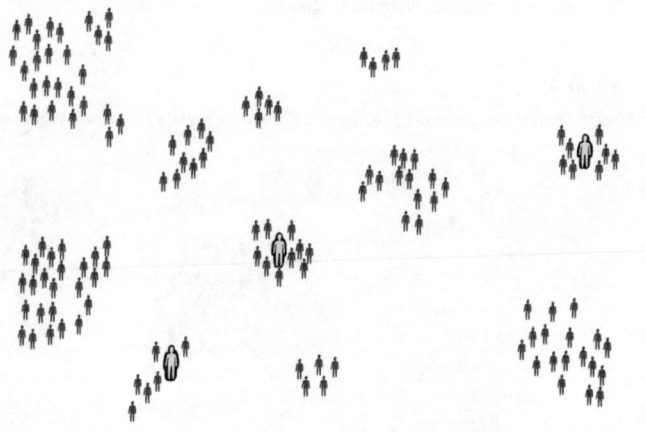

WOCHE 4:

Das Gesundheitsamt hat drei Ausbrüche entdeckt und isoliert. Dabei sind, wie immer,
einzelne Fälle übersehen worden. Nach den Ferien sind viele neue Initialfälle eingereist,
einige davon sind bereits paarweise bzw. zu dritt im Urlaub infiziert.

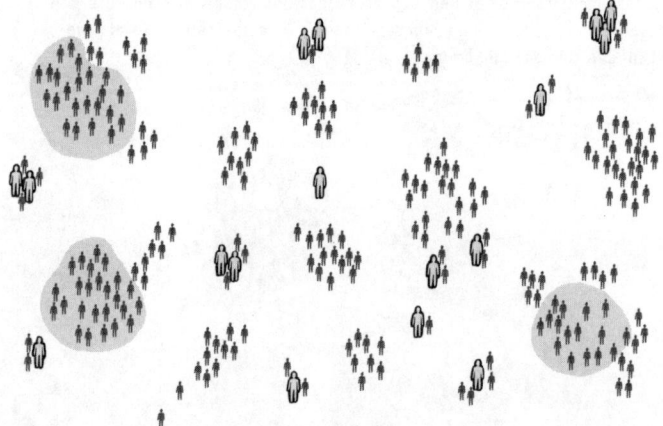

WOCHE 5:

Die Ferienzeit geht zu Ende, die Zahl der importierten Initialfälle geht wieder zurück. Aufgrund kleiner, nicht erkannter Ausbrüche und der vom Gesundheitsamt bei der Isolierung übersehenen Einzelfälle ist eine diffuse Verteilung »Noise« entstanden. Hier hat das Gesundheitsamt keine Chance mehr, Ausbrüche effektiv einzugrenzen und zu isolieren.

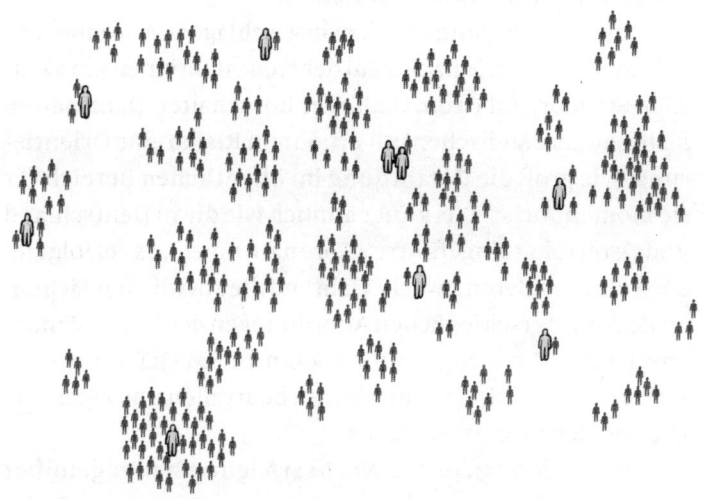

Die dafür erforderliche Smartphone-Anwendung ist simpel. Sie könnte auf existierende Applikationen aufsetzen, die bereits für die Erfassung in Gaststätten verwendet werden. Wenn ein Teilnehmer positiv auf Covid getestet wird, löst er einen Alarm aus, der die anderen Gäste warnt.

Die Registrierung der Teilnehmer beim Veranstalter ist verpflichtend. Die Positivmeldung des Betroffenen an die anderen ist dagegen freiwillig, und sie wird auch freiwillig von ihm ans Gesundheitsamt übermittelt (in diesem Punkt unterscheidet sich das Verfahren nicht von der deutschen »Corona-Warn-App«). Ausnahmen könnten beispielsweise bei betrieblichen Veranstaltungen, bei Kongressen, in Hotels oder Gaststätten auf privatrechtlicher Basis vereinbart werden. Auf großen Betriebsgeländen, in Sportstadien, bei Messen und ähnlichen Veranstaltungen kann die Applikation mit Abstandsmessungen kombiniert werden, sodass im Alarmfall nur jene gewarnt werden müssen, die sich im nächsten Umkreis des Infizierten aufhielten.*

Zusätzlich könnte die hier vorgeschlagene App eine Ampel enthalten, die je nach Zahl der Neuinfektionen am aktuellen Standort auf Grün, Gelb oder Rot schaltet. Dann hätten insbesondere Menschen mit erhöhtem Risiko eine Orientierung, wie groß die Gefährdung im öffentlichen Bereich für sie momentan ist. Das klingt ähnlich wie die in Deutschland und Österreich eingeführte »Corona-Ampel«, es verfolgt jedoch einen anderen Zweck: Während die staatlichen Lichtsignale die unterschiedlichen Anordnungen der Bundesländer unter einen Hut bringen sollen, kann die SMART-Ampel den Bürgern helfen, ihr Risiko *selbst* zu beurteilen und eigenverantwortlich zu entscheiden.

Die *reaktionsschnelle Nachverfolgung* hat gegenüber dem bisherigen Vorgehen mehrere Vorteile. Durch die präventive Erfassung erfolgt die Warnung unmittelbar, nachdem der erste Teilnehmer einer Veranstaltung positiv getestet wurde. Dadurch wird gegenüber der nachträglichen Ermittlung durch die Gesundheitsämter wertvolle Zeit gewonnen und die Ausbreitung von Infektionen im Frühstadium gestoppt.

Zweitens sollte die Akzeptanz dieses Verfahrens auch in Bevölkerungsgruppen hoch sein, die ihre Daten nicht weitergeben wollen oder aus anderen Gründen nicht gerne mit Behörden kooperieren. Zum hier zur Registrierung

---

* Für Proximitätsbestimmungen sind Smartphones oder spezielle *proximity fobs* geeignet, die in der Regel mit Bluetooth oder Ultrabreitband arbeiten. Bei Veranstaltungen kann ihre Anwendung vertraglich geregelt werden und ist auf deren Ort und Zeit beschränkt.

verpflichteten Veranstalter – beispielsweise dem Brautpaar bei einer Hochzeit, dem Wirt eines Stammlokals oder dem Trainer im Fitnessclub – haben in der Regel auch Personen Vertrauen, die die Corona-Regeln als staatliche Gängelung empfinden. Zugleich sollte das Verantwortungsgefühl für Verwandte und Freunde, aber auch für Besucher des jeweiligen Clubs oder Restaurants stärker ausgeprägt sein als beim anonymisierten Verfahren des Gesundheitsamts.

Die sogenannte »Corona-Warn-App« der deutschen Bundesregierung und ähnliche, ebenfalls auf der Schnittstelle von Apple und Google basierende Anwendungen sind zu einer vergleichbar effektiven Warnung nicht in der Lage. Sie führen Abstandsmessungen mittels Bluetooth durch und geben einen nachträglichen Alarm aus, wenn das Smartphone eines Infizierten innerhalb einer Stunde insgesamt mindestens zehn Minuten näher als 1,5 Meter war.[15] Bereits diese Kriterien – 1,5 Meter für zehn Minuten – entsprechen nicht dem epidemiologischen Kenntnisstand zu Covid. Ein achtloser Zeitgenosse, der seinem Mitmenschen unvermittelt ins Gesicht hustet, kann diesen innerhalb einer Sekunde anstecken, und zwar auch aus 2 oder 2,5 Metern. Die aerogene Übertragung, die wahrscheinlich für einen Großteil der Infektionen verantwortlich ist, kann auch von einem Kranken ausgehen, der in der anderen Ecke des Raumes vor sich hin hüstelt und durch die Corona-Warn-App nicht erfasst wird. Ebenfalls nicht erfasst wird der beherzte Griff zum Glas des Nachbarn an der Bar.

Die Corona-Warn-App schlägt andererseits auch an, wenn zwei Personen mit dem Rücken zueinander standen, FFP-Masken trugen oder durch eine Plexiglasscheibe getrennt waren. Hierdurch kommt es zu Fehlalarmen, die den für die Nachverfolgung zuständigen »Containment Scouts« der Gesundheitsämter sinnlose Arbeitsstunden bescheren. Davon abgesehen ist die Abstandsmessung bei Bewegung und in Innenräumen aufgrund von Reflexionen und anderen technischen Problemen einigermaßen ungenau.[16] Und schließlich ist der Nutzen der App dadurch begrenzt, dass sie lediglich von einem Sechstel der deutschen Bevölkerung heruntergeladen wurde. In diesem mit modernen Smartphones ausgestatteten Sechstel sind über 70-jährige Risikopersonen, Corona-Kritiker und für das Thema schwer zu sensibilisierende Problemgruppen deutlich unterrepräsentiert. Die Wahrscheinlichkeit, dass diese App in der derzeitigen Version ihrem Besitzer oder anderen das Leben rettet, ist deshalb gering.

Tests für alle

Die fünfte Säule der SMART-Strategie betrifft eine Technologie, die von der WHO lange verschmäht und von den großen Pharmafirmen sträflich vernachlässigt wurde: Antigen-Schnelltests. Obwohl ihre wissenschaftlichen Grundlagen bereits seit März 2020 in der Fachwelt bekannt waren,[17] führten die schnellen, preiswerten Nachweisverfahren bis vor Kurzem ein Schattendasein. Denn an der alles dominierenden PCR, dem »Goldstandard« der Virusdiagnostik, konnten die Hersteller prächtig verdienen. Die Anschaffung der notwendigen Maschinen und Laborstraßen kostet ein Vermögen, hinzu kommen die regelmäßigen Kosten für benötigte Chemikalien und Verbrauchsmaterial, die praktischerweise nur vom selben Hersteller bezogen werden können.

Weil die PCR spezialisierte Labore benötigt, verdienten sich auch Ärzte und Laborkonzerne goldene Nasen. Kein Wunder, dass die Big Player der Diagnostikindustrie kein Interesse an der Entwicklung billiger Einmal-Produkte hatten, mit denen jeder zu Hause innerhalb von gerade einmal 15 Minuten feststellen kann, ob er infektiös ist oder nicht. Dabei haben Epidemiologen bereits früh darauf hingewiesen, dass die Antigen-Schnelltests bei der Eindämmung der

Pandemie eine entscheidende Rolle spielen können.[18] Auch die – inzwischen offensichtlichen – Kapazitätsengpässe bei der aufwendigen PCR-Diagnostik wurden schon lange vorhergesagt.[19]

Die Europäische Seuchenbehörde ECDC listete bereits am 1. April 2020 zehn Antigen-Tests kleinerer Hersteller auf, die nach EU-Regularien mit dem CE-Kennzeichen zertifiziert und für die Labordiagnostik zugelassen waren. Die ECDC erkannte sofort, dass diese neuen Tests trotz ihrer geringeren Messempfindlichkeit geeignet sind, ansteckende Personen zu identifizieren, und also bei der Eindämmung der Pandemie eine entscheidende Rolle spielen können. Die Antigen-Tests sollten deshalb schnellstens in europäischen Laboren überprüft und dann in der EU eingesetzt werden, so der Plan der ECDC.

Doch daraus wurde nichts. Die global agierenden Diagnostika-Konzerne Roche, Abbott, Becton Dickinson und Co setzten weiter auf die ertragreichen PCR-Tests. Die Schnelltests kamen erst im September auf den Markt, als sich die Produktion der PCR-Maschinen und der dazugehörenden Reagenzien kaum noch steigern ließ. Auch die Diagnostiklabore waren ab einem gewissen Zeitpunkt überlastet und litten unter einem Preisverfall der aufwendigen »Goldstandard«-Tests. Erst jetzt, als die Rentabilität des Laborgolds dahinschmolz, brachte *Big Pharma* die Schnelltests heraus.

Antigen-Schnelltests sind zwar, wie wir bereits in Kapitel 9 gesehen haben, aus technischen Gründen weniger empfindlich (sensitiv) als die PCR. Dies kann dazu führen, dass Ärzte eine Infektion mit SARS-CoV-2 nicht erkennen, weil zum Zeitpunkt der Untersuchung nur wenige Viruspartikel im Rachen waren. Dies ist im typischen Krankheitsverlauf etwa ab dem fünften Tag der Fall, wenn die Virusausscheidung unter die Nachweisgrenze der Antigen-Tests fällt (Abbildung 17). Der Patient ist zu dem Zeitpunkt zwar kaum infektiös, muss aber unter Umständen trotzdem medizinisch überwacht oder sogar therapiert werden. Bei der ärztlichen Diagnostik ist deshalb die hohe Empfindlichkeit der PCR von Vorteil.

Andererseits geht von einem Infizierten, der nur sehr wenige Viruspartikel ausscheidet, in diesem Moment auch keine epidemiologisch relevante Gefahr aus. Nicht auszuschließen wäre zwar eine Ansteckung durch direkten Austausch von Speichel, etwa beim Küssen oder durch die gemeinsame Benutzung von Besteck. Eine Infektion durch die Luft (durch Tröpfchen oder Aerosol) ist jedoch unwahrscheinlich. Deshalb ist für die Beantwortung der Frage, ob jemand zu einem bestimmten Zeitpunkt ansteckend ist oder nicht, die geringere Sensitivität der Antigen-Schnelltests kein Nachteil, sondern im Gegenteil von großem Vorteil. Auch neuere Computersimulationen belegen, dass die

ABBILDUNG 17: VORTEILE DES ANTIGEN-SCHNELLTESTS

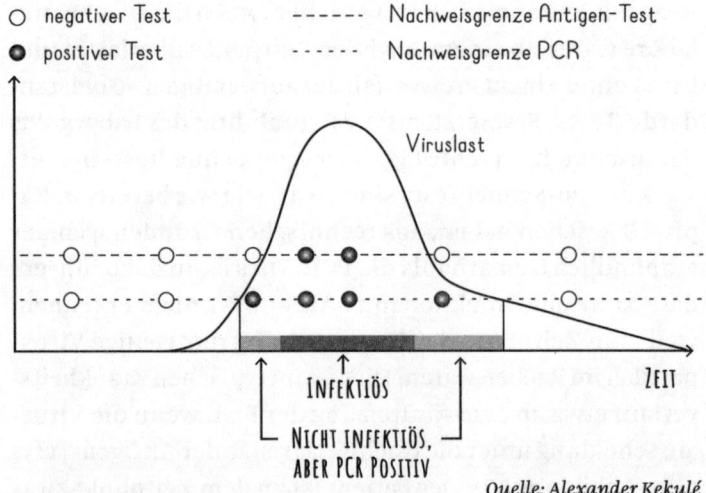

Quelle: Alexander Kekulé

Pandemie effektiver eingedämmt werden kann, wenn man schnelle Antigen-Tests in großer Zahl durchführt, anstatt auf die langwierigen PCR-Untersuchungen zu setzen.[20]

Schnelltests für kontinuierliche Überwachungen, etwa von Mitarbeitern im Kindergarten, müssen nach der SMART-Strategie mindestens zweimal wöchentlich durchgeführt werden (für Krankenhäuser und Altenheime gelten wegen der dort betreuten Risikopersonen strengere Regeln). Für die Teilnahme an Veranstaltungen ab 20 Personen, bei denen keine Masken getragen werden können, sollten die Testergebnisse nicht älter als 48 Stunden sein. Natürlich wäre es möglich, dass ein frisch Infizierter einen Test mit negativem Ergebnis macht und bereits wenige Stunden später aufgrund einer nicht erkannten Infektion positiv würde. Dieser Fall ist jedoch in der Praxis so unwahrscheinlich, dass dieses Restrisiko in Kauf genommen werden kann.*

In der SMART-Strategie kommen Antigen-Schnelltests in zwei verschiedenen Situationen zum Einsatz. Sie sind, erstens, für einen flexiblen, den Lebensalltag möglichst wenig einschränkenden Schutz von Risikopersonen unverzichtbar. Zweitens sorgen sie immer dann für mehr Sicherheit, wenn der Mindestabstand von zwei Metern nicht eingehalten werden kann und das Tragen von Masken nicht praktikabel wäre. Dies ist zum Beispiel in

---

* Wahrscheinlich sind die meisten Erkrankten nur fünf Tage lang ansteckend. Längere Ansteckungsdauer und Ausscheidung besonders großer Virusmengen werden insbesondere bei schweren Verläufen beobachtet. Wer nach einem Test Krankheitszeichen entwickelt, muss sich jedoch ohnehin noch einmal testen lassen. Dass eine symptomfreie, im Test negative Person ausgerechnet innerhalb der letzten 48 Stunden ansteckend wurde, ist bereits deshalb sehr unwahrscheinlich. Hinzu kommt, dass nur ein Bruchteil der Bevölkerung überhaupt mit SARS-CoV-2 infiziert ist. Das Produkt dieser beiden geringen Wahrscheinlichkeiten ist das Restrisiko, das mit der Verwendung von Schnelltests statt Masken (außerhalb des Schutzbereichs für Risikopersonen) in Kauf genommen wird.

Kindertagesstätten oder beim Schulunterricht in der Primarstufe* der Fall.

Die Durchführung eines Antigen-Tests ist fast so einfach wie Zähneputzen (siehe folgende Abbildung). Mit einem mitgelieferten Wattetupfer wird etwas Sekret aus der Region der Rachenmandeln entnommen – Erwachsene können das vorm Spiegel selbst machen, Kinder müssen für ihre Eltern »Aaah« sagen. Der Tupfer wird in einer Flüssigkeit ausgedrückt, die Viren aus dem Schleim löst und abtötet. Dann wird diese Flüssigkeit in die Vertiefung einer Karte aus Kunststoff getropft. Daneben befindet sich ein Sichtfenster, in dem nach zehn Minuten farbige Banden erscheinen: Eine Bande bedeutet Entwarnung, bei zwei Banden ist SARS-CoV-2 im Rachen.

Idealerweise sollten die Tests in jeder Apotheke erhältlich sein, vom Staat subventioniert und gegen eine Schutzgebühr von einem Euro. Wer einen Nachweis über das negative Ergebnis braucht (etwa für den Einlass in eine Bar oder für die Teilnahme an einem Tanzkurs), kann den Abstrich vor Ort machen und sich das Ergebnis vom Apotheker bestätigen lassen.

Dem Schnelltest für jedermann stehen allerdings bislang drei Hindernisse im Weg, die nur die Politik beseitigen kann. Erstens brauchen Do-it-yourself-Tests in der EU ein zusätzliches Zertifikat, das für Laboranwendungen nicht gefordert wird. Im Schnellverfahren dauert so eine Erteilung freilich nicht länger als zwei Monate. Zweitens benötigen Apotheken in einigen EU-Staaten, darunter Deutschland, eine besondere Erlaubnis für die Durchführung und Abgabe der Tests. Drittens geht es um die Quantität: Diese epidemiologischen Wunderwaffen sind heiß begehrt, weil bei vielen anderen Regierungen der Groschen schon länger gefallen ist.

---

* In Deutschland umfasst die Primarstufe in der Regel die Klassen 1 bis 4.

ABB. 18: DURCHFÜHRUNG EINES ANTIGEN-SCHNELLTESTS

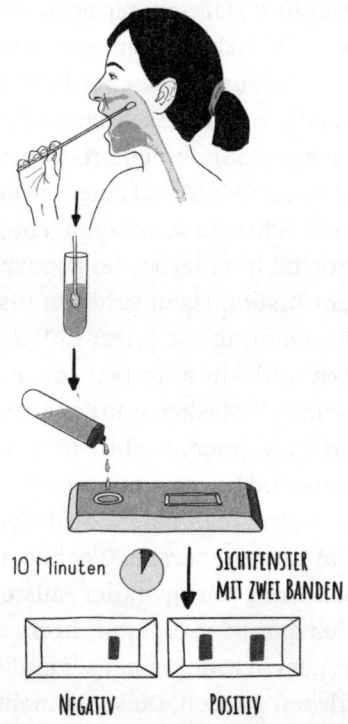

10 Minuten

SICHTFENSTER
MIT ZWEI BANDEN

NEGATIV   POSITIV

Die Einführung der schnellen Covid-Tests erfordert nicht einmal ein Hundertstel des Aufwandes, der für die Impfstoffe betrieben wird. Nachdem der deutsche Finanzminister im Kampf gegen die wirtschaftlichen Folgen der Pandemie »die Bazooka ausgepackt«[21] hat und die Präsidentin der Europäischen Kommission zur Bewältigung der Krise »alle zur Verfügung stehenden Mittel mobilisieren«[22] will, dürften ein Zertifikat, eine Sondergenehmigung und ein paar Euros eigentlich kein Hindernis sein.

MODUS VIVENDI MIT EINEM VIRUS

Der Einsatz dieser fünf Maßnahmen ermöglicht eine Strategie, mit der die Gesellschaft wirksam vor dem Virus geschützt wird, ohne das soziale und wirtschaftliche Leben mehr als zwingend notwendig zu beeinträchtigen. Während bisher die Anordnung gleicher Maßnahmen für die gesamte Bevölkerung üblich ist, basiert SMART auf einem an der individuellen Gefährdung ausgerichteten Schutzkonzept (Abbildung 19).

Oberste Priorität hat hierbei der Schutz von Menschen mit besonderem Risiko. Dazu gehören insbesondere die zuverlässige Vermeidung von SARS-CoV-2-Infektionen in Krankenhäusern und Altenheimen sowie die Zur-Verfügung-Stellung von FFP-Masken und Schnelltests für Risikopersonen, die privat wohnen. Ausbrüche in Krankenhäusern und Altenheimen sind hauptverantwortlich für die hohen Opferzahlen zu Beginn regionaler Covid-Epidemien. Der in allen Ländern im Laufe der ersten Wochen nach Beginn des Ausbruchs beobachtete Rückgang der Fallsterblichkeit (CFR) ist hauptsächlich darauf zurückzuführen, dass Einschleppungen des Erregers in Krankenhäuser und Altenheime zunehmend vermieden wurden. Diese Maßnahme, zusammen mit dem Schutz von Risikopersonen im privaten Umfeld, erzielt mit Abstand die größte Wirkung hinsichtlich der Vermeidung von Todesfällen.

Die zweite Priorität liegt auf dem Schutz »essenzieller Lebensbereiche«. Damit sind insbesondere öffentliche Bereiche gemeint, die für Menschen mit erhöhtem Risiko auch dann zugänglich sein müssen, wenn sie sich nicht besonders schützen wollen. Dazu gehören etwa öffentliche Verkehrsmittel, Geschäfte, Hotels, Kitas, Schulen, Universitäten, Bibliotheken, Behörden und Kirchen. Der Staat muss die möglichst gefahrlose Teilhabe aller Bürger an solchen Einrichtungen gewährleisten. Deshalb sieht die SMART-Strategie

ABBILDUNG 19: ZUSAMMENSPIEL DER SMART-ELEMENTE

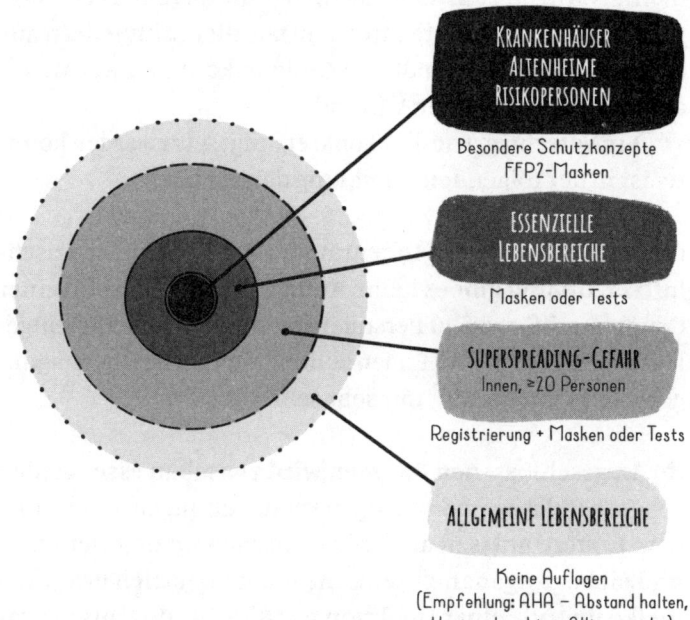

hier eine allgemeine (in Deutschland bundesweite) Masken-pflicht vor. In besonderen Fällen, etwa in Kitas und Schulen, können stattdessen regelmäßige Tests erfolgen.

Für alle anderen Lebensbereiche beschränkt sich die SMART-Strategie auf die Verhinderung von Superspreading. Das Vorgehen ist proaktiv, das heißt, mögliche Risikoberei-che werden definiert, und es werden hierfür Auflagen erlas-sen. In den anhand des Raumvolumens und der Belüftung definierten Risikobereichen müssen Versammlungen ab 20 Personen vom Veranstalter registriert werden. Zusätzlich sind Masken oder vorher durchgeführte Tests vorgeschrie-ben. Diese Regeln gelten auch für private Zusammenkünfte.

Davon abgesehen gibt es keine staatlichen Auflagen mehr. Natürlich bestehen auch hier die allgemeinen *Empfehlungen* für Kontakte mit Nichtfamilienmitgliedern aus einem anderen Haushalt: bei Gesichtskontakt zwei Meter, ansonsten einen Meter Abstand.

Ein Vorschlag, wie dies konkret umgesetzt werden könnte, ist in der folgenden Abbildung dargestellt:

(a) Im Freien sowie in Innenräumen mit sehr hoher Frischluftversorgung gibt es keine Auflagen, außer dass ab einer Gruppengröße von 20 Personen der Mindestabstand eingehalten werden soll. Im Freien kommen aerogene Übertragungen, wenn überhaupt, nur sehr selten vor[*].

(b) In geschlossenen Räumen wird zwischen essenziellen Lebensbereichen und sonstigen Veranstaltungen unterschieden. Erstere müssen auch für Menschen uneingeschränkt und sicher zugänglich sein, die einem deutlich erhöhten Risiko im Falle einer Infektion mit SARS-CoV-2 ausgesetzt sind. Dies betrifft zum Beispiel öffentliche Verkehrsmittel, Geschäfte, Schulen und Behörden. In diesen Bereichen gilt allgemeine Maskenpflicht. Soweit Masken nicht praktikabel sind, müssen stattdessen regelmäßige Schnelltests durchgeführt werden – dies ist für Kitas und für den Primarunterricht unerlässlich und auch für die Sekundarstufen dringend zu empfehlen. (Die Entscheidung liegt allerdings jeweils bei der Einrichtung selbst.)

---

[*] Als angebliche Beispiele für Superspreading im Freien werden manchmal die Veranstaltung zur Bekanntgabe der Nominierung der Bundesrichterin Amy Coney Barrett im Rosengarten des Weißen Hauses (26. September), die Sturgis Motorrad-Rallye in South Dakota (Anfang August) und die Demonstration zum Internationalen Frauentag in Madrid (8. März 2020) genannt. Bei diesen Veranstaltungen gab es jedoch enge Körperkontakte zwischen den Teilnehmern und neben den Open-Air-Teilen auch gedrängte Versammlungen in Innenräumen.

(c) Für alle anderen Zusammenkünfte in geschlossenen Räumen gibt es ab 20 Personen* eine Registrierungspflicht sowie die Auflage, entweder Masken zu tragen oder die Teilnehmer vorher auf SARS-CoV-2 zu testen. Die Registrierung wird – am besten mit einer dafür entwickelten Smartphone-App – vom Veranstalter vorgenommen. Die Daten werden nach vier Wochen gelöscht und nicht herausgegeben, auch nicht an die Gesundheitsbehörden. Falls einer der Teilnehmer später positiv auf das Coronavirus getestet wird, soll er die anderen alarmieren.

Dieses Verfahren setzt bewusst auf Eigenverantwortung statt auf staatliche Bevormundung. Bei Veranstaltungen, bei denen der Teilnehmerkreis frühzeitig feststeht (wie Feiern im privaten Bereich, bei Sportvereinen oder Konferenzen), machen in der Regel die Schnelltests das Tragen von Masken überflüssig.

Für Veranstaltungen ab 20 Personen, bei denen der Teilnehmerkreis vorher *nicht* bekannt ist (wie Kino, Theater oder Sportereignisse), wird dagegen in der Regel die Maskenpflicht meist praktikabler sein als die vorherige Testung. Die Entscheidung liegt aber auch hier beim Veranstalter. Daneben hat er die Möglichkeit, die Personenzahl auf weniger als 20 zu begrenzen und auf die Auflagen ganz zu verzichten.

Eine epidemiologische Herausforderung sind Zusammenkünfte, bei denen die Teilnehmer vorher nicht bekannt sind und keine Masken getragen werden können, beispielsweise in Restaurants, Cafés, Stehausschänken und Clubs. Sofern dies von den Räumlichkeiten her möglich ist, können Lokale ihre Gäste in Gruppen unter 20 Personen getrennt bewirten. Große Restaurants mit nur einem Speiseraum,

---

* Der hier vorgeschlagene Grenzwert von 20 Personen wurde anhand der epidemiologischen Kennzahlen sehr konservativ geschätzt und könnte bei günstiger Entwicklung des Infektionsgeschehens probeweise auf 30 oder 50 erhöht werden.

ABBILDUNG 20: RISIKOBASIERTES SCHUTZKONZEPT

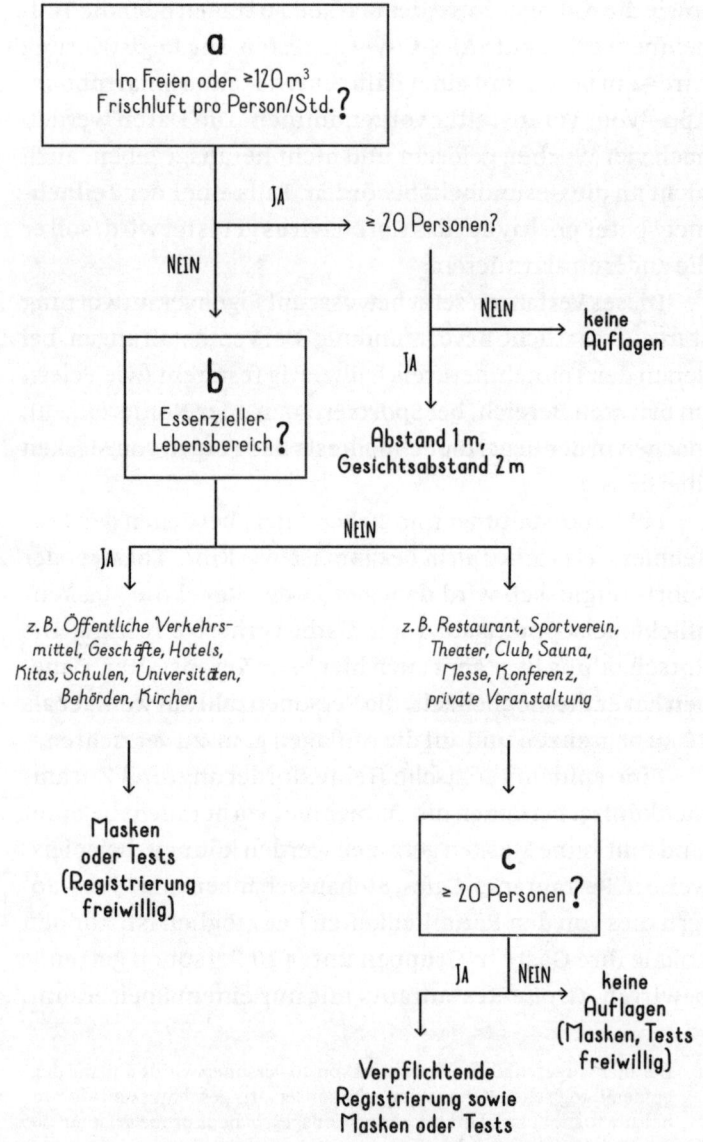

Diskotheken und andere Gaststätten mit mehr Personen in einem Raum werden dagegen nicht umhinkommen, von ihren Gästen bei der Registrierung einen aktuellen Corona-Test zu verlangen oder diesen am Eingang anzubieten. Der massive Wiederanstieg der Fallzahlen in zahlreichen Großstädten Europas und der USA im September 2020 war großenteils auf Übertragungen im Innenbereich gut gefüllter Gaststätten zurückzuführen. In Paris mussten deshalb die Lokale wieder geschlossen werden, in Berlin wurde eine nächtliche Sperrstunde angeordnet, New York City verhängte partielle Lockdowns. Die hier vorgeschlagene Regelung für Gaststätten mag auf den ersten Blick streng erscheinen, sie ist jedoch angesichts der epidemiologischen Gegebenheiten unverzichtbar.

Für nicht essenzielle Veranstaltungen unter 20 Personen ist die Verwendung von Masken oder Tests freiwillig. Es ist allerdings zu hoffen, dass viele Veranstalter von sich aus auf diese Schutzmaßnahmen setzen werden, auch, weil die Teilnehmer dies erwarten. Beispielsweise können bei kleinen Konzerten und Theateraufführungen die Zuschauer problemlos Masken tragen. Bei Familienzusammenkünften mit den Großeltern hingegen sollten wiederum die Schnelltests großzügig eingesetzt werden. Fitnessstudios und Tanzschulen werden sehr wahrscheinlich Kunden verlieren, wenn sie auf die Tests verzichten.

Schließlich ist leider auch damit zu rechnen, dass sich vereinzelte Gruppen nicht an die 20-Personen-Grenze halten und hinter heruntergelassenen Jalousien ungeschützt feiern werden. Mit der SMART-Strategie verschafft man der Bevölkerung aber ein dickes Polster, das diese Ausreißer ohne Weiteres abfedert. Eine auf diese Weise resiliente Gesellschaft kann sich mit wenigen unbelehrbaren Mitgliedern einen entspannten Umgang leisten, weil die Epidemie durch sie nicht aus dem Ruder laufen wird. Das verbleibende Restrisiko ist dann der Preis, den demokratische Staaten dafür bezahlen, dass sie auf radikale Lockdowns und totale Überwachung nach chinesischem Muster verzichten. Unsere Freiheit sollte uns das wert sein.

Neben dem hier vorgestellten Vorschlag kann die SMART-Strategie auch, je nach Bedarf, schärfer oder entspannter gefahren werden, insbesondere durch Änderung der staatlichen Eingriffsschwelle von 20 Personen.

In Demokratien müssen die gewählten Volksvertreter entscheiden, wie viel Freiheit im Namen der Sicherheit aufgegeben werden soll. Diese Weichenstellung hängt nicht nur von medizinischen, sondern auch von ethischen Fragen ab. Weniger Einschränkungen bedeuten weniger Sicherheit und umgekehrt – aber wo liegt der richtige Kompromiss? Gibt es ein Optimum, einen goldenen Mittelweg zwischen uneingeschränkter Freiheit und bestmöglichem Schutz vor dem Virus?

Um ethisch vertretbar zu sein, muss die hier vorgestellte Strategie beide Prüfungen bestehen: Sie darf einerseits Grundrechte nicht stärker als erforderlich einschränken, sie darf andererseits die Bevölkerung keiner inakzeptablen Gesundheitsgefahr aussetzen. Die Skala, auf der ein Optimum gefunden werden muss, erstreckt sich von Nichtstun bis zur Infektionsvermeidung um jeden Preis. Für beide Extreme gibt es laute Stimmen in der Bevölkerung – nicht nur in Deutschland.

WIE TÖDLICH IST CORONA?

Beginnen wir mit denen, die Corona-Maßnahmen allesamt für Unsinn halten. Unter Verschwörungsdenkern und sonstigen »Corona-Kritikern« ist die Überzeugung verbreitet, Covid sei eigentlich nicht schlimmer als die Grippe und die

Gegenmaßnahmen deshalb vollkommen übertrieben. Nicht unschuldig daran sind irrlichternde Staatsführer, allen voran die im Oktober 2020 regierenden Präsidenten der USA und Brasiliens. Leider beteiligten sich an der Desinformation in vielen Ländern auch öffentliche Gesundheitsexperten, die Covid anfangs für harmloser als die Grippe[23] hielten und jetzt die Geister, die sie riefen, nicht mehr loswerden. Statt der Wissenschaft einfach zu glauben, müssen wir also zunächst die Gretchenfrage beantworten, wie gefährlich das Virus überhaupt ist.

Im Gegensatz zur Influenza besitzt die Weltbevölkerung gegen SARS-CoV-2 keine vorbestehende Immunität, sie ist »immunologisch naiv«. Was dies für die Ausbreitungsgeschwindigkeit des Virus bedeutet, haben wir uns bereits angesehen. Aufgrund der weltweiten Verbreitung von mindestens vier Coronaviren, die lediglich harmlose Erkältungen verursachen, könnte ein Teil der Menschen allerdings eine mehr oder minder starke Kreuzimmunität gegen SARS-CoV-2 besitzen. Dies würde erklären, warum die meisten Infektionen milde verlaufen, was für einen gerade aus dem Tierreich übergesprungenen Erreger ungewöhnlich ist. Ob eine Kreuzimmunität die Infektion mit SARS-CoV-2 auch ganz verhindern könnte, ist unbekannt.

Wie wir in Kapitel 7 gesehen haben, liegt die über alle Altersgruppen gemittelte Wahrscheinlichkeit, an einer Infektion mit SARS-CoV-2 zu sterben (die IFR), trotz der vielen milden Verläufe bei 0,5 bis 1 Prozent. Was passiert, wenn wir dem Virus freien Lauf lassen, lässt sich damit nüchtern beantworten: Unter der sehr optimistischen Annahme, dass ein Drittel der Weltbevölkerung von 7,8 Milliarden aufgrund harmloser Coronavirus-Infektionen oder aus anderen Gründen bereits eine Teilimmunität besitzt, würde »nichts machen« bedeuten, dass weltweit 26 bis 52 Millionen Menschen an Covid sterben.

Das Risiko ist jedoch, wie bei allen Krankheiten, nicht gleichmäßig auf die Bevölkerung verteilt. Für über 70-Jährige liegt die *CFR* bei 10 bis 15 Prozent.[24] Unter der (nicht belegten) Annahme, dass auch in diesem Alter die Hälfte der Infizierten nichts von ihrer Infektion bemerkt, beträgt die *IFR* 5 bis 7,5 Prozent – das bedeutet, dass mindestens einer von 20 Infizierten stirbt. Neuere Studien deuten darauf hin, dass der tatsächliche Wert sogar noch höher liegt. Untersuchungen in Norditalien haben ergeben, dass Hochbetagte häufig in Altersheimen an Covid starben, ohne dass zuvor Tests durchgeführt wurden.[25] Aufgrund dieser Untererfassung, die auch für andere Hotspots mit massivem Ausbruchsgeschehen zutrifft, könnte die *IFR* bei Menschen über 70 sogar im Bereich von zehn Prozent liegen.

Da also hauptsächlich Hochbetagte an Covid sterben, stellt sich aus epidemiologischer Sicht die Frage, wie viel Lebenszeit durch die Infektionen insgesamt verloren geht. Manche Kritiker der Corona-Maßnahmen behaupten, die älteren Covid-Toten wären ohnehin bald gestorben, auch ohne Infektion.

In Italien, wo besonders viele sehr alte Menschen von der Pandemie betroffen sind, ist ein solcher »Ernte-Effekt« – der Fachausdruck ist leider nicht sehr einfühlsam – tatsächlich zu beobachten.[26] Durch Vergleich der Todesfälle während des Ausbruchs mit den Durchschnittswerten der vorherigen Jahre lässt sich abschätzen, wie viele Menschen an Covid gestorben sind. Wenn man diese sogenannte »Übersterblichkeit« (*excess mortality*) über mehrere Monate betrachtet, gleichen sich bei über 85-Jährigen die Zeiträume vor, während und nach dem italienischen Ausbruch aus. Das bedeutet, dass in dieser Altersgruppe im betreffenden Zeitraum nicht mehr Menschen verstorben sind als in anderen Jahren – nur mit dem Unterschied, dass diesmal Covid die Todesursache war. Bei den 70- bis 85-Jährigen ist der Ernte-Effekt schwächer ausgeprägt, jedoch wäre auch in dieser Altersgruppe ein Teil der Covid-Toten im gleichen Zeitraum sowieso gestorben.

Diese statistische Beobachtung darf jedoch nicht dazu verleiten, den Corona-Tod älterer Menschen als Schicksal abzutun und Schutzmaßnahmen infrage zu stellen. Wenn im Durchschnitt der über 85-Jährigen in einer Region keine Übersterblichkeit durch Covid feststellbar ist, sagt dies über das Schicksal des Einzelnen nichts aus. Jemand, der an Bluthochdruck leidet, hat vielleicht länger gelebt, weil er im Lockdown besser auf seine Gesundheit achtete. Ein anderer ist an der Infektion gestorben, obwohl er andernfalls noch zehn Jahre vor sich gehabt hätte. Selbst wenn ein Mensch ohne Covid nur eine Woche länger gelebt hätte, könnte dies für ihn und seine Angehörigen sehr wichtig gewesen sein. Ein anderer wiederum möchte vielleicht im Hinblick auf seine nur noch geringe Lebenserwartung keinerlei Einschränkungen akzeptieren und nimmt dafür das Risiko einer Infektion in Kauf.

Davon abgesehen kommen auch bei jüngeren Menschen Todesfälle, chronische Verläufe und Dauerschäden vor. Diese sind zwar selten, doch auch hier gilt, dass *nur der Betroffene selbst* bestimmen darf, welches Risiko er in Kauf nimmt. Die Gesellschaft muss es ihren Mitgliedern deshalb ermöglichen, sich vor Covid zu schützen. Zugleich sollte der Einzelne bestimmen können, wie viel Freiheit er für diesen Schutz aufzugeben bereit ist.

GEFÄHRLICHE VORSICHT

Der andere Endpunkt auf der Skala möglicher Gegenmaßnahmen würde bedeuten, die Bevölkerung mit allen Mitteln gegen das Virus zu schützen und dabei massive Einschränkungen der Menschenrechte in Kauf zu nehmen. Wie so ein maximaler Schutz aussehen könnte, hat ein amerikanischer Arzt namens

Dr. Maloney aus Massachusetts bereits 1918 ziemlich plastisch beschrieben. Um die Spanische Grippe ein für alle Mal zu beenden, schlug er vor: »Stecken Sie jeden Infizierten in einen Taucheranzug und legen ihm Handschellen an!«[27]

Das Bild führt vor Augen, dass staatliche Konzepte und Anordnungen nicht auf hundertprozentigen Schutz abzielen dürfen. Alles, was in der Medizin wirkt, hat auch Nebenwirkungen; das gilt ebenso für Maßnahmen, die zur Eindämmung einer Seuche ergriffen werden. Die Nebenwirkungen der antipandemischen Maßnahmen möchte ich als *sekundäre Kollateralschäden* bezeichnen. Sie müssen gegen den Nutzen abgewogen werden, den die Maßnahmen erzielen.

Primäre Kollateralschäden einer Epidemie sind auf die Erkrankungen selbst zurückzuführen. Wenn beispielsweise ein Arzt Covid hat und deshalb nicht arbeiten kann, werden seine Patienten schlechter versorgt; sie erleiden Gesundheitsschäden und könnten sogar vorzeitig sterben. Primäre Kollateralschäden können auch wirtschaftlicher oder sozialer Natur sein, etwa wenn ein wichtiger Manager wegen Erkrankung ausfällt oder eine Gaststätte schließen muss, weil der Wirt verstorben ist.

Dagegen werden sekundäre Kollateralschäden durch die Gegenmaßnahmen verursacht. Wenn ein gesunder Arzt in Quarantäne sitzt, können ebenfalls Patienten sterben, weil sie nicht versorgt werden. Das Gleiche gilt, wenn in Unternehmen nicht mehr gearbeitet werden darf oder Gaststätten geschlossen werden. In der Regel sind von antiepidemischen Maßnahmen weit mehr Personen betroffen als von der Krankheit selbst, oft erfassen sie sogar die gesamte Bevölkerung.

Durch die große Zahl der Betroffenen erreichen sekundäre Kollateralschäden schnell erhebliche Ausmaße. Beispielsweise kamen während der Lockdowns im Frühjahr 2020 durch verspätete Behandlungen, ausgesetzte Therapien und verschobene Operationen zahlreiche Menschen um.[28] In Schwellen- und Entwicklungsländern mussten Impfkampagnen ausgesetzt werden. Einige Staaten registrierten Zunahmen bei psychischen Erkrankungen, häuslicher Gewalt und Gewaltverbrechen. Auch die gigantischen wirtschaftlichen Schäden der Pandemie – Schätzungen gehen von 28 Billionen US-Dollar aus[29] – werden in erster Linie durch Gegenmaßnahmen und nicht durch direkte Krankheitsschäden verursacht.

Natürlich gibt es keinen Maßstab, mit dem Tote gegen wirtschaftliche, soziale oder kulturelle Schäden aufgerechnet werden könnten. Es ist sogar ethisch zweifelhaft, ob man Tod und Krankheit überhaupt quantitativ vergleichen darf.* Trotzdem muss eine ethisch fundierte Strategie für den Umgang mit der Pandemie berücksichtigen, dass menschliches Leben nun einmal mehr ist als die bloße Vermeidung von Tod. Psychisches und physisches Wohlbefinden, soziale Kontakte, eine ungestörte Entwicklung der Kinder, Bildung und Kultur sowie berufliche Betätigung – all dies sind integrale Bestandteile des Menschseins. Sie stellen, jedenfalls in ihrer Gesamtheit, einen Wert dar, der dem des Lebens selbst nahekommt.

Auch wenn es für Tod, Krankheit und andere Schäden keinen allgemeingültigen Maßstab gibt, so steht dennoch fest, dass es zwischen Nichtstun und maximaler Prävention einen bestmöglichen Zwischenweg geben muss. Dieses Optimum ist dadurch gekennzeichnet, dass die Summe der durch die Krankheit selbst verursachten Schäden und der sekundären Kollateralschäden den kleinsten möglichen Wert annimmt (siehe Abbildung 21). Wo dieser liegt, lässt sich zwar

---

* Obwohl dies in globalen Gesundheitsstatistiken gang und gäbe ist. Die WHO quantifiziert Krankheitsschäden in der Einheit DALY (*disability-adjusted life years*). Dafür werden durch Todesfälle verlorene Lebensjahre (*years of life lost*, YLL) und durch Krankheit verlorene Jahre (*years lost due to disability*, YLD) addiert: DALY = YLL + YLD.

ABBILDUNG 21: OPTIMIERUNG DER GEGENMASSNAHMEN

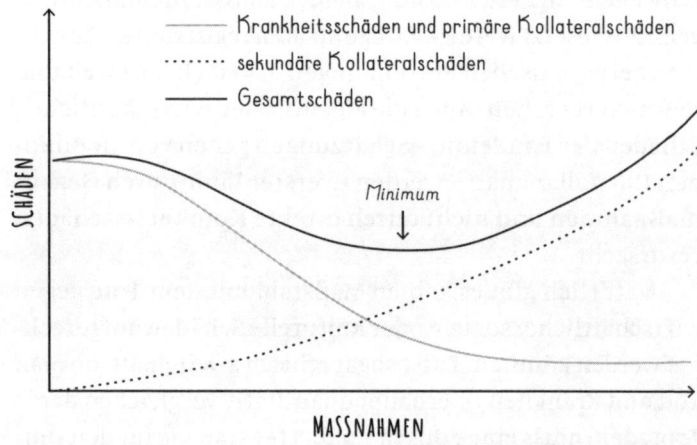

Quelle: Alexander Kekulé

nicht kalkulieren (sonst müsste man Tote gegen psychisch Kranke, zerstörte Biografien und ausgefallene Oktoberfeste aufrechnen). Fest steht aufgrund dieser Überlegungen jedoch eines: Eine moralisch richtige Strategie darf nicht Covid-Infektionen um jeden Preis verhindern. Sie muss, so tragisch dies ist, Tote in Kauf nehmen.

Diese Feststellung mag harsch klingen und auf den ersten Blick als Tabubruch erscheinen. Insbesondere demokratisch gewählte Politiker vermeiden es tunlichst, derart unbequeme Wahrheiten öffentlich auszusprechen. Wer aber etwa mit christlicher Attitüde behauptet, man wolle Leben um jeden Preis schützen, und dann gleichzeitig Urlaubsreisen, Gaststättenbesuche und Bundesligaspiele genehmigt, beweist jedoch nichts anderes als Bigotterie. Das kann fatale Folgen haben, denn wenn die Menschen erst einmal Grund zur Annahme haben, dass die Politik ihnen keinen reinen Wein einschenkt, verlieren immer mehr von ihnen das Vertrauen in ihre politischen Anführer und die staatlichen

Institutionen. Eine ehrliche Auseinandersetzung mit der Frage, wie viele Opfer die Gesellschaft für ihre Freiheit hinnehmen muss, ist deshalb unumgänglich.

Bevor wir uns diesem heiklen, aber notwendigen Thema widmen, müssen wir noch eine dritte Dimension indirekter Effekte in die Waagschale werfen, die ich als *tertiäre Kollateralschäden* bezeichne. Sie entstehen durch die systemischen Auswirkungen der Pandemie. Dazu gehören insbesondere das Nachlassen der Wirtschaftsleistung, langfristige Defizite in den Bereichen Bildung und Forschung sowie politische und soziale Verwerfungen. Verursacht werden die tertiären Kollateralschäden einerseits durch die Krankheit selbst, etwa wenn ein wichtiger Wissenschaftler, Politiker oder Anführer einer sozialen Bewegung daran stirbt. Der größere Teil der tertiären Kollateralschäden geht jedoch auf die antiepidemischen Maßnahmen zurück. Lockdowns, Reiseverbote und andere Beschränkungen haben wirtschaftliche Schäden verursacht, welche die öffentlichen Haushalte noch über viele Jahre einschränken werden. Darunter leiden unter anderem Bildungssysteme, Forschungseinrichtungen, die Krankenversorgung und andere staatliche Infrastrukturen. Haushaltsbedingte Kürzungen bei den Sozialaufwendungen können das Gefälle zwischen Arm und Reich verstärken und eine zunehmende soziale Instabilität begünstigen. Auch die bereits zu beobachtenden Konflikte zwischen ethnischen und religiösen Gruppen, etwa in den USA oder im Nahen Osten, werden sich durch die langfristigen Effekte der Pandemie eher noch verstärken.

WIE VIELE TOTE SIND ZU VIEL?

In der von der Aufklärung und christlichen Werten geprägten Kultur der Europäischen Union ist es dem Staat untersagt, über Leben und Tod des Einzelnen zu bestimmen. Das

Judentum ist in dieser Hinsicht sogar noch strenger: Der Primat des Lebens ergibt sich aus dem ethischen Grundsatz *Pikuach Nefesh* (»Wachen über die Seele«); er lässt von der Pflicht zur Lebensrettung keine Ausnahme zu und verbietet, Leben gegen Leben aufzurechnen. Eine Bevorzugung jüngerer Patienten gegenüber Alten, wie beim Ausbruch in Norditalien geschehen, wäre nach jüdischem Glauben untersagt. Das individuelle Menschenrecht auf Leben steht für die staatliche Gewalt nicht zur Disposition. Wenn man einmal vom Verteidigungsfall und der Todesstrafe* absieht (die erstaunlicherweise auch in einigen Ländern mit moderner Rechtsordnung noch nicht abgeschafft ist), gilt in allen freien Gesellschaften der Primat des Lebens.

In Deutschland verbietet es die grundgesetzliche Garantie der Menschenwürde, einen Menschen zum Vorteil anderer zu töten. Das Bundesverfassungsgericht hat in seiner viel zitierten Entscheidung zum Luftsicherheitsgesetz 2006 sogar ausdrücklich untersagt, ein gekapertes Flugzeug mit Zivilpersonen an Bord abzuschießen, wenn die Entführer drohen, damit einen Terroranschlag zu verüben.

Bei der Frage, wie engmaschig die Gesellschaft als Ganzes vor Covid geschützt werden soll, geht es jedoch nicht um eine Entscheidung zulasten Einzelner. Solange wir nicht alle im vollständigen Lockdown leben (oder in Taucheranzügen herumlaufen), nehmen wir ein kollektives, kalkuliertes Risiko in Kauf. Dass hierbei ein Teil der Menschen – in diesem Fall die Hochbetagten – stärker gefährdet ist als andere, ist nichts Ungewöhnliches. In vergleichbarer Weise sind für

---

*   Entgegen einer verbreiteten Ansicht verbietet das alttestamentarische fünfte Gebot (»Du sollst nicht töten«) das Töten nicht kategorisch; die Todesstrafe ist eine der erlaubten Ausnahmen. Die katholische Kirche hat die Todesstrafe erst 2018 für unzulässig erklärt. Die evangelischen Kirchen lehnen sie mehrheitlich ab (es gibt nur wenige Abweichler, zum Beispiel in den USA). Im Judentum ist die Todesstrafe nicht verboten, sie wird aber von der Mehrheit der Rabbiner abgelehnt.

Lungenkranke und Kinder Verbrennungsabgase besonders schädlich; Menschen mit hohem Blutzucker vertragen weniger Süßigkeiten; Schwangere müssen sich vor Rohmilchkäse und Katzen hüten und Allergiker können durch Pollen oder Bienen zu Tode kommen.

Diese Ungleichverteilung von Risiken nimmt die Gesellschaft notgedrungen in Kauf. Laut einer 2019 veröffentlichten Studie[30] sterben in Deutschland jährlich 13 000 Menschen vorzeitig durch Verkehrsabgase, hinzu kommt eine unbekannte Anzahl von Todesfällen durch Luftverschmutzung aus anderen Quellen. Durch Allergien kommen jährlich Tausende Personen zu Tode. Ungesunde Ernährung, insbesondere zu viel Zucker, Salz und Fleisch, soll für weitere 134 000 Todesfälle verantwortlich sein. Und trotz alledem sind Verbrennungsmotoren, Kohleheizungen, süße Snacks, Katzen, Alleebäume oder die Imkerei nicht verboten. Stattdessen schafft der Staat die Voraussetzungen, damit sich Menschen mit besonderem Risiko selbst schützen können. Bei Smog oder Pollenflug gibt es Warnungen, schwere Allergiker können eine Spritze für den Notfall mit sich führen, Blutzucker und Blutdruck werden in der Apotheke gemessen, und auf dem Käse steht geschrieben, ob er Rohmilch enthält. Wenn nun also die Gesellschaft bei Covid ein kollektives Risiko in Kauf nimmt, dann muss sie ihren dadurch besonders gefährdeten Mitgliedern in ähnlicher Weise die Möglichkeit geben, sich individuell davor zu schützen, wie sie es in anderen Fällen auch tut.

Als Orientierung dafür, welches Verhältnis zwischen Sicherheit und Freiheit ethisch vertretbar ist, könnte eine Krankheit dienen, mit der sich die Bewohner der gemäßigten Klimazonen bereits seit Jahrhunderten abgefunden haben: die Grippe. In Deutschland kommen, trotz der Möglichkeit zur Impfung, durch Influenzaviren jedes Jahr zwischen 5000 und 15 000 Menschen um; entsprechend der U-förmigen

Altersverteilung sind dies hauptsächlich Kleinkinder und Personen über 65 Jahre. Dieses Risiko, das im Wesentlichen zwei Teilpopulationen betrifft, nehmen wir als naturgegeben in Kauf. In der besonders schweren Grippesaison 2017/18 starben allein in Deutschland 25 100 Menschen. Trotzdem kam niemand auf den Gedanken, Lockdowns oder andere Einschränkungen des täglichen Lebens zu verlangen.

EIN PLÄDOYER

Die SMART-Strategie reduziert das Risiko schwerer und tödlicher Erkrankungen durch SARS-CoV-2 drastisch. Sowohl die auf die Bevölkerung bezogene Krankheitslast (Morbidität) als auch die Sterblichkeit (Mortalität) werden dadurch in eine Größenordnung gesenkt, die der saisonalen Influenza entspricht. Wenn wir SMART anwenden, wird die Zahl der Opfer, die bis zum Ende der Pandemie zu erwarten sind, deutlich unterhalb dessen liegen, was durch die Methode »Beschleunigen und Bremsen« erreicht werden kann. Zugleich sind die sekundären und tertiären Kollateralschäden wesentlich geringer. Statt drastischer, breit wirkender Eingriffe in Intervallen sieht SMART gezielte Maßnahmen vor, die auf den Schutz der Risikogruppen und auf die Vermeidung von Superspreading fokussiert sind. Durch den besonderen Schutz der Risikogruppen, den gezielten Einsatz von Masken und Schnelltests, die Vorbeugung aerogener Übertragungen sowie eine reaktionsschnelle, sich auf die Erkennung von Clustern konzentrierende Nachverfolgung wird ein Gleichgewichtszustand der Neuerkrankungen erreicht, der uns von der Notwendigkeit befreit, getroffene Maßnahmen ständig (und mitunter ohne wissenschaftliche Grundlage) neu zu justieren.

Das bisherige Konzept alternierender staatlicher Eingriffe wird damit aufgegeben. Stattdessen stärkt SMART die

Resilienz der Bevölkerung gegenüber den Auswirkungen der Pandemie, weil der Staat seine Bürger in die Lage versetzt, mit der Bedrohung eigenverantwortlich und risikoangepasst umzugehen. Durch diese Stärkung der individuellen Anpassungsfähigkeit sowie durch die Vermeidung sozialer Konflikte setzt SMART auf Plastizität und Kooperation – zwei der wichtigsten Merkmale resilienter Gesellschaften.

Wenn die neue Strategie erst einmal implementiert ist, kann die Wirtschaft sich auf eine Kontinuität der gesetzlichen Rahmenbedingungen verlassen. Gaststätten und Hotels öffnen wieder, ohne neue Auflagen oder Lockdowns zu befürchten. Auch für Kindertagesstätten, Schulen und höhere Bildungseinrichtungen wird ein dauerhafter, ununterbrochener Betrieb sichergestellt, ohne dass Kinder, Lernende oder das Personal gefährdet sind.

Die durch SMART erreichte Resilienz der Bevölkerung macht Reisebeschränkungen innerhalb eines Staates überflüssig. Urlaub im Ausland ist ebenfalls unbeschränkt möglich, sofern am Urlaubsort ein vergleichbares Schutzkonzept existiert. Darauf können sich Reiseveranstalter und Hotelbetreiber einstellen. Reisen per Flugzeug, Bahn und Bus werden durch die vorgeschriebenen Masken oder Tests (und gegebenenfalls zusätzlich durch die Registrierung der Passagiere) wieder sicher.

Es soll abschließend nicht verschwiegen werden, dass die hier vorgeschlagene Strategie einen wichtigen Nachteil aufweist: Sie ist vergleichsweise teuer. Wenn die Schnelltests wie vorgeschlagen gegen eine Schutzgebühr von einem Euro in jeder Apotheke erhältlich sind, kostet das den Staat jährlich einen einstelligen Milliardenbetrag.* Für Länder mit hoher

---

* Wenn sich im Durchschnitt fünf Prozent einer Bevölkerung von 83 Millionen einmal wöchentlich testen lassen, kostet das bei einem (realistischen) Stückpreis von 5 Euro rund eine Milliarde Euro jährlich.

Wirtschaftsleistung sind das Peanuts im Vergleich zu dem durch SMART vermiedenen Einnahmeausfall. Für ärmere Staaten ist die Strategie jedoch aus Kostengründen kaum realisierbar. Hinzu kommt, dass in solchen Ländern die Gesundheitsbehörden meist nicht ausreichend ausgestattet sind, um eine schnelle Nachverfolgung von Infektionsketten zu gewährleisten.

Für die meisten Staaten Europas und die USA ist SMART dagegen billiger als jede Alternative. Die Kosten werden durch die drastische Reduktion der pandemiebedingten Verluste mehr als ausgeglichen. Mit der neuen Strategie könnten wir wieder ein – fast – normales Leben führen. Tests, Masken und Personenregistrierung bei Versammlungen ab 20 Teilnehmern würden zum Alltag gehören wie Sicherheitsgurte, Motorradhelme und der Kauf von Fahrkarten: Keiner hat richtig Spaß damit, aber man gewöhnt sich daran. Damit sollten wir schleunigst anfangen, denn bis zum Ende der Pandemie ist es noch ein weiter Weg.

12.

DIE PANDEMIE ALS CHANCE
DIE ZUKUNFT NACH CORONA

Mit der Rückkehr des Lebens erstanden auch
drängender und unbändiger als jemals in seiner Seele
die Sorgen des Lebens, die Wünsche, Hoffnungen,
Erinnerungen und Absichten wieder...
— ALESSANDRO MANZONI, *DIE VERLOBTEN* (1827)

Wenn ich heute an den regnerischen Januartag zurückdenke, an dem mein chinesischer Kollege von den merkwürdigen Vorgängen in Wuhan berichtete, kommt mir das vor wie aus einem früheren Leben. Kurz darauf legte eine unsichtbare Macht aus einer anderen Dimension den Hebel um und veränderte die Welt in nie geahnter Weise. Vieles, was vorher wichtig schien, war plötzlich wie eingefroren und in weite Ferne gerückt. Die Sorge um das Weltklima und die Zerstörung der Biosphäre, die mir gerade noch den Schlaf geraubt hatte, verflog wie ein Luftzug, der sich dem herannahenden Sturm ergibt.

Auf einmal kannte die Welt nur noch ein Thema: ein Virus, das die ganze Menschheit bedroht. Und dies an ihrer verwundbarsten Stelle: dort, wo Körper und Seele zusammenfließen, beim Miteinander, beim Füreinander-da-sein, bei menschlicher Nähe. Dieses unsichtbare Wesen nutzt unsere soziale Veranlagung und unsere Schwächen, um in unseren Körper zu gelangen. Dort überlistet es dessen Verteidigung, missbraucht unser Erbgut und erhebt sich als Schwarm von Klonen, der mit unserem Atem entweicht und neue Opfer sucht.

Wir alle haben uns geirrt, die Gefahr unterschätzt, das herannahende Unheil nicht wahrhaben wollen. Politiker und auch Wissenschaftler haben schwere, möglicherweise unverzeihliche Fehler gemacht. Der Mensch ist nicht allmächtig, nicht einmal wirklich mächtig, sondern begrenzt wie alles Lebendige. Er kennt seinen Alltag und erkennt seinesgleichen, sehr Großes und sehr Kleines entgeht ihm dagegen, er hat dafür keinen Sinn und keine Sinnesorgane. Die Katastrophe erschien vielen weit weg und in Zeitlupe, dabei war sie längst hier und explodierte in diesem Augenblick mitten unter uns.

JENSEITS VON GUT UND BÖSE

Doch in jedem Fehler steckt eine Anleitung zum Richtigmachen, jedes Unglück enthält einen Wegweiser zum Glück. Die Pandemie brachte Versäumnisse ans Licht, die schon lange nicht mehr hinzunehmen waren. Sie zeigte auch gefährliche Abhängigkeiten auf, die man bislang verdrängt hatte. Sie demaskierte verhängnisvolle Fehler und diejenigen, die sie zu verantworten hatten.

In der Bibel verlässt Gott den Menschen von Zeit zu Zeit, um ihn auf die Probe zu stellen. Erst wenn Seine Geschöpfe gottverlassen in Not und Elend gestürzt sind, offenbaren sie ihre wahre Natur. König Hiskia, Sohn Davids und Herrscher von Juda, stand lange in Gottes Gnade. Beim Aufstieg Jerusalems zu Reichtum und Macht hatte Er mit dem einen oder anderen Wunder nachgeholfen. Hiskias Ende durch eine tödliche Krankheit – wahrscheinlich eine Seuche – zögerte Gott mit dem Wunder der Sonnenuhr des Ahas hinaus, die er zehn Strich zurückstellte. Dann jedoch »verließ ihn Gott, um ihn zu versuchen, damit kundwürde alles, was in seinem Herzen war«.[1] Hiskia wurde wieder schwer krank, damit Gott erkennen konnte, wes Geistes Kind sein Diener war.

Die Covid-Pandemie hat uns über den Menschen und den Zustand der Welt vieles aufgezeigt, was sonst vielleicht nie in dieser Deutlichkeit zutage getreten wäre. Politiker, die sich gerade noch als kompetente Anführer und entschlossene Macher präsentierten, standen im Angesicht der Krise plötzlich ohne Kleider da. Wäre Social Distancing nur eine Woche früher eingeführt worden, hätte das in Europa und den USA 50 bis 80 Prozent der Todesfälle verhindert, die die erste Infektionswelle forderte.[2] Das bedeutet, dass allein in New York City mindestens 18 000 Menschen durch zu spätes Handeln gestorben sind.* Präsident Donald Trump, der bereits damals die Gefährlichkeit des neuen Coronavirus herunterspielte, erklärte bis zuletzt ohne rot zu werden, die Vereinigten Staaten seien besonders gut durch die Krise gekommen.[4]

Es gab auch positive Überraschungen. China und viele andere Staaten, die im Brennpunkt der Pandemie standen, haben bewiesen, dass aus der Krise keine Katastrophe werden muss, wenn die Regierung schnell und richtig reagiert. Dabei erwiesen sich fundierte Konzepte der Wissenschaft und entschlossenes Handeln der Politik als unverzichtbar. Die wichtigste Zutat, die über Sieg oder Niederlage im Kampf gegen das Virus bestimmt, ist jedoch eine andere. Sie liegt nicht in der Hand des Staates, sondern lebt in den Herzen der Bevölkerung: das Vertrauen in die Gemeinschaft, ihre Repräsentanten und den Rat der Wissenschaft. Viele Staaten Südostasiens waren in dieser Hinsicht im Vorteil, weil in ihrer Tradition das Wohl der Gemeinschaft weit über den Interessen des Einzelnen steht.

Bislang haben die freien Gesellschaften des Westens noch keine eigene Antwort auf die Herausforderung der Pandemie gefunden. Es kann jedoch kein Zweifel bestehen, dass der

---

* Die Schulen wurden in New York City am 16. März 2020 geschlossen. Der Lockdown wurde am 22. März angeordnet, die Maskenpflicht für die Fälle, wo *social distancing* nicht möglich war, am 17. April.[3]

Schlüssel auch hier im Vertrauen des Einzelnen in die Ordnung des Ganzen liegt. Dieses in kulturell und ideologisch inhomogenen Gesellschaften zu gewinnen, ist keine leichte Aufgabe. Weder die Werte der Aufklärung noch die Religionen sind bei uns so stark verwurzelt, dass sie ohne Weiteres als Referenz dienen könnten. Die meisten westlichen Gesellschaften zerfallen in kulturelle, ethnische und religiöse Teilmengen mit höchst unterschiedlichen Wertekanons.

In dieser Hinsicht ist Deutschland in der ersten Welle der Epidemie ein kleines Wunder gelungen. Das Robert Koch-Institut und seine Berater analysierten die Lage, die Bundesländer einigten sich mit der Kanzlerin, die Bevölkerung marschierte geschlossen hinterher – und mitunter sogar voraus: Statistische Untersuchungen belegen, dass die Infektionsrate bereits einige Tage vor Verhängung des Lockdowns am 23. März 2020 drastisch gesunken war. Als der Lockdown begann, lag die Reproduktionszahl bereits unterhalb der epidemischen Schwelle, das heißt, die Zahl der Infektionen wäre auch von selbst weiter zurückgegangen.[5] Die einzig mögliche Erklärung dafür ist, dass die Menschen ihr Verhalten bereits von selbst geändert hatten, ohne staatliche Anordnung und auf Grundlage individueller Entscheidungen. Um dieses Vertrauen der Bürger in ihre Regierung wurde Deutschland weltweit beneidet.

Doch Vertrauen ist ein zerbrechliches Gut. Es zu gewinnen ist ein langer Prozess, dagegen kann ein einziger Fehler es für immer zerstören. Mittlerweile hat die kalte Jahreszeit begonnen. Und auch der Enthusiasmus der Bevölkerungen für die Corona-Maßnahmen ist merklich abgekühlt, während das Virus sich gerade für den Winter warmläuft.

Die entscheidende Frage lautet nun: Können wir für die uns bevorstehende schwierige Phase der Pandemie bereits Lehren aus der Vergangenheit ziehen?

LEHRER UND ZERSTÖRER

Kurz vor Weihnachten des Jahres 1918 trafen sich die führenden Köpfe des amerikanischen Gesundheitswesens in Chicago. Die verheerende Influenzapandemie, die bis dahin rund 450 000 Amerikanern das Leben gekostet hatte,[6] schien vorüber. Beim Jahrestreffen der *American Public Health Association* wollten die Experten beraten, welche Lehren für die Zukunft gezogen werden können für den Fall, dass die Welt noch einmal von einem ähnlich katastrophalen Ereignis heimgesucht würde. Einige Pessimisten hielten es sogar für möglich, dass die Spanische Grippe bereits im folgenden Herbst wiederkommen könnte.

Wie bereits in den vorangegangenen Monaten stritten sich die Fachleute über alles und jedes. Befürworter der Maskenpflicht präsentierten Belege für deren Wirksamkeit, andere hielten diese für noch nicht bewiesen. Einige priesen die Schließung von Theatern, Kinos und Schulen als beste Maßnahme an, andere hielten die konsequente Isolierung der Kranken für wichtiger. Zwischendurch versuchte Royal S. Copeland, der eigenwillige Gesundheitschef von New York, zu erklären, warum er Kinos und kleine Bühnen geschlossen hatte, die Broadway-Theater für die oberen Zehntausend jedoch weiterspielen ließ. George M. Price, Direktor des Gesundheitsdienstes der amerikanischen Gewerkschaften, war über das Gezänk seiner Kollegen entsetzt. Die wichtigste Maßnahme von allen, schrieb er später unter dem Titel *Destroyer and Teacher*[7], sei eine einheitliche Linie der Gesundheitsfachleute und ein abgestimmtes Vorgehen zwischen den Bundesstaaten und der Regierung in Washington.

Die an jenem Herbsttag in Chicago versammelten Experten ahnten nicht, dass bereits zwei Monate später die dritte Welle der großen Influenza anrollen würde.

287

Damals hieß das Wunderkind der Pandemiebekämpfung nicht Deutschland, sondern San Francisco. Der Wiederaufbau nach dem schweren Erdbeben von 1906 hatte die Einwohner der aufstrebenden Hafenstadt zusammengeschweißt, ihr Gemeinsinn galt als außergewöhnlich. So war es nicht überraschend, dass Bürger und Geschäftsleute die Stadtverwaltung unterstützten, als diese die ersten Maßnahmen gegen die Spanische Grippe verhängte. Gastwirte und Theaterbesitzer erhofften sich von den *closing orders* ein baldiges Ende der wirtschaftlichen Krise. Ihre Säle waren ohnehin schon länger wie leergefegt, weil die Bürger von sich aus vorsichtig geworden waren. Ein Großteil von ihnen trug freiwillig Masken und vermied unnötige Kontakte, noch bevor Mitte Oktober 1918 die ersten offiziellen Anweisungen kamen.

Der Erfolg ließ nicht lange auf sich warten. Schon Ende November war die Herbstwelle in der Stadt überstanden, die Behörden erklärten die Seuche für besiegt. Der Leiter des Gesundheitsamtes verkündete stolz, keine andere Großstadt der Welt sei so schnell mit der Epidemie fertig geworden.

Was dann geschah, erinnert frappierend an die aktuelle Entwicklung in europäischen Großstädten. Die von Krankheit und Verboten zermürbten *San Franciscans* hungerten nach Freiheit. Gastronomie, Theater, Kinos und Sportveranstaltungen brummten wie kaum zuvor. Die Masken, die man gerade noch freiwillig getragen hatte, galten jetzt als Symbol der Unterdrückung, als Erinnerung an die dunkle Zeit voller Elend und Tod. Als dann im Januar 1919 die dritte Welle der Spanischen Grippe anrollte, wollte niemand mehr etwas davon wissen. Die Stadtverwaltung erließ diesmal eher halbherzig neue Auflagen, an die sich überdies kaum einer hielt. Am Ende der dritten Welle hatte San Francisco die meisten Todesopfer aller größeren Städte der USA zu beklagen.

Die Lehre aus den Pandemien ist damals wie heute dieselbe: Breit wirkende, staatliche Maßnahmen können das Virus nicht stoppen. Grobe Instrumente, etwa Lockdowns und an »Risikogebieten« orientierte Reiseverbote, mögen kurzfristig unumgänglich sein; auf Dauer richten sie jedoch mehr Schaden an, als sie nützen. Mit kurzwirkenden Rosskuren werden wir nicht weit kommen. »Dies ist ein Marathon, kein Sprint«, prophezeite der medizinische Chefberater der britischen Regierung bereits im Januar 2020.[8] Nur die Bevölkerung selbst kann sich durch individuelles Verhalten schützen und den Erreger eindämmen. Voraussetzungen dafür sind wissenschaftlich fundierte, nachvollziehbare Empfehlungen, die Verfügbarkeit der dazu notwendigen Utensilien (wie Masken oder Schnelltests) sowie das Vertrauen, dass all dies, was einem angetragen und abverlangt wird, richtig und notwendig ist. Durch individuelle Entscheidungen, Solidarität und Anpassungsfähigkeit entsteht das, was Risikoforscher als »Resilienz« bezeichnen. Diese kollektive Eigenschaft befähigt die Gesellschaft, mit Unbilden ohne größere gesundheitliche, soziale und wirtschaftliche Einbußen zurechtzukommen. Sie befreit die Bevölkerung vom Joch der Pandemie und ermöglicht es uns, auch mitten in der Krise ein nahezu normales Leben zu führen.

GEFÄHRLICHE ALLEINGÄNGE

In Krisenzeiten rücken Menschen instinktiv zusammen. Sie erkennen oder ahnen, dass sie existenzielle Bedrohungen nicht allein, sondern nur im Kollektiv bewältigen können. Möglicherweise steckt es in unseren Genen, dass wir in höchster Not unseresgleichen suchen und vermeintlich Fremde ausgrenzen.

Die Corona-Pandemie lehrt uns, dass dieser Instinkt bei globalen Gefahren in eine Sackgasse führt. Für jeden offensichtlich wurde dies, als die deutsche Bundesregierung ein Exportverbot für medizinische Schutzausrüstungen verhängte[9] – und erst danach feststellen musste, dass es im Inland gar keine entsprechenden Produktionsanlagen gibt. Ebenfalls unklug war die Entscheidung der USA, sich nicht an der internationalen COVAX-Initiative zu beteiligen, die Impfstoffe entwickeln und dann gerecht verteilen will. Die USA setzen mit ihrer nationalen *Operation Warp Speed* fast ausschließlich auf Hightech-Methoden (RNA, Vektoren, Mikropartikel), die noch nie im Rahmen von Impfstoffen erprobt wurden. Falls hier Probleme auftreten sollten, stehen 328 Millionen Amerikaner ohne Vakzine da.

Auch soziale Abgrenzungen haben sich in der Pandemie als gefährlich erwiesen. In den USA erkranken überdurchschnittlich viele Afroamerikaner und Latinos an Covid, auch die Todesraten sind in diesen Bevölkerungsgruppen besonders hoch. Die wahrscheinlichen Ursachen dafür sind Übergewicht aufgrund ungesunder Ernährung, fehlende wirtschaftliche Absicherung bei Krankheit und eine ungenügende medizinische Versorgung. Der schlechte Gesundheitszustand dieser ethnischen Gruppen ist kein neues Problem. In der Covid-Krise betrifft er jedoch auf einmal die ganze Gesellschaft, weil die Alten- und Krankenpflege großenteils von den benachteiligten Minderheiten getragen wird. In Brasilien wird das Pflegepersonal unzureichend vor Infektionen geschützt, das Land verzeichnet in dieser Berufsgruppe die höchste Sterblichkeit weltweit. In Mexiko wurden in den ersten sechs Monaten der Pandemie knapp 100 000 Infektionen und über 7000 Todesfälle beim medizinischen Personal registriert, dabei waren Schwestern und Pfleger etwa doppelt so oft betroffen wie Ärzte. Auch europäische Staaten mussten sich eingestehen, dass sie Menschen in pflegerischen Berufen bislang vernachlässigt haben – logistisch, finanziell und auch hinsichtlich der Wertschätzung.

Das Virus führt uns vor Augen, dass Solidarität und Gemeinsinn in Krisenzeiten überlebensnotwendig sind. Für die Resilienz der Bevölkerung ist kluges und selbstständiges Handeln ihrer Mitglieder die entscheidende Voraussetzung. Nur eine Gesellschaft, die in guten Zeiten niemanden zurücklässt, wird in der Not bestehen.

FOLLOW THE FACTS

Wenn viele Individuen klug handeln, entsteht eine kollektive Fähigkeit zur Kompensation von Krisen, die man als »Schwarmresilienz« bezeichnen könnte. Diese Fähigkeit wäre nicht nur für die nächste Pandemie, sondern auch für andere globale Herausforderungen von Vorteil, deren Eintritt uns die Wissenschaft vorhersagt und auf die wir gefasst sein müssen.

Doch der Schwarm ist nur klüger als seine Mitglieder, wenn diese miteinander harmonieren, das heißt, eine gemeinsame Sprache sprechen und ein gemeinsames Ziel verfolgen. Ameisen- oder Bienenstaaten können unglaubliche Leistungen vollbringen, die mit der Intelligenz der einzelnen Tiere nie zu bewältigen wären. Dies funktioniert nur, weil jeder mit jedem über Duftstoffe und andere Signale kommuniziert. Auf demselben Prinzip beruhen die Fähigkeiten des Gehirns und des Immunsystems. Hier sind es einzelne Zellen mit relativ begrenzten Möglichkeiten, die durch elektrische oder chemische Signale zu einem leistungsfähigen Gesamtsystem verschmelzen. Das Phänomen der Emergenz – die Gemeinschaft entwickelt neue Eigenschaften, die weit über das Vermögen der Individuen hinausgehen – ist der ausschlaggebende Grund dafür, dass der Mensch es auf diesem Planeten so weit gebracht hat. Mit ihrer Intelligenz alleine wäre die schwache und empfindliche Spezies *Homo sapiens* wahrscheinlich längst erfroren, verhungert oder von einem Rudel Steinzeitlöwen für immer vertilgt worden.

Damit Emergenz in großen Populationen entstehen kann, braucht es eine gemeinsame Basis, auf der die Individuen ihre Entscheidungen treffen. Mit zunehmender Größe werden Gesellschaften heterogener. Es bilden sich Gruppen mit unterschiedlichen Werten, verschiedenen Sprachen und sogar voneinander abweichenden Vorstellungen der Wirklichkeit heraus. Ohne gemeinsame Tonart kann ein Orchester jedoch nicht harmonieren. Wenn es um die Auseinandersetzung mit einer biologischen Bedrohung geht, müssen sich alle Beteiligten an den Gesetzen der Biologie orientieren. Die naturwissenschaftlichen Fakten sind der kleinste gemeinsame Nenner, auf den sich die Menschen einigen müssen, um ungeachtet aller sonstigen Unterschiede den Kampf mit einem Virus aufzunehmen.

Dass hier Nachholbedarf besteht, hat die Pandemie an vielen Stellen zutage gefördert. Ein Teil der intelligentesten Spezies des Planeten meint, die neue Krankheit sei nichts als ein Hirngespinst, das sich geldgierige Wissenschaftler oder machtbesessene Politiker ausgedacht hätten. Der 45. Präsident der Vereinigten Staaten, einem Land mit mehr als 230 000 Corona-Toten, hält das Virus für harmlos und prophezeit seit Beginn des Ausbruchs, es würde in Kürze von selbst verschwinden. Brasiliens Präsident Jair Bolsonaro und eine Reihe anderer Staatslenker pflichten ihm bei. In den sozialen Medien wachsen groteske Informationsblasen heran, deren »alternative Wirklichkeiten« von großen Teilen der Weltbevölkerung mit dem wahren Leben verwechselt werden. Seit dem Ende der Aufklärung vor 200 Jahren hat es keine Zeit gegeben, in der *Fake Science* so mächtig und gefährlich war wie heute.

Glücklicherweise gibt es dazu eine starke Gegenbewegung. Noch nie haben sich so viele Laien für naturwissenschaftliche Themen interessiert. Informationen über das Virus, Epidemiologie, Bekämpfungsmaßnahmen und

Impfstoffe haben Hochkonjunktur. Wenn ein großer Teil der Bevölkerungen die sachlichen Hintergründe versteht, wird irrlichternden Politikern und pseudowissenschaftlichen Agitatoren der Boden entzogen. Sollte diese Entwicklung weitergehen und sich gegen die Faktenleugner in der Breite durchsetzen, könnte die Pandemie, neben allem Leid, am Ende auch etwas Gutes bewirkt haben.

DIE SECHSTE PLAGE

Nie zuvor wurde das Wissen um Viren, die Therapie der durch sie hervorgerufenen Erkrankungen und die Entwicklung von Impfstoffen so schnell erweitert wie in dieser Pandemie. Zum ersten Mal können Forscher die Ausbreitung eines Erregers in Echtzeit beobachten und im Detail untersuchen, welche Maßnahmen zur Bekämpfung geeignet sind. Die hier gewonnenen Erkenntnisse werden noch in ferner Zukunft Menschenleben retten.

Nach dem Auftreten der Immunschwächekrankheit Aids in den 1980er-Jahren ist die Wissenschaft damit erst zum zweiten Mal in der Lage, den Weg eines aus dem Tierreich stammenden Erregers nachzuvollziehen. Die Pocken gibt es bereits seit mehr als 10 000 Jahren, sie sind wahrscheinlich in den ersten menschlichen Siedlungen von Nagetieren auf den Menschen übergesprungen. Auch die Pest, die von Rattenflöhen übertragen wird, haben wir dem Bedürfnis unserer Vorfahren nach einem festen Dach über dem Kopf zu verdanken. Als die Jäger und Sammler zu Ackerbau und Viehzucht übergingen, lebten sie nicht nur mit ihrem Vieh und ihren Haustieren zusammen, sondern auch mit Ratten und Mäusen, die es auf die Getreidevorräte abgesehen hatten. Tierische Krankheitserreger entdeckten damals die zweibeinigen Biotope für sich und wurden dort heimisch.

In den nachfolgenden Jahrtausenden galten Seuchen, wie die sechste Plage* des Alten Testaments, gemeinhin als göttliche Strafen oder mehr oder minder verdiente Schicksalsschläge. Bei der Spanischen Grippe zu Beginn des 20. Jahrhunderts sahen zumindest die Mikrobiologen das mittlerweile anders. Doch lagen sie mit ihrer Vermutung, die Krankheit würde durch ein Bakterium ausgelöst, ziemlich daneben. An eine wissenschaftliche Untersuchung der Pandemie war deshalb nicht zu denken. Als dann im Jahr 2003 SARS auftauchte, wäre die Virologie zum ersten Mal in der Lage gewesen, einen großen Ausbruch zu analysieren. Doch der Erreger verschwand bereits nach wenigen Monaten so plötzlich, wie er gekommen war.

Als dann Ende 2019 ein Wiedergänger des SARS-Virus erschien, stand endlich alles bereit. Den Steckbrief typischer Symptome kannte in Ostasien jeder Arzt, die Reagenzien für die Identifikation des Erregers standen in den Laboren, die Pandemiepläne lagen in den Schubladen der Gesundheitsämter.

Es besteht Hoffnung, dass die jetzt gewonnenen Erkenntnisse tatsächlich in eine bessere Vorbereitung auf künftige Seuchenausbrüche münden werden. Die WHO hat angekündigt, die *International Health Regulations* von 2005 erneut zu überarbeiten. Die auf das 19. Jahrhundert zurückgehenden Gesundheitsvorschriften sind im Kern nach wie vor dazu gedacht, den internationalen Handel vor seuchenbedingten Einschränkungen zu schützen. Es bestehen Aussichten, dass sie aufgrund der Erfahrungen mit Covid

---

* Weil der Pharao das Volk Israel nicht ziehen ließ, wurden die Ägypter mit den Blattern geschlagen. Mit »Blattern« sind seit dem Mittelalter die Pocken gemeint. Bei den im Exodus erwähnten »bösen Blattern an den Menschen und am Vieh« (2. Buch Mose, 9,10) muss es sich jedoch um eine andere Krankheit gehandelt haben, weil die Pocken nur den Menschen befallen.

demnächst nicht mehr den Handel, sondern die Menschen schützen werden (sofern sich die 194 Mitgliedsstaaten der WHO darauf einigen können).

Von einer echten Prävention, also der Verhinderung von Pandemien, bevor sie eintreten, ist die Welt dagegen noch weit entfernt. Die im Süden Chinas verbreiteten Fledermäuse sind das natürliche Reservoir ungezählter Virusarten, darunter höchstwahrscheinlich die Vorfahren von SARS-CoV und SARS-CoV-2. Bei dem SARS-Ausbruch von 2003 fungierten nach derzeitigem Kenntnisstand Larvenroller als Zwischenwirte. Damals untersagte die Regierung die Jagd, die Zucht, den Handel und den Verzehr von Larvenrollern sowie weiterer Wildtiere. Zehntausende der marderähnlichen Baumbewohner wurden mit Elektroschocks getötet oder einfach ertränkt. Doch bereits wenige Monate später hoben die Behörden das Verbot wieder auf. Dank staatlicher Förderungen blühte das Geschäft mit seltenen Tierarten für den Verzehr, die Pelzproduktion und die Herstellung traditioneller Medizin erneut auf. Schätzungen zufolge machte die Sparte im Jahr 2017 einen Umsatz von 73 Milliarden US-Dollar und beschäftigte über 14 Millionen Menschen[10].

Als Reaktion auf die Covid-Krise hat China zwar erneut die Jagd, die Zucht und den Handel mit zahlreichen Tierarten verboten, die als mögliche Überträger von Viruskrankheiten infrage kommen. Davon ausgenommen sind jedoch Zutaten für Heilmittel der traditionellen chinesischen Medizin. Gegen Nachtblindheit wird beispielsweise fermentierter Kot von Fledermäusen verschrieben. Auch die Tiere selbst werden getrocknet, pulverisiert und mit etwas Flüssigkeit eingenommen.* Ohne wirtschaftlichen Druck aus dem Aus-

---

* Gegen Covid empfehlen die staatlichen Richtlinien übrigens Injektionen mit »Tan Re Qing«. Für dessen Herstellung wird in Käfigen gehaltenen Bären bei lebendigem Leib die Galle abgezapft.[11]

land wird China den Handel mit bedrohten Tierarten wohl nicht einstellen. Bleibt zu hoffen, dass die Welt nach der Pandemie nicht vergessen hat, wo das Unheil seinen Ausgang nahm und welche Gründe dabei eine Rolle spielten.

Fledermäuse sind aufgrund eines besonderen Immunsystems prädestiniert dafür, besonders gefährliche Viren auszubrüten*. Vermutlich aber lauern nicht nur in ihnen, sondern auch in anderen wild lebenden Tierarten bislang unbekannte Erreger, die beim Menschen schwere Erkrankungen auslösen könnten. Einige von ihnen, das muss man so deutlich sagen, dürften wesentlich tödlicher sein als SARS-CoV-2.

Als Reaktion auf die aktuelle Krise haben die USA Ende September 2020 ein 100-Millionen-Dollar-Programm mit dem Namen *STOP Spillover* aufgelegt.** Ein von der WHO unabhängiges Konsortium unter Leitung der *Tufts University* bei Boston soll Viren, die für den Menschen gefährlich sind, bereits im Tierreich identifizieren und Methoden zur Früherkennung und schnellen Eindämmung von Ausbrüchen entwickeln. Ein wichtiges Instrument hierfür könnten regelmäßige Reihenuntersuchungen der Reste von Blutproben sein, die aus anderen Gründen abgenommen und in Laboren aufbewahrt werden. Hätte man solche »Rückstellproben« systematisch überwacht, dann wäre der Ausbruch in Wuhan sehr wahrscheinlich früher erkannt und die Pandemie möglicherweise verhindert worden. Ähnliche Vorschläge gab es bereits früher.[12] Bis vor Kurzem bestand jedoch die

---

* Neben SARS-CoV und SARS-CoV-2 stammen wahrscheinlich auch Ebola-, Marburg-, Hendra- und Nipah-Viren aus Fledermäusen.

** *Spillover* (wörtlich: »überschwappen«) bezeichnet das Überspringen eines Erregers auf eine andere Art. Vorläufer des Fünf-Jahres-Programms war PREDICT, das Ende 2019 nach zehn Jahren ausgelaufen ist. Schwerpunkt von PREDICT war nicht die Früherkennung und Eindämmung von Ausbrüchen, sondern deren Vorhersage anhand im Tierreich vorhandener Viren. Dieser Ansatz war nicht erfolgreich.

allgemeine Überzeugung, die Identifizierung und Kontrolle von Ausbrüchen sei ausschließlich Aufgabe der WHO.

Die Aussichten auf eine mögliche Früherkennung und auf eine schnelle Eindämmung neu aufgetretener Viruskrankheiten darf jedoch nicht darüber hinwegtäuschen, wo die wahren Ursachen verheerender Seuchenzüge wie der Covid-Pandemie oder des westafrikanischen Ebola-Ausbruchs von 2014 liegen. Fledermäuse und als potenzielle Zwischenwirte fungierende Wildtiere leben in der Regel abgeschieden und fernab der Zivilisation. Erst die Zerstörung ihrer Lebensräume durch Waldrodungen, Ausweitung der Landwirtschaft und Städtebau zwingt sie zu weiten Wanderungen und bringt sie in die Nähe des Menschen. Auch der Kontakt mit Blut von Wildtieren auf der Jagd oder bei der Schlachtung auf Lebendmärkten ist brandgefährlich. Am einfachsten und sichersten wäre es, man würde die Fauna der Wildnis in ihrer Schönheit bewundern – und ansonsten in Ruhe lassen.

DIE ROTE KÖNIGIN

In Lewis Carrolls *Alice hinter den Spiegeln* gibt es eine unter Naturwissenschaftlern bekannte Szene. Alice hat gerade festgestellt, dass die Welt, in der sie sich befindet, aus einem riesigen Schachbrett mit weißen und roten Figuren besteht. Sie selbst ist ein weißer Bauer und trifft die Rote Königin. Alice wünscht sich, auch eine Königin zu sein, worauf die Rote Königin sie an die Hand nimmt und anfängt zu laufen. Sie läuft so schnell, dass Alice kaum mitkommt. Als sie sich vollkommen erschöpft an einen Baum lehnt, bemerkt sie, dass dies dieselbe Stelle ist, von der sie losgelaufen waren. Darauf sagt die Rote Königin zu dem verwunderten Mädchen: »Hierzulande musst du so schnell rennen, wie Du kannst, wenn du am gleichen Fleck bleiben willst.«[13]

Die Rote Königin, in der Entwicklungsbiologen eine Allegorie auf die Natur sehen, hat recht: Um in der Evolution mit den sich verändernden Umständen mitzuhalten, müssen sich Lebewesen ständig mit aller Kraft an diese anpassen. Für den Menschen bedeutet dies, dass er sein Verhalten und auch seine Erwartungen ändern muss, wenn die Umwelt dies erfordert. Manchmal geht das nicht ohne Verzicht und Bescheidenheit, mitunter verlangt die Rote Königin sogar Demut von ihm.

Nachdem klar ist, dass die Jagd auf seltene Tierarten und ihr qualvoller Tod auf Lebendmärkten die ganze Menschheit bedroht, müssen diese Praktiken eingestellt werden, so tief sie auch in der Kultur einiger Völker – nicht nur in China – verankert sein mögen.

Die Lektion, die wir durch die Pandemie lernen mussten, kann darüber hinaus auch für die Lösung anderer Menschheitsaufgaben hilfreich sein. Die fortschreitende Erwärmung der Atmosphäre wird nur durch grundlegende Änderungen unserer Lebensgewohnheiten aufzuhalten sein. Derweil stoßen tropische Stechmücken und andere Krankheitsüberträger in die gemäßigten Klimazonen vor, im Gefolge zunehmender Überschwemmungen breiten sich Seuchen aus. Die Klimaaktivistin Greta Thunberg, Initiatorin der Bewegung *Fridays for Future*, ruft dazu auf, sich nach der Wissenschaft zu richten. Allein mit der Formel »*Follow the Scientists*« wird es jedoch nicht getan sein, falls – was leider zu erwarten ist – die Klimaziele deutlich verfehlt werden. Wenn die Auswirkungen auf das Wetter, die Meeresspiegel, unsere Ernährung und die Wälder nicht mehr aufzuhalten sind, werden wir erleben, dass nichts in der Natur so konstant ist, wie es scheint. Dann werden wir die gleichen Fähigkeiten brauchen, die uns auch jetzt in der Pandemie helfen können: individuelles Verantwortungsbewusstsein, Solidarität und Anpassungsfähigkeit.

Nicht weniger anspruchsvoll wird es sein, die biologische Vielfalt unseres Planeten zu erhalten. Im Schatten der Pandemie fand Ende September 2020 der Biodiversitätsgipfel der Vereinten Nationen in New York statt. Die Bestandsaufnahme war schockierend: Die Weltgemeinschaft hat keines der 20 Ziele zum Erhalt der Artenvielfalt erreicht, auf die sie sich zehn Jahre zuvor im japanischen Aichi geeinigt hatte.[14] Der Trend scheint unaufhaltsam, denn bereits in der Dekade davor wurden sämtliche Vorgaben aus dem Jahr 2000 verfehlt. Klimaveränderung, Rodung der Regenwälder, die Ausweitung der Landwirtschaft und das Vordringen der menschlichen Zivilisation zerstören nicht nur unser biologisches Erbe, sie bedeuten auch das Ende der Evolution. Denn damit sich Tiere und Pflanzen weiterentwickeln können, brauchen sie natürliche, ausreichend große Lebensräume. Sie müssen miteinander konkurrieren, neue Habitate erschließen und, wenn nötig, auch einander ausweichen können. Werden sie dieser Möglichkeiten beraubt, erwischt es die anspruchsvollsten, exotischsten und wunderbarsten Lebewesen zuerst. Übrig bleiben besonders hartnäckige und anpassungsfähige Arten, zu denen Ratten und Fledermäuse gehören. Ihre Widerstandfähigkeit ist wahrscheinlich auch ein Grund dafür, dass diese Säugetiere für den Menschen besonders gefährliche Erreger in sich tragen.[15] Und als Letztes, so viel steht fest, werden Bakterien und Viren verschwinden. Die Zerstörung der biologischen Vielfalt bedeutet für den Menschen am Ende Hunger, Krankheit und Trostlosigkeit.

Mein Kollege aus Hongkong, der sich Anfang 2020 Sorgen um ein Virus und das Weltklima machte, lag ganz und gar nicht daneben. Wenn diese bleierne Zeit vorbei ist, müssen wir uns um die vielen drängenden Aufgaben kümmern, die notgedrungen liegen geblieben sind. Nichts davon hat sich inzwischen von selbst gelöst, zusätzlich ist durch die wirtschaftlichen und politischen Auswirkungen der Pandemie vieles schwieriger geworden. Und: Corona hat die Menschheit gelehrt, dass vorhergesagte Katastrophen irgendwann auch tatsächlich eintreten. Im Vergleich zu dem Krieg, den nachfolgende Generationen gegen die Folgen von Klimawandel, Umweltverschmutzung und Artensterben führen werden, wird die Covid-Krise wie ein Manöver aussehen.

Doch eins nach dem anderen. Jetzt ist erst einmal Pandemie. Und mit der müssen wir, wie es aussieht, noch eine ganze Weile zurechtkommen.

GLOSSAR

ACE-2-Rezeptor: Ein Membranprotein, das bei Menschen und Tieren als Rezeptor für die Aufnahme von → SARS-CoV-2 identifiziert wurde. SARS-CoV-2 bindet an ACE2 mithilfe seines → Spike-Proteins.

Immunantwort (adaptive und angeborene): Das Immunsystem besteht aus einer angeborenen (nicht-adaptiven oder natürlichen) und einer erworbenen (adaptiven oder spezifischen) Immunität, die den Körper vor Mikroorganismen (Viren, Bakterien, Parasiten, Pilzen), »fremden« Substanzen und Tumorzellen schützt. Die Zellen des Immunsystems erkennen die Fremdkörper anhand charakteristischer Proteinmuster: den → Antigenen. Zu Beginn einer Immunreaktion setzt sich zuerst das nicht-adaptive Abwehrsystem mit dem Fremdkörper auseinander. Die Mechanismen der adaptiven Abwehr brauchen hingegen einige Zeit, um gezielt gegen spezifische Invasoren vorzugehen. Dafür verleihen sie einen langanhaltenden Schutz (ggf. auf Lebzeiten). Wesentliche Komponenten des adaptiven Abwehrsystems sind → Antikörper und → cytotoxische T-Lymphozyten (CTL).

Aids: *Acquired immune deficiency syndrome*. Immunschwächekrankheit, die durch das Humane Immundefizienzvirus (HIV) verursacht wird.

Aminosäure: Bausteine der →Proteine) im Körper, die z.T. im Körper selbst produziert werden, z.T. über die Nahrung aufgenommen werden.

Antiepidemische Maßnahmen: Nicht-medikamentöse Maßnahmen zur Eindämmung einer Epidemie, z. B. → Social Distancing, → Lockdown, Tragen von Masken.

Antigen: Der Teil eines →Proteins oder eines anderen biologischen Moleküls, an den → Antikörper binden.

Antikörper: Spezielle → Proteine, die Krankheitserreger binden und unschädlich machen können. Sie werden von → Plasmazellen produziert, die aus aktivierten → B-Lymphozyten hervorgehen.

ARDS: Akutes Lungenversagen (*Acute respiratory distress syndrome*), gekennzeichnet durch akut einsetzende, schwere Luftnot, Sauerstoffmangel (Hypoxämie) und Veränderungen der Lunge im Röntgenbild. ARDS kann z. B. bei einer schweren Covid-Erkrankung auftreten.

Autochthone Infektion: Infektion, die von einer Person, die in einer bestimmten Region lebt, in dieser Region erworben wurde. Im Gegensatz dazu steht die »importierte« Infektion, die außerhalb der Region erworben wurde (z.B. im Ausland).

Aviäres Influenzavirus: Ein Influenzavirus, das bei Vögeln (lateinisch *aves*) vorkommt. Aviäre Influenzaviren sind Auslöser der Vogelgrippe (Geflügelpest).

Basisreproduktionszahl: Die Basisreproduktionszahl R_0 gibt an, wie viele Personen im Durchschnitt von einem Infizierten angesteckt werden, wenn in der Population keine Immunität gegen den Erreger besteht und keine Gegenmaßnahmen (z. B. → antiepidemische Maßnahmen) ergriffen werden.

BBK: Bundesamt für Bevölkerungsschutz und Katastrophenhilfe.

Blattern: Alte Bezeichnung der Pocken.

B-Lymphozyten: Sie spielen eine wichtige Rolle bei der → adaptiven Immunreaktion. Das »B« steht für »Bursa fabricii«, ein nur bei Vögeln vorkommendes Organ, in dem die B-Lymphozyten erstmals beschrieben wurden. Sie differenzieren sich auf einen Antigenreiz hin zu Antikörper produzierenden → Plasmazellen.

BMI: Body-Mass-Index (Körpergewicht in kg geteilt durch Körperoberfläche in m^2). Ein hoher BMI weist auf Übergewicht oder Fettleibigkeit hin.

CCDC: *Chinese Center for Disease Control and Prevention*; staatliche chinesische Gesundheitsbehörde.

CDC: *Centers for Disease Control and Prevention*; oberste Gesundheitsbehörde der USA.

CFR: *Case fatality ratio* – »Fallsterblichkeit.«. Gibt an, welcher Anteil (meist in Prozent) der an einer bestimmten Krankheit erkrankten Personen daran stirbt.

Chikungunya: Kurz für Chikungunyafieber. Infektionskrankheit, die durch das Chikungunya-Virus ausgelöst wird. Es kommt v.a. in Afrika südlich der Sahara und Südostasien sowie in Teilen Amerikas vor. Typischerweise geht die Erkrankung mit Fieber und Gelenkbeschwerden einher. Die Übertragung erfolgt über Stechmücken, es gibt keine Mensch-zu-Mensch-Übertragung.

Cluster: Zusammenhängender Infektionsherd; wenn in wenigen Tagen eine große Zahl von Fällen auftaucht, die einen offensichtlichen gemeinsamen Bezug haben – etwa eine Hochzeitsfeier, die gleiche Schule oder den gleichen Arbeitgeber.

COBRA: *Cabinet Office Briefing Room A*; ziviler Notfallausschuss in Großbritannien.

Covid: In diesem Buch für »COVID-19«, die durch SARS-CoV-2 ausgelöste Erkrankung (*Coronavirus infectious disease 2019*).

CTL: Siehe *Cytotoxische T-Lymphozyten.*

Cytotoxische T-Lymphozyten (CTL): Teil der adaptiven Immunantwort. Übernehmen das Abtöten virusbefallener Zellen. Im Gegensatz zu den Natürlichen Killerzellen der angeborenen Immunantwort reagieren CTL stark verzögert und, ähnlich wie Antikörper, gezielt nur auf bestimmte Krankheitserreger.

D614G: Mutierte Form von → SARS-CoV-2, bei der im → Spike-Protein des Virus an Position 614 die → Aminosäure Asparaginsäure (D) gegen Glycin (G) ausgetauscht ist.

DDT (Dichlordiphenyltrichlorethan): Ein Insektizid, das seit Anfang der 1940er-Jahre als Kontakt- und Fraßgift eingesetzt wird. Wegen seiner guten Wirksamkeit gegen Insekten, der geringen Toxizität für Säugetiere und der einfachen Herstellung war es jahrzehntelang das weltweit meistverwendete Insektizid. Es reichert sich jedoch im Gewebe von Menschen und Tieren am Ende der Nahrungskette an, hat hormonähnliche Wirkungen und geriet unter Verdacht, beim Menschen Krebs auszulösen. Aus diesen Gründen wurde die Verwendung von DDT von den meisten westlichen Industrieländern in den 1970er-Jahren verboten.

Dendritische Zellen: Akteure sowohl der → angeborenen Immunantwort wie auch der → adaptiven Immunantwort. Dendron (altgriechisch δένδρον) bedeutet »Baum«. Historisch bekamen die dendritischen Zellen des Immunsystems diesen Namen, weil sie schon länger bekannten, baumähnlichen Dendrozyten im Zentralnervensystem ähnlichsehen. Dendritische Zellen können auch Krankheitserreger »fressen« (phagozytieren).

Desoxyribonukleinsäure: Englisch *deoxyribonucleic acid* (DNA). Die DNA besteht aus vier verschiedenen Molekülen mit den chemischen Bezeichnungen Adenin (A), Thymin (T), Guanin (G) und Cytosin (C). Die → Ribonukleinsäure (*ribonucleic acid*, RNA) besteht auch aus vier verschiedenen Molekülen, jedoch wird statt Thymin (T) Uracil (U) verwendet.

Disease Outbreak News (DON): Globaler Seuchen-Informationsdienst der → WHO.

DNA: Siehe *Desoxyribonukleinsäure*.

Domäne: Höchste Rangstufe innerhalb des Systems zur Klassifikation von Lebewesen. Es werden drei Domänen unterschieden: Bakterien (prokaryotisch), Archaebakterien (prokaryotisch) und → Eukaryonten (inkl. Pflanzen, Tiere und Pilze)

DON: Siehe *Disease Outbreak News.*

ECDC: *European Centre for Disease Prevention and Control*; europäische Seuchenbehörde.

Eliminierung: Ausmerzen einer Krankheit in einer bestimmten Region (meist einem Land). Siehe auch *Eradikation*.

Emerging Diseases: Neue, ungewöhnliche Erkrankungen, deren Ausbreitung in jüngerer Zeit gestiegen ist oder deren weitere Ausbreitung in naher Zukunft zu erwarten ist.

Enzyme: → Proteine, die chemische Prozesse regulieren. Mit ihrer Hilfe steuert die Zelle alle Funktionen, die wir an einem Organismus als »lebendig« wahrnehmen: Verdauung, Kontraktion der Muskeln, Reparaturvorgänge, die Zellteilung sowie diverse Spezialfunktionen, etwa die Übertragung elektrischer Signale im Nervensystem.

Epidemische Schwelle: Der Grenzwert von $R = 1$ (siehe *Reproduktionszahl)* wird als »epidemische Schwelle« bezeichnet.

Eradikation: Weltweite → Eliminierung eines Krankheitserregers.

Eukaryonten: von griechisch *eu* (»echt«) und *karyon* (»Kern«). Ein- oder mehrzellige Organismen aus Zellen mit einem definierten Zellkern. Pilze, Pflanzen, Tiere und auch der Mensch sind Eukaryonten.

EWRS: *Early Warning and Response System*; Seuchen-Frühwarnsystem der Europäischen Union.

FFP: *Filtering face piece* (partikelfiltrierende Halbmaske). Die europäische Schutzstufe FFP2 hält mindestens 95 Prozent der gesundheitsschädlichen Stoffe zurück (in den USA heißt diese Schutzstufe N95), bei FFP3 sind es 99 Prozent. Zum Schutz vor SARS-CoV-2 wird mindestens FFP2 empfohlen.

Fresszellen: Siehe *Makrophagen , Granulozyten, Dendritische Zellen.*

Gen: Abschnitt des → Genoms, auf dem die Herstellungsanweisung für ein bestimmtes → Protein verschlüsselt ist.

Genom: Der gesamte verschlüsselte Bauplan eines Organismus oder eines Virus. Bei Viren kann das Genom aus → DNA oder → RNA bestehen.

Gesichtsabstand: Der »Gesichtsabstand« bezieht sich hier auf die Situation, in der sich zwei Personen von Gesicht zu Gesicht (face-to-face) frontal gegenüber befinden, z. B. während eines Gesprächs.

Granulozyten: Granulozyten machen etwa 40 bis 60 Prozent der → Leukozyten aus. Sie können aus dem Blut an den Ort der Entzündung gelockt werden, wo sie der Krankheitsabwehr dienen. Sie gehören zu den → Fresszellen, weil sie Krankheitserreger und auch befallene körpereigene Zellen aufnehmen (»fressen«) können.

G-Variante: Eine Mutante des Virus → SARS-CoV-2. Sie enthält eine genetische Veränderung mit der Bezeichnung → D614G. Die G-Variante ist höchstwahrscheinlich ansteckender als das in Wuhan aufgetretene ursprüngliche Pandemievirus und wird bei mehr als 95 Prozent der weltweit untersuchten Personen mit SARS-CoV-2-Infektion nachgewiesen.

H5N1: → Vogelgrippevirus H5N1. Die vollständige Bezeichnung ist »Influenza-A-Virus, Subtyp H5N1 (A/H5N1)«.

Hantafieber: Hantaviren sind weltweit, insbesondere in Südostasien verbreitete Krankheitserreger. In Europa kommen Hantavirus-Infektionen vermehrt im skandinavischen Raum und auf dem Balkan vor. In Amerika sind die Erreger nahezu überall verbreitet. Hantaviren können Hämorrhagisches Fieber mit renalem Syndrom (HFRS) und Hantavirus-induziertes kardiopulmonales Syndrom (HCPS) verursachen.

Herdenimmunität: Ein Erreger kann sich innerhalb einer → Population nicht weiter ausbreiten, wenn ein hoher Prozentsatz dieser Population durch Infektion oder Impfung immun gegen den Erreger geworden ist.

HIV: Abkürzung für »Humanes Immundefizienz-Virus«.

Hotspot: In Zusammenhang mit der Corona-Pandemie ein besonders betroffener Ort.

Huanan Seafood Market: Auch → *South China Seafood Market* (Huanan/Südchina). Der Markt im Zentrum von Wuhan, von dem gemäß anfänglichen Schilderungen der chinesischen Behörden der dortige Ausbruch von SARS-CoV-2 ausgegangen sein sollte.

Humanpathogen: Als »humanpathogen« bezeichnet man Krankheitserreger beziehungsweise im weiteren Sinne gelegentlich auch Schädigungen physikalischer oder chemischer Natur, die in der Lage sind, beim Menschen Krankheiten hervorzurufen.

IAEO: Internationale Atomenergie-Organisation der Vereinten Nationen.

IHR: *International Health Regulations*; Internationale Gesundheitsvorschriften der → WHO.

Index-Fall: Von lateinisch *index* (»Anzeiger, Kennzeichen«). Der erste Erkrankungsfall einer → Infektionskette. Wird im engl. als *patient zero* bezeichnet.

Infektionskette: Die Übertragung eines Erregers von Wirt zu Wirt (bei Covid von Mensch zu Mensch). Ein Wirt fungiert als Spender, der andere als Empfänger. Die Übertragung kann direkt oder indirekt erfolgen.

Interferon: Eine Gruppe von → Zytokinen, die von verschiedenen Körperzellen gebildet werden und schützend gegen virale Infektionen und bösartige Erkrankungen wirken.

Intervall: Die durchschnittliche Zeit (in Tagen), innerhalb der ein Infizierter die → R entsprechende Anzahl von Personen angesteckt hat.

Klinisch: Auf die Symptome oder die Behandlung (Diagnostik, Therapie) einer Krankheit bezogen.

Kollateralschaden: Nebenschaden, der neben dem Hauptschaden eines Schadensereignisses entsteht (z. B. Ausfall der Müllabfuhr wegen Erkrankung des Personals während einer Pandemie). Kollateralschäden können auch durch Gegenmaßnahmen verursacht werden (z. B. Ausfall von Einkünften infolge eines → Lockdowns oder durch andere → antiepidemische Maßnahmen).

Kontagiosität: Von lateinisch *contagiosus* (»ansteckend«). Beschreibt die Ansteckungskraft bzw. die Übertragungsfähigkeit eines Krankheitserregers. Ein stark kontagiöser Erreger kann viele Personen in kurzer Zeit und auf größere Distanz anstecken.

Kontaktperson: Person, die Kontakt mit einem bestätigtem COVID-Fall (»Quellfall«) hatte, während dieser vermutlich ansteckend war.

Kreuzimmunität: Eine Form der Immunität, bei der der Kontakt mit einem Erreger gleichzeitig eine (weniger zuverlässige) Immunität gegen einen anderen Erreger bewirkt. Beispielsweise schützt eine durchgemachte → Influenza auch gegen die Grippeviren des folgenden Jahres, jedenfalls dann, wenn diese sich zwischenzeitlich

nicht zu stark verändert haben. Ob es solch eine Kreuzimmunität auch zwischen verschiedenen Coronaviren
gibt, ist bislang nicht geklärt.

Letalität: Hier synonym zu → Fallsterblichkeit verwendet.

Leukozyten: Weiße Blutkörperchen. Die Zellen der beiden
Teile des → Immunsystems werden als »Leukozyten«
bezeichnet. Sie entwickeln sich aus Stammzellen des
Knochenmarks und reifen entweder dort oder in lymphatischen Organen wie dem Thymus heran. Nach ihrer
Reifung zirkulieren Leukozyten im Blut, in der Lymphe
oder im peripheren Gewebe.

LNP: *Lipid nanoparticles* – winzige Fetttröpfchen. In experimentellen Impfstoffen wird darin → RNA von Virusbe-
standteilen verpackt.

Lockdown: Ausgangssperre, Abriegelung. In Wuhan hatten
die Behörden zu Beginn des Covid-Ausbruchs die Bevölkerung angewiesen, ihre Wohnungen nicht zu verlassen.
Für diese drastische Maßnahme wurde der Begriff »Lockdown« aus dem Militärjargon entlehnt. (Ursprünglich
bezeichnet Lockdown beim US-Militär das vorüberge-
hende Zurückziehen einer Einheit in ein Gebäude zu
deren Eigenschutz.)

LUCA: Nach aktuellem Wissen der Evolutionsbiologie stammen alle Lebewesen von einem gemeinsamen Urahn ab,
dem *Last Universal Cellular Ancestor* (LUCA). LUCA war
ein primitiver Einzeller, der wahrscheinlich in heißen
Tiefseequellen am Grund der damals gerade neu entstandenen Ozeane lebte. Wie alle heutigen Lebewesen besaß
LUCA bereits ein → Genom aus → DNA.

LÜKEX: Länder- und ressortübergreifende Krisen-Manage-
ment-Übung.

Lymphozyten: Zu den → Leukozyten zählende Zellen des
→ adaptiven Immunsystems. Lymphozyten befinden
sich größtenteils in den lymphatischen Organen (z. B.

Lymphknoten, Milz) und machen etwa ein Viertel aller im Blut zirkulierenden Leukozyten aus. Sie reagieren jeweils spezifisch auf bestimmte → Antigene.

Makrophagen: Fresszellen (von griech. *makros*, »groß«, und *phagein*, »fressen«). Zu den → Leukozyten zählende Zellen des angeborenen Immunsystems. Sie entwickeln sich im peripheren Gewebe aus von der Blutbahn eingewanderten Monozyten. Sie eliminieren Erreger und machen die → Antigene für das adaptive Immunsystem kenntlich. Fresszellen können auch entzündungsfördernde → Cytokine freisetzen.

MERS-CoV: Virus aus der Gattung der Coronaviren, das erstmals 2012 identifiziert wurde. Die Infektion mit dem Virus verursacht eine lebensbedrohliche Atemwegsinfektion (*Middle East respiratory syndrome*, MERS).

Mikroben: In diesem Buch alle mikrobiologischen Krankheitserreger: Bakterien, Pilze, Parasiten und Viren.

Mitigation: Strategie zur Minderung von Folgen, wenn ein Schadensereignis nicht mehr verhindert oder effektiv unter Kontrolle gebracht werden kann. Im Falle einer Pandemie: Vermeidung von besonders schweren Verläufen und Todesfällen durch effektive Therapie sowie Vermeidung der Überlastung des Gesundheitssystems.

MNB: »Mund-Nasen-Bedeckung«.

MNS: »Mund-Nasen-Schutz«.

Molekül: Ein Molekül ist eine aus zwei oder mehr Atomen bestehende Einheit, die durch chemische Bindungskräfte zusammengehalten wird.

Monozyten: Zelluläre Bestandteile des menschlichen Bluts. Sie gehören zu den → Leukozyten. Wenn sie das zirkulierende Blut verlassen, entwickeln sich aus ihnen → Makrophagen.

Morbidität: Die auf die Bevölkerung bezogene Zahl der an einer bestimmten Krankheit Erkrankten. Sie wird in der Regel als Zahl der Erkrankungen pro 100 000 Einwohner in einem bestimmten Zeitraum angegeben.

Mortalität: Die auf die Bevölkerung bezogene Sterblichkeit an einer Krankheit. Sie wird in der Regel als Zahl der Todesfälle pro 100 000 Einwohner in einem bestimmten Zeitraum angegeben.

Multiorganversagen: Der akut lebensbedrohliche Ausfall mehrerer lebenswichtiger Organe (insbesondere Niere, Leber, Darm, Lunge).

Mutation: Vererbbare Veränderung im Genom einer Zelle oder (wie hier) im Genom eines Virus.

Nachverfolgung: Aufklärung von Infektionsketten durch das Gesundheitsamt. Das Gesundheitsamt befragt dazu einen (hier: an Covid) Erkrankten nach dessen Kontakten in den letzten zehn Tagen vor Symptombeginn. Bei der Nachverfolgung ermittelte Kontaktpersonen müssen in der Regel in → Quarantäne.

Natürliche Killerzellen: Immunzellen der → angeborenen Immunantwort. Sie können auch dem Immunsystem bislang unbekannte Krankheitserreger in infizierten Zellen erkennen und diese abtöten.

nCoV: Alte Bezeichnung für SARS-CoV-2 (vormals 2019-nCoV).

NPI: *Nonpharmaceutical interventions*; hier gleichbedeutend mit → antiepidemischen Maßnahmen

Patient zero: Siehe *Indexpatient*.

PCR: Polymerase-Kettenreaktion (*Polymerase Chain Reaction*). Eine Methode, mit der unter anderem SARS-CoV-2 Viren nachgewiesen werden können. Dabei wird die → RNA des Virus zunächst in → DNA umgeschrieben und die RNA dann sehr oft kopiert (von einem RNA-Molekül werden 30 Millionen und mehr Kopien hergestellt). Mit der PCT können sehr kleine Mengen RNA eines Virus nachgewiesen werden.

PEDV: *Porcine epidemic diarrhea virus.* Ein Coronavirus, Erreger des epidemischen Durchfalls bei Schweinen.

PHEIC: *Public Health Emergency of International Concern* – Internationaler Gesundheitsnotfall. Voraussetzung für dessen Ausrufung durch die → WHO gemäß den → *International Health Regulations* ist eine Situation, in der sich eine als ernst, ungewöhnlich und unerwartet eingestufte Krankheit über Landesgrenzen hinweg auszubreiten droht und so zum Gesundheitsrisiko für andere Länder und den internationalen Verkehr wird.

Placebo: Ein Placebo ist eine Arzneimittel-Darreichungsform (Tablette, Kapsel etc.), die keine wirksamen Substanzen enthält. Placebos dienen beispielsweise im Rahmen von Arzneimittelstudien als Leerprobe. Ein »aktives Placebo« ahmt die Nebenwirkungen des untersuchten Wirkstoffs nach, ohne seine angenommene spezifische therapeutische Wirkung zu haben.

Plasmazelle: Bei Aktivierung werden → B-Lymphozyten zu Plasmazellen. Diese produzieren Antikörper.

Pneumonie: Lungenentzündung.

Polio: Die Poliomyelitis (Kinderlähmung) wird durch das Poliovirus verursacht. Früher war sie eine verbreitete Kinderkrankheit. Sie kann irreversible Lähmungen bis hin zur Atemlähmung verursachen. Durch weltweite Impfungen tritt die Poliomyelitis nur noch sehr selten auf.

Population: Die in einem bestimmten Lebensraum (z. B. einem Land) lebenden Personen.

Protein: Proteine sind, wie → DNA und → RNA, aus langen Ketten zusammengesetzt. Ihre Bausteine heißen → »Aminosäuren«. Jeweils drei Glieder der RNA-Kette kodieren eine Aminosäure.

Quarantäne: Zeitliche Absonderung von krankheitsverdächtigen Personen von der übrigen Bevölkerung; eine Schutzmaßnahme gegen eine Einschleppung und Verbreitung der Infektion.

R: Siehe *Reproduktionszahl*.

R_0: Siehe *Basisreproduktionszahl*.

RBD: Die rezeptorbindende Domäne (RBD) ist der Bereich eines → Proteins, der mit einem dazu passenden Rezeptor eine Bindung eingeht. Bei SARS-CoV-2 gibt es auf den → Spikes eine RBD, mit der sich das Virus am → ACE-2-Rezeptor der angegriffenen Zellen festhält, bevor es in diese eindringt.

Rekombination: In der Genetik ein Prozess, bei dem Teile der → DNA oder → RNA neu angeordnet werden, sodass eine veränderte genetische Information entsteht. Die aus einer Rekombination entstehenden Nachkommen bezeichnet man als »Rekombinanten«. Bei Viren bezeichnet Rekombination den Austausch von Teilen des → Genoms zweier Viren.

Reproduktionszahl: Die Reproduktionszahl *R* beschreibt, wie viele Menschen eine infizierte Person im Mittel ansteckt.

Ribonukleinsäure (*ribonucleic acid*, **RNA**): Besteht, wie die → DNA, aus vier verschiedenen Molekülen, jedoch wird statt Thymin (T) Uracil (U) verwendet. Wenn die Zelle ein frisches → Protein benötigt, fertigt sie zunächst eine Kopie des Teiles der DNA an, auf dem die zugehörige Information hinterlegt ist. Diese Kopie wird RNA genannt, weil sie sich chemisch von der DNA unterscheidet. Die RNA verlässt den Zellkern und verbindet sich mit einem der → Ribosomen.

Ribosomen: Ribosomen befinden sich im Raum außerhalb des Zellkerns – dem →Zytoplasma. Sie stellen gemäß den in den → RNA-Molekülen verschlüsselten Anweisungen → Proteine her.

RKI : Siehe *Robert Koch-Institut*.

RNA: Siehe *Ribonukleinsäure*.

Robert Koch-Institut (RKI): Bundesinstitut im Geschäftsbereich des Bundesministeriums für Gesundheit. Das RKI ist die zentrale Einrichtung der Bundesregierung auf dem Gebiet der Krankheitsüberwachung und -prävention und damit die zentrale Einrichtung des Bundes auf dem Gebiet der anwendungs- und maßnahmenorientierten biomedizinischen Forschung. Die Kernaufgaben des RKI sind die Erkennung, Verhütung und Bekämpfung von Krankheiten, insbesondere der Infektionskrankheiten.

SADS-CoV: *Swine acute diarrhea syndrome coronavirus* – ein bei Schweinen vorkommendes Coronavirus.

SARS: *Severe acute respiratory syndrome* (Schweres Akutes Atemwegssyndrom). SARS ist eine durch → SARS-CoV ausgelöste Infektionskrankheit, die eine lebensgefährliche Lungenentzündung (»atypische Pneumonie«) verursacht. SARS trat in den Jahren 2002 bis 2004 auf und ist seitdem verschwunden.

SARS-CoV: Ein Coronavirus, das → SARS auslöst. Ein ähnliches Virus aus der gleichen Untergattung ist → SARS-CoV-2, der Erreger von Covid.

Sensitivität: Die Sensitivität (Empfindlichkeit) eines diagnostischen Testverfahrens gibt an, bei welchem Prozentsatz erkrankter Personen die jeweilige Krankheit durch die Anwendung des Tests tatsächlich erkannt wird, also ein positives Testresultat auftritt. Sie wird definiert als der Quotient aus richtig positiven Testergebnissen und der Summe aus richtig positiven und falsch negativen Testergebnissen. Je sensitiver ein Test ist, desto seltener zeigt er tatsächlich Kranke fälschlich als gesund an.

Seuche: Hier synonym zu Infektionskrankheit.

SMART: Schutzkonzept, das auf fünf Elementen basiert: Schutz der Risikogruppen, Masken im Alltag, Aerogene Übertragung vermeiden, Reaktionsschnelle Nachverfolgung, Tests für jedermann.

Social Distancing: Eine → antiepidemische Maßnahme, die darauf beruht, dass sich Individuen einer menschlichen → Population voneinander getrennt halten und Kontakte vermeiden.

Spezifität: Die Spezifität eines diagnostischen Testverfahrens gibt die Wahrscheinlichkeit an, dass tatsächlich Gesunde, die nicht an der betreffenden Erkrankung leiden, im Test auch als gesund erkannt werden. Sie wird definiert als der Quotient aus richtig negativen Testergebnissen und der Summe aus falsch positiven und richtig negativen Testergebnissen – also allen Testergebnissen, denen tatsächlich keine Erkrankung zugrunde lag. Je spezifischer ein Test ist, desto seltener zeigt er tatsächlich Gesunde fälschlich als krank an.

Spike: Ein → Protein (S-Protein), das aus der Oberfläche von Viren hervorragt. Bei Coronaviren sind diese Spikes unter dem Elektronenmikroskop sehr auffällig und für die sonnenähnliche »Corona« verantwortlich, der diese Viren ihren Namen verdanken.

Spillover: Spillover (englisch; wörtlich: »überschwappen«) bezeichnet das Überspringen eines Erregers von einer Tierart auf eine andere, insbesondere von Tieren auf den Menschen

Sterblichkeit: Kann → Letalität oder → Mortalität bedeuten.

Superspreading: Unter einem Superspreader versteht man in der Infektionsepidemiologie einen Menschen, der seine Erkrankung an eine außergewöhnlich hohe Zahl anderer Individuen weitergibt. Die Situation, in der dies geschieht, ist ein Superspreading-Ereignis.

Table-Top-Übungen: Hier: Trainierte Szenarien, Planspiele oder Simulationen, bei denen Entscheider aus Politik, Verwaltung, Wissenschaft und Wirtschaft in einem fiktiven Lagezentrum mit bioterroristischen Anschlägen, Unfällen oder natürlichen Ausbrüchen ungewöhnlicher Krankheiten konfrontiert werden.

Teilimmunität: Unvollständige Immunität. Schützt nicht vor Infektion, aber vor schwerer Erkrankung. Bei vollständiger Immunität kann ein Erreger dagegen gar keine Infektion mehr auslösen; diese wird auch als »sterilisierende Immunität« bezeichnet.

TGEV: Das *Transmissible Gastroenteritis-virus* (TGEV) verursacht eine übertragbare Durchfallerkrankung bei Schweinen.

Thrombose: Eine lokalisierte Blutgerinnung, die zur Bildung eines Blutgerinnsels (Thrombus) im Kreislaufsystem führt. Sie entsteht durch Veränderungen der Gefäßwände, des Blutstroms sowie der Blutzusammensetzung.

T-Lymphozyten: Auch: »T-Zellen«, *T cells*. Sie gehören zu den → Lymphozyten und spielen eine wichtige Rolle bei der → adaptiven Immunantwort. Das »T« in T-Zelle steht für Thymus – den Ort, wo die Entwicklung der T-Lymphozyten stattfindet.

Übersterblichkeit (*excess mortality*): Zusätzliche → Mortalität während einer Infektionswelle durch einen Krankheitserreger (z. B. SARS-CoV-2, Influenzaviren) in einem Zeitraum im Vergleich zu Zeiträumen in denen keine Infektionswelle aufgetreten ist. Die Übersterblichkeit wird nicht nur durch den Erreger selbst, sondern auch durch indirekte Todesfälle (z. B. Verschlimmerung einer anderen Krankheit, Zusammenbruch des Gesundheitssystems) verursacht.

Vakzine: Impfstoff. Edward Jenner hatte den ersten Impfstoff (gegen Pocken) von einer Kuh (lat. *vacca*) gewonnen.

Vektor: Transportvehikel, von lat. *vector* (»Träger«, »Fahrer«). In der Impfstoffentwicklung ein genetisch verändertes Virus, das als Transportvehikel für ein → Gen dient, mit dem ein zur Immunisierung führendes → Protein kodiert wird.

Vogelgrippe: Siehe *Aviäres Influenzavirus*.

Wet markets: In Ost-Asien verbreitete Lebendmärkte , auf denen Tiere lebendig zum Verkauf angeboten und für den Kunden frisch geschlachtet werden.

WHO: Weltgesundheitsorganisation (*World Health Organisation*) . Die WHO ist eine Sonderorganisation der Vereinten Nationen. Das Generalsekretariat sitzt in Genf. Die WHO wurde am 7. April 1948 gegründet und soll die weltweiten Anstrengungen auf dem Gebiet des Gesundheitswesens lenken und koordinieren.

Zika: Eine durch das Zikavirus verursachte Krankheit. Die Infektion verläuft meist harmlos. 2015–2016 gab es eine Epidemie, bei der insbesondere in Brasilien gehäuft Geburtsschäden bei Kindern auftraten, deren Mütter sich während der Schwangerschaft mit dem Zikavirus infiziert hatten.

Zoonose: Eine ansteckende Tierkrankheit – von griech. *zōon* (»Tier, Lebewesen«) und *nósos* (»Krankheit«) –, die auch beim Menschen Erkrankungen hervorrufen kann. Zoonosen werden jedoch nicht von Mensch zu Mensch übertragen.

Zytokine: Regulatorische → Proteine, die der Signalübertragung zwischen Zellen des Immunsystems dienen. Sie werden u.a. von → Makrophagen, B-Lymphozyten, T-Lymphozyten und natürlichen Killerzellen (NKs) und Fibroblasten gebildet.

Zytokinsturm: Eine potenziell lebensgefährliche Entgleisung des Immunsystems, bei der es zu einer sich selbst verstärkenden Rückkoppelung zwischen → Zytokinen und → Immunzellen kommt.

Zytoplasma: Raum außerhalb des Zellkerns. Das Zytoplasma ist der gesamte Inhalt einer Zelle außerhalb des Zellkerns. Er wird nach außen hin von der Zellmembran umschlossen.

ANMERKUNGEN

KAPITEL 1

1 Als »Mikroben« werden in diesem Buch alle mikrobiologischen Krankheitserreger zusammengefasst, also Bakterien, Pilze, Parasiten und Viren.

2 Gemäß aktueller Festlegung heißt das für den SARS-Ausbruch von 2003 verantwortliche Virus inzwischen »SARS-CoV-1«. Der besseren Lesbarkeit zuliebe wird in diesem Buch noch die alte Bezeichnung »SARS-CoV« verwendet.

3 Donnelly, C. A., Ghani, A. C., Leung, G. M. et al. (2003). *Epidemiological determinants of spread of causal agent of severe acute respiratory syndrome in Hong Kong.* The Lancet, 361(9371), S. 1761–1766. www.thelancet.com/journals/lancet/article/PIIS0140-6736(03)13410-1/fulltext.

4 Persönliche Mitteilung von Klaus Stöhr vom 22. Juli 2020.

5 Hier als »Internationaler Gesundheitsnotfall« übersetzt. Die oft gebrauchte deutsche Bezeichnung »Internationaler Gesundheitsnotstand« trifft den Sinn weniger gut, weil es mehrere PHEICs gleichzeitig geben kann und ein einzelner Notfall in der Regel noch keinen Notstand bedeutet.

6 *ARD-Morgenmagazin* (2020, 22. Januar). Interview mit Alexander Kekulé. *Mikrobiologe: Coronavirus weniger gefährlich als SARS.* ARD. www.daserste.de/information/politik-weltgeschehen/morgenmagazin/videos/Alexander-S-Kekule-coronavirus-100.html.

7 *nano* (2020, 22. Januar). Gespräch mit Alexander Kekulé. *Wie gefährlich ist das Corona-Virus?* 3sat. www.3sat.de/wissen/nano/200122-sendung-100.html.

8 *Grünstreifen* (2020, 4. Februar). Gespräch mit Christian Drosten. *Neues Coronavirus: Keine Sorge für Normalbürger.* Deutschlandfunk Nova. www.deutschlandfunknova.de/beitrag/virologie-christian-drosten-keine-sorge-fuer-normalbuerger.

9 ITV (2020, 25. Januar). *Coronavirus timeline: How has the virus spread?* www.itv.com/news/2020-01-25/coronavirus-timeline-how-has-the-virus-spread.

10 »Les risques de cas secondaires autour d'un cas importé sont très faibles. Les risques de propagation du virus à la population sont très faibles.« BFM.TV Direct (2020, 24. Januar). *Agnès Buzyn auf einer Pressekonferenz zum Coronavirus im Palais de l'Élysée.* www.bfmtv.com/politique/coronavirus-en-france-les-risques-de-propagation-du-virus-dans-la-population-sont-tres-faibles-selon-agnes-buzyn_VN-202001240157.html.

11 Kekulé, A. (2020, 10. Februar). *2019-nCoV epidemic: Proposal of a new strategy for the EU and other yet unaffected regions.* www.corona-kompass. de/Book/References/Strategy_EU_10-02-2020.pdf. Das Strategiepapier wurde am 10. Februar 2020 der zuständigen Abteilung der WHO und am 12. Oktober 2020 dem Präsidenten des RKI vorgelegt.

12 »È stata una discussione seria in cui è emersa la necessità di rafforzare la nostra risposta comune a livello Europeo [...].« Ministero della Salute (2020, 13. Februar). *Pressemitteilung 56 des italienischen Gesundheitsministeriums.* www.salute.gov.it/portale/news/p3_2_4_1_1. jsp?lingua=italiano&menu=salastampa&p=comunicatistampa&id=5431.

13 Taleb, N. N. (2007). *The Black Swan: The Impact of the Highly Improbable.* New York: Random House.

14 Kekulé, A. (2020, 28. Februar). *Epidemie des neuen Coronavirus Sars-CoV-2 in Deutschland: Sofortmaßnahmen zur Gefahrenabwehr.* www.corona-kompass.de/Book/References/Sofortmassnahmen_28-02-2020. pdf. Für die damalige Risikobewertung ging ich auf Basis der aus China gemeldeten Zahlen von einer Fallsterblichkeit von 0,7 Prozent aus. Der Anteil der Todesfälle in Norditalien betrug etwa 3 Prozent. Daraus konnte grob geschätzt werden, dass nur ein Viertel der Covid-19-Fälle entdeckt wurde. Nach späteren Schätzungen war die Dunkelziffer sogar bis zu zehn Mal höher als die gemeldeten Fälle.

15 Keeling, M. J., Guyver-Fletcher, G., Holmes, A. et al. (2020, 14. Oktober). *Precautionary breaks: planned, limited duration circuit breaks to control the prevalence of COVID-19.* medRxiv. www.medrxiv.org/content/10.1101/2020.10.13.20211813v1.

16 ARD-Tagesthemen (2020, 26. Februar). *Entwicklungen des Coronavirus in Deutschland.* ARD. www.tagesschau.de/multimedia/sendung/tt-7353. html.

17 In Baden-Württemberg gibt es keine offiziellen Frühjahrsferien, sondern stattdessen schulfreie Tage.

18 Laut Johns-Hopkins-Universität gab es am 8. März 2020 in Deutschland 1040 bestätigte Fälle. (John Hopkins University of Medicine. *COVID-19 Dashboard by the Center for Systems Science and Engineering.* coronavirus.jhu.edu/map.html.) Das RKI hatte 902 Fälle registriert. (Robert Koch-Institut. [2020, 8. März]. *Täglicher Lagebericht des RKI zur Coronavirus-Krankheit-2019.* www.rki.de/DE/Content/InfAZ/N/Neuartiges_Coronavirus/Situationsberichte/2020-03-08-de.pdf?__blob=publicationFile.) Die WHO meldete für Deutschland 795 Fälle. (World Health Organization [2020, 8. März]. *Coronavirus disease 2019 [COVID-19] Situation Report – 48.* www.who.int/docs/default-source/coronaviruse/situation-reports/20200308-sitrep-48-covid-19. pdf?sfvrsn=16f7ccef_4.)

19 Paraguassu, L., Mandl, C. (2020, 26. Februar). *Brazil confirms first coronavirus case in Latin America.* Reuters. www.reuters.com/article/us-china-health-brazil/brazil-test-confirms-first-coronavirus-case-in-latin-america-source-idUSKCN20K1EU.

20 Lederberg, J. (1992). *Emerging Infections: Microbial Threats to Health in the United States.* In: Lederberg, J., Shope, R. E., Oaks, S. (Hrsg.). *Emerging Infections: Microbial Threats to Health in the United States.* Washington (DC): Institute of Medicine. S. 312.

Kekulé, A. (1999, 6. August). *Nur bedingt abwehrbereit – bei einer Epidemie wären wir hilflos*. Der Tagesspiegel. www.tagesspiegel.de/gesellschaft/panorama/nur-bedingt-abwehrbereit-bei-einer-epidemie-waeren-wir-hilflos-kommentar/85408.html.

21 Von Bomhard, N. (2016, 29. März). *Schwarzer Schwan und Vogel Strauß*. Frankfurter Allgemeine Zeitung. www.faz.net/aktuell/politik/die-gegenwart/krisenvorbeugung-schwarzer-schwan-und-vogel-strauss-14148389.html.

22 Kluge, H. H. P. (2020, 15. Oktober). *Statement – COVID-19: an update on the COVID-19 situation in the WHO European Region*. www.euro.who.int/en/about-us/regional-director/statements-and-speeches/2020/statement-covid-19-an-update-on-the-covid-19-situation-in-the-who-european-region.

23 Birnbaum, M. (2020, 16. Oktober). *Coronavirus cases hit records in Europe, surpassing U.S. numbers*. The Washington Post. www.washingtonpost.com/world/europe/covid-europe-records/2020/10/15/0126c256-0ee7-11eb-b404-8d1e675ec701_story.html.

KAPITEL 2

1 Desoxyribonukleinsäure (englisch *deoxyribonucleic acid*, DNA). Die DNA besteht aus vier verschiedenen Molekülen mit den chemischen Bezeichnungen Adenin (A), Thymin (T), Guanin (G) und Cytosin (C). Die Ribonukleinsäure (*ribonucleic acid*, RNA) besteht auch aus vier verschiedenen Molekülen, jedoch wird statt Thymin (T) Uracil (U) verwendet.

KAPITEL 3

1 Sender, R., Fuchs, S., Milo, R. (2016, 19. August). *Revised Estimates for the Number of Human and Bacteria Cells in the Body*. PLOS Biology, 14(8). journals.plos.org/plosbiology/article?id=10.1371/journal.pbio.1002533.

2 Jones, D., Helmreich, S. (2020, 19. September). *A history of herd immunity*. The Lancet, 396(10254), S. 810–811. www.thelancet.com/journals/lancet/article/PIIS0140-6736(20)31924-3/fulltext.

KAPITEL 4

1 Bei einer Kongressanhörung 1969 über die erfolgreichen Impfprogramme gegen Pocken und Kinderlähmung (Polio). Obwohl einige Historiker bezweifeln, dass dieser Satz so gefallen ist, ging er in die Geschichte ein.
2 Persönliche Mitteilung von Jürgen Knobloch 2003.
3 Brown, D. (1997, 3. Dezember). *2nd person identified with flu previously found only in birds*. The Washington Post. www.washingtonpost.com/archive/politics/1997/12/03/2nd-person-identified-with-flu-previously-found-only-in-birds/ce9d1b19-2f77-4292-8add-0d79c07ca2cc/.

4   Taubenberger, J. K. (2006). *The origin and virulence of the 1918 »Spanish« influenza virus.* Proceedings of the American Philosophical Society, 150(1), S. 86–112.; Jordan, D. with contributions from Tumpey, T., Jester, B. (2019, 17. Dezember). *The Deadliest Flu: The Complete Story of the Discovery and Reconstruction of the 1918 Pandemic Virus.* Centers for Disease Control and Prevention. www.cdc.gov/flu/pandemic-resources/reconstruction-1918-virus.html.

5   Tumpey, T. M., García-Sastre, A., Taubenberger, J. K. et al. (2005). *Pathogenicity of Influenza Viruses with Genes from the 1918 Pandemic Virus: Functional Roles of Alveolar Macrophages and Neutrophils in Limiting Virus Replication and Mortality in Mice.* Journal of Virology, 79(23). jvi.asm.org/content/79/23/14933; Taubenberger, J. K., Baltimore, D., Doherty, P. C. et al. (2012). *Reconstruction of the 1918 Influenza Virus: Unexpected Rewards from the Past.* mBio, 3(5). mbio.asm.org/content/3/5/e00201-12.

6   Osterholm, M. T. (2005, 5. Mai). *Preparing for the Next Pandemic.* The New England Journal of Medicine. www.nejm.org/doi/full/10.1056/nejmp058068.

KAPITEL 5

1   UNHCR – The UN Refugee Agency. (2020, 18. Juli). *Figures at a Glance.* www.unhcr.org/figures-at-a-glance.html.

2   Almeida, J. D., Tyrrell, D. A. J. (1967). *The Morphology of Three Previously Uncharacterized Human Respiratory Viruses that Grow in Organ Culture.* The Journal of General Virology, 1, S. 175–178; Consortia. (1968, 16. November). *Gene Control: Histones – Animal and Vegetable.* Nature, 220, S. 650. www.nature.com/articles/220650a0; Beaudette, F. R., Hudson, C. B. (1937). *Cultivation of the virus of infectious bronchitis.* Journal of the American Veterinary Medical Association, 90, S. 51–58.

3   Peiris JSM, Lai ST, Poon LLM, Guan Y, Yam LYC, Lim W, et al. *Coronavirus as a possible cause of severe acute respiratory syndrome.* Lancet. 2003;361(9366):1319-25. doi: Doi 10.1016/S0140-6736(03)13077-2. PubMed PMID: WOS:000182346100007

4   Ksiazek, T. G., Erdman, D., Goldsmith, C. S. et al. (2003, 15. Mai). *A Novel Coronavirus Associated with Severe Acute Respiratory Syndrome.* The New England Journal of Medicine. www.nejm.org/doi/full/10.1056/nejmoa030781.

5   Marra, M. A., Jones, S. J. M., Astell, C. R. et al. (2003, 30. Mai). *The Genome Sequence of the SARS-Associated Coronavirus.* Science, 300(5624), S. 1399–1404. science.sciencemag.org/content/300/5624/1399.pdf-extract.

6   Fouchier, R. A. M., Kuiken, T., Schutten, M. et al. (2003, 15. Mai). *Koch's postulates fulfilled for SARS virus.* Nature, 423. www.nature.com/articles/423240a.

7 Knobler, S., Mahmoud, A., Lemon, S. et al. (Hrsg.) (2004). *Learning from SARS: Preparing for the Next Disease Outbreak. Workshop Summary.* Washington (DC): The National Academies Press. www.nap. edu/catalog/10915.html. Kekulé, A. (2003, 20. November). *Global Surveillance and Response System.* Vortrag auf der Konferenz »Health as a Foreign Policy« im Auswärtigen Amt.

8 Majumder, M. S., Rivers, C., Lofgren, E., Fisman, D. (2014, 18. Dezember). Estimation of MERS-Coronavirus Reproductive Number and Case Fatality Rate for the Spring 2014 Saudi Arabia Outbreak: Insights from Publicly Available Data. *PLOS Currents.* currents.plos.org/ outbreaks/index.html%3Fp=40801.html.

9 Liu, D. X., Liang, J. Q., Fung, T. S. (2020). *Human Coronavirus-229E, -OC43, -NL63, and -HKU1.* Reference Module in Life Sciences. www.ncbi.nlm.nih. gov/pmc/articles/PMC7204879/.

10 Zhou, P., Yang, X., Shi, Z. L. et al. (2020). *A pneumonia outbreak associated with a new coronavirus of probable bat origin.* Nature, 579, S. 270– 273. www.nature.com/articles/s41586-020-2012-7.

11 Gesunde Erwachsene haben in jedem Milliliter Blut etwa sieben Millionen weiße Blutkörperchen (Leukozyten). Zu den Fresszellen gehören die Neutrophilen Granulozyten. Daneben gibt es auch seltenere Sorten (Eosinophile und Basophile Granulozyten), die andere Funktionen haben. Die anderen auf das Fressen spezialisierten Zellen werden im Gewebe »Makrophagen« und im Blut »Monozyten« genannt (die Namen entstanden, bevor man wusste, dass es sich um dieselben Zellen handelt). Das übrige Drittel der Leukozyten sind die für die adaptive Immunantwort zuständigen Lymphozyten.

12 Burki, T. K. (2020, 1. Oktober). *Completion of clinical trials in light of COVID-19.* The Lancet. Respiratory Medicine. www.thelancet.com/journals/lanres/article/PIIS2213-2600(20)30460-4/fulltext; Beigel, J. H., Tomashek, K. M., Dodd L. E. et al. (2020, 8. Oktober). *Remdesivir for the Treatment of Covid-19 – Final Report.* The New England Journal of Medicine. www.nejm.org/doi/ full/10.1056/NEJMoa2007764; Vetter, P., Kaiser, L., Calmy, A. et al. (2020, 13. Oktober). *Dexamethasone and remdesivir: finding method in the COVID-19 madness.* The Lancet – Microbe. www.thelancet.com/journals/ lanmic/article/PIIS2666-5247(20)30173-7/fulltext; National Institutes of Health. (2020, 22. Oktober). *Coronavirus Disease 2019 (COVID-19) Treatment Guidelines.* www.covid19treatmentguidelines.nih.gov/; The BMJ. (2020, 30. Juli). *Drug treatments for covid-19: living systematic review and network meta-analysis.* www.bmj.com/content/370/bmj.m2980.

KAPITEL 6

1 Der WHO-Krisenkoordinator Klaus Stöhr hatte 2003 eine virtuelle Forschungsplattform zusammengestellt, in der Experten aus den Bereichen Virologie, Diagnostik, Epidemiologie und Klinik zusammenarbeiteten. Die Bündelung der Expertise und der offene Austausch auch unveröffentlichter Daten war damals ohne Beispiel.

ANMERKUNGEN

2   Kekulé, A. (2003, 20. November). *Global Surveillance and Response System*. Vortrag auf der Konferenz »Health as a Foreign Policy« im Auswärtigen Amt.

3   World Health Organization. (2005). *International Health Regulations*. www.who.int/publications/i/item/9789241580496.

4   Lederberg, J. (1988). *Pandemic as a natural evolutionary phenomenon*. Social Research, 55, S. 343–359.

5   Bundesamt für Bevölkerungsschutz und Katastrophenhilfe. (2002, 1. März). *Zweiter Gefahrenbericht der Schutzkommission beim Bundesminister des Innern*. www.bbk.bund. de/DE/ AufgabenundAusstattung/Forschung/Schutzkommission/ Publikationen/ZF_Band_48_zweiter_Gefahrenbericht_SK.html.

6   Hamilton, D. S., Smith, B. T. (2006). *Atlantic Storm*. EMBO reports, 7, S. 4–9. www.embopress.org/doi/full/10.1038/sj.embor.7400606.

7   Bundesamt für Bevölkerungsschutz und Katastrophenhilfe. (2008, 15. April). *Auswertungsbericht der dritten länderübergreifenden Krisenmanagementübung »LÜKEX 2007« der Projektgruppe LÜKEX*. www.bbk.bund.de/SharedDocs/Downloads/BBK/DE/Downloads/Luekex/ LUEKEX07_Auswertungsbericht_lang.html.

8   Clausen, L.(2008). *Bericht zur LÜKEX 2007 der Schutzkommission*. www.corona-kompass.de/Book/References/SK_ Luekex2007-Bericht.pdf.

9   Knobloch, J., Michels, H., Weidringer, J., Kekulé, A., Flieger, A. (2006, 25. September). *Zwischenbericht: Schutz der Bevölkerung vor neu auftretenden Influenzaviren. Zwischenbericht der AG Biologische Gefahren der Schutzkommission beim Bundesminister des Innern*. www.bbk.bund. de/SharedDocs/Downloads/BBK/DE/Downloads/Schuko/Teilbericht_ Influenza_05a.pdf?__blob=publicationFile.

10   Deutscher Bundestag (2013, 3. Januar). *Risikoanalyse »Pandemie durch Virus Modi-SARS«*. Deutscher Bundestag, Drucksache 17/12051.

11   Mi, Y., Huang, T., Zhang, J. et al. (2020). *Estimating the instant case fatality rate of COVID-19 in China*. International Journal of Infectious Diseases, 97, S. 1–6. www.ijidonline.com/article/S1201-9712(20)30271-X/fulltext. Mizumoto, K., Kagaya, K., Chowell, G. (2020). *Early epidemiological assessment of the transmission potential and virulence of coronavirus disease 2019 (COVID-19) in Wuhan City, China, January–February, 2020*. BMC Medicine, 18(217). bmcmedicine.biomedcentral.com/articles/10.1186/ s12916-020-01691-x.

12   Sun, L. H. (2018, 30. Mai). *This mock pandemic killed 150 million people. Next time it might not be a drill*. The Washington Post. www.washingtonpost.com/news/to-your-health/wp/2018/05/30/ this-mock-pandemic-killed-150-million-people-next-time-it-might-not-be-a-drill/.

13   FEMA (2019). *National Response Framework, 4th Edition Draft*. www.fema. gov/media-library-data/1559136348938-063ec40e34931923814dd50df6 38b448/NationalResponseFrameworkFourthEdition.pdf.

14   Müller, A. (2020, 12. Mai). *Warum Thomas de Mazière 2015 eine Pandemie-Kommission aufgelöst hat.* Stuttgarter Zeitung. www.stuttgarter-zeitung. de/inhalt.vorsorge-fuer-katastrophen-warum-thomas-de-maiziere-2015-eine-pandemie-kommission-aufgeloest-hat.74402925-5c6f-4fa4-8571-7909b9470c5d.html.
15   Sun, L. H. (2018, 10. Mai). *Top White House official in charge of pandemic response exits abruptly.* The Washington Post. www.washingtonpost.com/news/to-your-health/wp/2018/05/10/top-white-house-official-in-charge-of-pandemic-response-exits-abruptly/.
16   Johns Hopkins Center for Health Security (2019). *Event 201.* www.centerforhealthsecurity.org/event201/.
17   Johns Hopkins Center for Health Security (2019). *Event 201 Pandemic Exercise: Highlights Reel.* www.centerforhealthsecurity.org/event201/videos.html#highlights.

KAPITEL 7

1   »Vielleicht ist der, für den die Stunde schlägt, so krank, dass er es nicht bemerkt; und vielleicht fühle ich mich so viel besser, als es mir wirklich geht. […] Und darum verlange nie zu wissen, wem die Stunde schlägt; sie schlägt dir selbst.« (Übers. A. Kekulé)
2   »L'obbedienza alle regole mediche è tra le cause che ha permesso a questo virus di girare indisturbato per settimane«. Visetti, G. (2020, 06. März). *Coronavirus, l'anestesista di Codogno che ha intuito la diagnosi di Mattia: ›Ho pensato all'impossibile‹.* La Repubblica.
3   Die Daten zur Sterblichkeit unterliegen großen Unsicherheiten, in diesem Buch wird der momentane Stand der Forschung wiedergegeben. Ob sich ein Patient ins Krankenhaus begibt, hängt nicht nur von der Schwere der Erkrankung ab. Eine Verlegung in die Intensivpflege kann von der Belegung der Stationen, der Ausstattung der Klinik und vom sozialen Status des Patienten abhängen. Boris Johnson, der britische Premierminister, belegte ein Intensivbett, obwohl er keine künstliche Beatmung und nicht einmal eine einfache Sauerstoffmaske benötigte. (Harding, L., Mason, R., Sabbagh, D. et al (2020, 17. April). *Boris Johnson and coronavirus: the inside story of his illness.* The Guardian. www.theguardian.com/world/2020/apr/17/boris-johnson-and-coronavirus-inside-story-illness.)
4   Huang, C., Wang, Y., Li, X. et al. (2020, 24. Januar). *Clinical features of patients infected with 2019 novel coronavirus in Wuhan, China.* The Lancet, 395(10223), S. 497–506. www.thelancet.com/journals/lancet/article/PIIS0140-6736(20)30183-5/fulltext.
5   Dudel, C. Riffe, T., Acosta, E. (2020, 10. September). *Monitoring trends and differences in COVID-19 case-fatality rates using decomposition methods: Contributions of age structure and age-specific fatality.* Plos One. journals.plos.org/plosone/article?id=10.1371/journal.pone.0238904.
6   Omori, R., Matsuyama, R., Nakata, Y. (2020). *The age distribution of mortality from novel coronavirus disease (COVID-19) suggests no large difference of susceptibility by age.* Scientific Reports 10(16642). www.nature.com/articles/s41598-020-73777-8.

7 World Health Organisation. (2020). *Report of the WHO-China Joint Mission on Coronavirus Disease 2019 (COVID-19)*. www.who.int/docs/default-source/coronaviruse/who-china-joint-mission-on-covid-19-final-report.pdf; Tedros, A. G. (2020, 3. März). *WHO Director-General‹s opening remarks at the media briefing on COVID-19*. www.who.int/dg/speeches/detail/who-director-general-s-opening-remarks-at-the-media-briefing-on-covid-19---3-march-2020.

8 Kekule, A. (2020, 10. Februar). *2019-nCoV epidemic: Proposal of a new strategy for the EU and other yet unaffected regions*. www.corona-kompass. de/Book/References/Strategy_EU_10-02-2020.pdf.

9 Long, S. W., Olsen, R. J., Christensen, P. A. et al. (2020, 29. September). *Molecular Architecture of Early Dissemination and Massive Second Wave of the SARS-CoV-2 Virus in a Major Metropolitan Area*. medRxiv. www.medrxiv.org/content/10.1101/2020.09.22.20199125v3; Volz, E. M., Hill, V., McCrone, J. T. et al. (2020, 1. September). *Evaluating the effects of SARS-CoV-2 Spike mutation D614G on transmissibility and pathogenicity*. medRxiv. www.medrxiv.org/content/10.1101/2020.07.31.20166082v2; Plante, J. A., Liu, Y., Liu, J. et al. (2020, 2. September). *Spike mutation D614G alters SARS-CoV-2 fitness and neutralization susceptibility*. bioRxiv. www.biorxiv.org/content/10.1101/2020.09.01.278689v1; Leung, K. Pei, Y., Leung, G. M. et al. (2020, 23 September). *Empirical transmission advantage of the D614G mutant strain of SARS-CoV-2*. medRxiv. www.medrxiv.org/content/10.1101/2020.09.22.20199810v1.

10 Die genetischen Veränderungen des SARS-CoV-2 werden fortlaufend auf der Website der Global Initiative on Sharing All Influenza Data (GISAID) veröffentlicht. www.gisaid.org/

11 Korber, B., Fischer, W. M., Gnanakaran, S. et al. (2020, 2. Juli). *Tracking Changes in SARS-CoV-2 Spike: Evidence that D614G Increases Infectivity of the COVID-19 Virus*. Cell, *182*(4), S. 812–827. www.cell.com/cell/fulltext/S0092-8674(20)30820-5?_returnURL=https%3A%2F%2Flinkinghub.elsevier.com%2Fretrieve%2Fpii%2FS0092867420308205%3Fshowall%3Dtrue; Callaway, E. (2020). Making sense of coronavirus mutations. *Nature 585*(7824), S. 174–177.

12 Shake, G. D., Lee, S., Howard, A., Brundage, J. F. (2011, 15. Mai). *Extreme Mortality After First Introduction of Measles Virus to the Polynesian Island of Rotuma, 1911*. American Journal of Epidemiology 173(10), S. 1211–1222. academic.oup.com/aje/article/173/10/1211/184695.

13 Madewell, Z. J., Yang, Y., Longini, I. R. et al. (2020, 1. August). *Household transmission of SARS-CoV-2: a systematic review and meta-analysis of secondary attack rate*. medRxiv. www.medrxiv.org/content/10.1101/2020.07.29.20164590v1.

14 Galvani, A. P., May, R. M. (2005). *Epidemiology: dimensions of superspreading*. Nature 438(7066), S. 293 ff.. pubmed.ncbi.nlm.nih.gov/16292292/; May, R., Anderson, R. (1987). *Transmission dynamics of HIV infection*. Nature, 326, S. 137–142. www.nature.com/articles/326137a0.

15   Mizumoto, K., Kagaya, K., Chowell, G. (2020, 15. Juli). *Early epidemiological assessment of the transmission potential and virulence of coronavirus disease 2019 (COVID-19) in Wuhan City, China, January–February, 2020.* BMC Medicine 18(217). bmcmedicine.biomedcentral.com/articles/10.1186/s12916-020-01691-x.

16   Deslandes, A., Berti, V., Tandjaoui-Lambotte, Y. et al. (2020). *SARS-CoV-2 was already spreading in France in late December 2019.* International Journal of Antimicrobial Agents 55(6). www.sciencedirect.com/science/article/pii/S0924857920301643?via%3Dihub.

17   La Rosa, G., Mancini, P., Veneri, C. et al. (2021, 1. Januar). *SARS-CoV2 has been circulating in northern Italy since December 2019: Evidence from environmental monitoring.* Science of The Total Environment, 750. www.sciencedirect.com/science/article/pii/S0048969720352402?via%3Dihub.

KAPITEL 8

1   Xu, Wei (2019, 31. Dezember). *Wuhan Center for Disease Control confirmed the local unexplained pneumonia and the number of cases.* Beijing News (chinesisch) www.bjnews.com.cn/news/2019/12/31/668430.html

2   Huaxia (ed.) (2020, 16. April). *Chinese doctor recalls first encounter with mysterious virus.* XinhuaNet. www.xinhuanet.com/english/2020-04/16/c_138982435.htm.

3   Ma, J. (2020, 13. März). *Coronavirus: China's first confirmed Covid-19 case traced back to November 17.* South China Morning Post. www.scmp.com/news/china/society/article/3074991/coronavirus-chinas-first-confirmed-covid-19-case-traced-back.

4   Van Dorp, L., Acman, M., Richard, D. et al. (2020). *Emergence of genomic diversity and recurrent mutations in SARS-CoV-2.* Infections, Genetics and Evolution, 83. www.sciencedirect.com/science/article/pii/S1567134820301829?via%3Dihub.

5   Huang, C., Wang, Y., Li, X. et al. (2020, 15. Februar). *Clinical features of patients infected with 2019 novel coronavirus in Wuhan, China.* The Lancet, 396(10223), S. 497–506. www.thelancet.com/journals/lancet/article/PIIS0140-6736(20)30183-5/fulltext; World Health Organization (2020, 12. Januar). *Novel Coronavirus – China.* www.who.int/csr/don/12-january-2020-novel-coronavirus-china/en/.

6   Huaxia (ed.) (2020, 27. Januar). *China detects large quantity of novel coronavirus at Wuhan seafood market.* XinhuaNet. www.xinhuanet.com/english/2020-01/27/c_138735677.htm.

7   Pinghui, Z., Kang-Chung, N. (2020, 15. Januar). *China coronavirus outbreak: five members of two families among 41 people infected in Wuhan.* South China Morning Post. www.scmp.com/news/china/society/article/3046173/china-says-human-transmission-not-ruled-out-wuhan-coronavirus.

8   Middleton, J., Reintjes, R., Lopes, H. (2020, 9. Juli). *Meat plants – a new front line in the covid-19 pandemic.* The BMJ, 370. www.bmj.com/content/370/bmj.m2716.

9 Wu, Z., Wang, Q., Zhao, J. et al. (2020, 24. August). *Time Course of a Second Outbreak of COVID-19 in Beijing, China, June-July 2020.* JAMA, 324(14), S. 1458 f. pubmed.ncbi.nlm.nih.gov/32852518/.

10 World Health Organization (2020, 10. Januar). *Laboratory testing of human suspected cases of novel coronavirus (nCoV) infection. Interim guidance, 10 January 2020.* www.who.int/publications/i/item/10665-330374.

11 National Health Commission of the People‹s Republic of China (2020, 6. April). *Timeline of China releasing information on COVID-19 and advancing international cooperation.* en.nhc.gov.cn/2020-04/06/c_78861_2.htm.)

12 Huang, C., Wang, Y., Li, X. et al. (2020, 24. Januar). *Clinical features of patients infected with 2019 novel coronavirus in Wuhan, China.* The Lancet, 395(10223), S. 497–506. www.thelancet.com/journals/lancet/article/PIIS0140-6736(20)30183-5/fulltext.

13 Li, M., Li, L., Zhang, Y. et al. (2020, 28. April). *Expression of the SARS-CoV-2 cell receptor gene ACE2 in a wide variety of human tissues.* Infectious Diseases of Poverty, 9(45). idpjournal.biomedcentral.com/articles/10.1186/s40249-020-00662-x.

14 Benton, D. J., Wrobel, A.G., Xu, P. et al. (2020, 17. September). *Receptor binding and priming of the spike protein of SARS-CoV-2 for membrane fusion.* Nature. www.nature.com/articles/s41586-020-2772-0.

15 Johnson, B. A., Xie, X., Kalveram, B. et al. (2020, 26. August). Furin *Cleavage Site Is Key to SARS-CoV-2 Pathogenesis.* bioRxiv. www.biorxiv.org/content/10.1101/2020.08.26.268854v1. Es handelt sich um eine Schnittstelle für bestimmte Enzyme (Proteasen) vom Furin-Typ. Nur bei SARS-CoV-2 besteht sie aus der Aminosäurefolge Arginin-Arginin-Alanin-Arginin, abgekürzt RRAR.

16 Wang, N., Li, S., Yang, X. et al. (2018, 2. März). *Serological Evidence of Bat SARS-Related Coronavirus Infection in Humans, China.* Virologica Sinica 33, S. 104–107. link.springer.com/article/10.1007%2Fs12250-018-0012-7.

17 Lam, T. T., Jia, N., Cao, W. et al. (2020, 26. März). *Identifying SARS-CoV-2 related coronaviruses in Malayan pangolins.* Nature, 538, S. 282–285. www.nature.com/articles/s41586-020-2169-0.

18 Bale, R. (2016, 17. August). *Fur Farms Still Unfashionably Cruel, Critics Say.* National Geographic. www.nationalgeographic.com/news/2016/08/wildlife-china-fur-farming-welfare.html.

19 Science Media Centre. (2020, 15. September). *Expert reaction to preprint entitled 'Unusual features of the SARS-CoV-2 genome suggesting sophisticated laboratory modification rather than natural evolution and delineation of its probable synthetic route'.* www.sciencemediacentre.org/expert-reaction-to-preprint-entitled-unusual-features-of-the-sars-cov-2-genome-suggesting-sophisticated-laboratory-modification-rather-than-natural-evolution-and-delineation-of-its-probable-s/.

20 Perez, J. C., Montagnier, L. (2020). COVID-19, *SARS and bats coronaviruses genomes peculiar homologous RNA sequences.* International Journal of Research, 8(7). www.granthaalayahpublication.org/journals/index.php/granthaalayah/article/view/IJRG20_B07_3568.

21   Rogin, J. (2020, 14. April). *State Department cables warned of safety issues at Wuhan lab studying bat coronaviruses.* The Washington Post. www.washingtonpost.com/opinions/2020/04/14/state-department-cables-warned-safety-issues-wuhan-lab-studying-bat-coronaviruses/.

22   Menachery, V., Yount, B., Debbink, K. et al. (2015, 9. November). *A SARS-like cluster of circulating bat coronaviruses shows potential for human emergence.* Nature Medicine, 21, S. 1508–1513. www.nature.com/articles/nm.3985.

23   Cohen, J. (2020, 24. Juli). *Trump »owes us an apology.« Chinese scientist at the center of COVID-19 origin theories speaks out.* Science. www.sciencemag.org/news/2020/07/trump-owes-us-apology-chinese-scientist-center-covid-19-origin-theories-speaks-out.

24   Wu, Z., Yang, L., Yang, F. et al. (2014). *Novel Henipa-like Virus, Mojiang Paramyxovirus, in Rats, China, 2012.* Emerging Infectious Diseases, 20(6), S. 1064 ff. wwwnc.cdc.gov/eid/article/20/6/13-1022_article.

25   Ge, X., Wang, N., Zhang, W. et al. (2016, 18. Februar). *Coexistence of multiple coronaviruses in several bat colonies in an abandoned mineshaft.* Virologica Sinica, 31, S. 31–40. link.springer.com/article/10.1007/s12250-016-3713-9.

26   Qiu, J. (2020, 1. Juni). *How China's 'Bat Woman' Hunted Down Viruses from SARS to the New Coronavirus.* Scientific American. www.scientificamerican.com/article/how-chinas-bat-woman-hunted-down-viruses-from-sars-to-the-new-coronavirus1/.

KAPITEL 9

1   Die chinesische Gesundheitsbehörde CCDC hatte (nach eigenen Angaben) gemeinsam mit dem Wuhan Institute of Virology am 10. Januar den ersten PCR-Tests für das neue Virus entwickelt und der WHO zur Verfügung gestellt. Am 13. Januar veröffentlichte die WHO zum ersten Mal ein Protokoll für einen PCR-Test auf SARS-CoV-2. Dieses Protokoll hatten mehrere Arbeitsgruppen unter Leitung des deutschen Virologen Christian Drosten von der Berliner Charité auf Basis der vom CCDC zur Verfügung gestellten RNA-Sequenzen entwickelt.

2   Wrapp, D., De Vlieger, D., Corbett, K. S. et al. (2020, 5. Mai). *Structural Basis for Potent Neutralization of Betacoronaviruses by Single-Domain Camelid Antibodies.* Cell. www.cell.com/cell/fulltext/S0092-8674(20)30494-3?_returnURL=https%3A%2F%2Flinkinghub.elsevier.com%2Fretrieve%2Fpii%2FS0092867420304943%3Fshowall%3Dtrue.

3   Pan, H., Peto, R., Alejandria, M. et al. (2020, 15. Oktober). *Repurposed antiviral drugs for COVID-19 –interim WHO SOLIDARITY trial results.* medRxiv. www.medrxiv.org/content/10.1101/2020.10.15.20209817v1.

4   Bump, P. (2020, 6. April). *Trump is betting American lives on being right about coronavirus treatments.* The Washington Post. www.washingtonpost.com/politics/2020/04/06/trump-is-betting-american-lives-being-right-about-coronavirus-

treatments/. Zimmermann, K. et al. (2020, 29. Juli). *Trump wirbt erneut für umstrittenes Mittel Hydroxychloroquin.* Zeit Online. www.zeit.de/politik/ausland/2020-07/malariamittel-hydroxychloroquin-donald-trump-corona-usa-nicht-wirksam.

5   RECOVERY Collaborative Group. (2020, 5. Oktober). *Lopinavir-ritonavir in patients admitted to hospital with COVID-19 (RECOVERY): a randomised, controlled, open-label, platform trial.* The Lancet, 396(10259), S. 1345–1352. www.thelancet.com/journals/lancet/article/PIIS0140-6736(20)32013-4/fulltext.

6   Beigel, J. H., Tomashek, K. M., Dodd, L. E. et al. (2020, 8. Oktober). *Remdesivir for the Treatment of Covid-19 – Final Report.* The New England Journal of Medicine. pubmed.ncbi.nlm.nih.gov/32445440/.

7   Bahnsen, U., Grabar, E., Lau, M. et al. (2020, 23. April). *Titelthema: Hoffen auf Heilung.* Die Zeit, S. 27 ff.

8   Jacobs, M., Rodger, A., Bell, D. J. et al. (2020, 18. Mai). *Late Ebola virus relapse causing meningoencephalitis: a case report.* The Lancet, 388(10043), S. 498–503. www.thelancet.com/journals/lancet/article/PIIS0140-6736(16)30386-5/fulltext.

9   Mulangu, S., Dood, L. E., Davey, R. T. et al. (2019, 12. Dezember). *A Randomized, Controlled Trial of Ebola Virus Disease Therapeutics.* The New England Journal of Medicine, 381, S. 2293–2303. pubmed.ncbi.nlm.nih.gov/31774950/.

10   Butler, T. (2014, 1. März). *Plague history: Yersin's discovery of the causative bacterium in 1894 enabled, in the subsequent century, scientific progress in understanding the disease and the development of treatments and vaccines.* Clinical Microbiology and Infection, 20(3). www.clinicalmicrobiologyandinfection.com/article/S1198-743X(14)60858-2/fulltext.

11   Von Behring, E. (1980). *Vortrag gehalten anlässlich der Nobelpreisverleihung am 12. Dezember 1901.* Nobelpreis für Medizin. Band 1. Zürich.

12   National Institutes of Health. (2020, 9. Oktober). *Convalescent Plasma. NIH COVID-19 Treatment Guidelines.* www.covid19treatmentguidelines.nih.gov/immune-based-therapy/blood-derived-products/convalescent-plasma/; Zeng, H., Wang, D., Nie, J. et al. (2020, 6. Oktober). *The efficacy assessment of convalescent plasma therapy for COVID-19 patients: a multi-center case series.* Signal Transduction and Targeted Therapy, 5. www.nature.com/articles/s41392-020-00329-x#citeas doi.org/10.1016/j.ijid.2020.06.107.

13   Kreye, J., Reincke, S. M., Kornau, H. C. et al. (2020, 23. September). *A therapeutic non-self-reactive SARS-CoV-2 antibody protects from lung pathology in a COVID-19 hamster model.* Cell. www.cell.com/cell/pdf/S0092-8674(20)31246-0.pdf.

14   Lauermann, J. (2020, 15. Oktober). *Trump's Covid Treatment and What the Options Are.* The Washington Post. www.washingtonpost.com/business/trumps-covid-treatment-and-what-the-options-are/2020/10/19/074e536a-1220-11eb-a258-614acf2b906d_story.html-.

15   Nadkarni, G. N., Lala, A., Bagiella, E. et al. (2020, 20. Oktober). *Anticoagulation, Bleeding, Mortality, and Pathology in Hospitalized Patients With COVID-19.* Journal of the American College of Cardiology, 76(16), S. 1815–1826. pubmed.ncbi.nlm.nih.gov/32860872/.

16   The RECOVERY Collaborative Group. (2020, 17. Juli). *Dexamethasone in Hospitalized Patients with Covid-19 – Preliminary Report.* The New England Journal of Medicine. pubmed.ncbi.nlm.nih.gov/32678530/; Salton, F., Confalonieri, P., Meduri, G. U. et al. (2020, 12. September). *Prolonged Low-Dose Methylprednisolone in Patients With Severe COVID-19 Pneumonia.* Open Forum Infectious Diseases, 7(10). academic.oup.com/ofid/article/7/10/ofaa421/5904996.

17   Pereda, R., Gonzalez, D., Rivero, H. B. et al. (2020, 4. August). *Therapeutic effectiveness of interferon alpha 2b treatment for COVID-19 patient recovery.* medRxiv. www.medrxiv.org/content/10.1101/2020.07.28.20157974v1.

18   Ni, Y., Wang, Y., Liang, B., Liang, Z. (2019, 26. Februar). *The effect of hyperoxia on mortality in critically ill patients: a systematic review and meta analysis.* BMC Pulmonary Medicine, 19(53). bmcpulmmed.biomedcentral.com/articles/10.1186/s12890-019-0810-1; Damiani, E., Donati, A., Girardis, M. (2018). *Oxygen in the critically ill. Friend or foe?* Current Opinion in Anaesthesiology, 31(2), S. 129–135. journals.lww.com/co-anesthesiology/Abstract/2018/04000/Oxygen_in_the_critically_ill__friend_or_foe_.3.aspx.

19   Financial Times (2020, 10. Juni). *»My worst nightmare«: Dr. Anthony Fauci says coronavirus outbreak will not end until vaccine found.* National Post. nationalpost.com/news/world/my-worst-nightmare-dr-anthony-fauci-says-coronavirus-outbreak-will-not-end-until-vaccine-found; World Health Organization. (2020, 27. April). *COVID-19 virtul press conference.* www.who.int/docs/default-source/coronaviruse/transcripts/who-audio-emergencies-coronavirus-press-conference-27apr2020.pdf?sfvrsn=bccb7626_2.

20   Kupferschmidt, K. (2020, 21. September). *WHO unveils global plan to fairly distribute COVID-19 vaccine, but challenges await.* Science. www.sciencemag.org/news/2020/09/who-unveils-global-plan-fairly-distribute-covid-19-vaccine-challenges-await.

21   U.S. Department of Health & Human Services (2020). *Fact Sheet: Explaining Operation Warp Speed.* www.hhs.gov/coronavirus/explaining-operation-warp-speed/index.html.

22   Malani, A., Shah, D., Kang, G. et al. (2020, 1. September). *Seroprevalence of SARS-CoV-2 in slums and non-slums of Mumbai, India, during June 29 – July 19, 2020.* medRxiv. www.medrxiv.org/content/10.1101/2020.08.27.20182741v1; Koshy, J. (2020, 11. September). *India likely had 6.4 million infections in May: ICMR serosurvey.* The Hindu. www.thehindu.com/news/national/coronavirus-india-likely-had-64-million-infections-in-may-icmr-serosurvey/article32576774.ece#!.

23   Iwasaki, A. (2020, 12. Oktober). *What reinfections mean for COVID-19.* The Lancet – Infectious Diseases. www.thelancet.com/journals/laninf/article/PIIS1473-3099(20)30783-0/fulltext.

24   Schmidt, T. (2020, 6. März). *280 000 Tote in Deutschland denkbar. Charité-Virologe Drosten über das Coronavirus: »Wir stehen erst am Anfang«.* Neue Osnabrücker Zeitung. www.noz.de/artikel/2009910; Bennhold, K., Eddy, M. (2020, 11. März). *Merkel Gives Germans a Hard Truth About the Coronavirus.* The New York Times. www.nytimes.com/2020/03/11/world/europe/coronavirus-merkel-germany.html.

25   Gomes, M. G. M., Corder, R. M., King, J. G. et al. (2020, 21. Mai). *Individual variation in susceptibility or exposure to SARS-CoV-2 lowers the herd immunity threshold.* medRxiv. www.medrxiv.org/content/10.1101/2020.04.27.20081893v3; Randolph, H. E., Barreiro, L. B. (2020, 19. Mai). *Herd Immunity: Understanding COVID-19.* NIH National Library of Medicine 52(5), S. 737–741. pubmed.ncbi.nlm.nih.gov/32433946/.

26   World Health Organization. (2020, 19. Oktober). *Draft landscape of COVID-19 candidate vaccines.* www.who.int/publications/m/item/draft-landscape-of-covid-19-candidate-vaccines.

27   Shepherd, C. (2020, 4. Oktober). *China rolls out experimental Covid vaccine as it eyes global market.* Financial Times. www.ft.com/content/6a7289e6-45a5-410d-98c0-9997e4026af1; Fahrion, G. (2020, 8. Oktober). *Keine Sorge, wir sind alle schon geimpft.* Spiegel Online. www.spiegel.de/politik/ausland/china-stille-impfkampagne-im-kampf-gegen-covid-19-a-1cfc20c1-919e-4eb3-93bb-d63023681742.

28   Somanathan, S., Calcedo, R., Wilson, J. M. (2020, 4. März). *Adenovirus-Antibody Complexes Contributed to Lethal Systemic Inflammation in a Gene Therapy Trial.* Molecular Therapy, 28(3), S. 784–793. www.cell.com/molecular-therapy-family/molecular-therapy/fulltext/S1525-0016(20)30030-7?_returnURL=https%3A%2F%2Flinkinghub.elsevier.com%2Fretrieve%2Fpii%2FS1525001620300307%3Fshowall%3Dtrue; Singh, S., Kumar, R., Agrawal, B. (2018, 15. Februar). *Adenoviral Vector-Based Vaccines and Gene Therapies: Current Status and Future Prospects.* In: Desheva, Y. (Hrsg.) (2019). *Adenoviruses.* S. 1–38. www.intechopen.com/books/adenoviruses/adenoviral-vector-based-vaccines-and-gene-therapies-current-status-and-future-prospects.

29   Buchbinder, S. P., Mehrotra, D. V., Duerr, A. et al. (2008, 29. November). *Efficacy assessment of a cell-mediated immunity HIV-1 vaccine (the Step Study): a double-blind, randomised, placebo-controlled, test-of-concept trial.* The Lancet, 372(9653), S. 1881–1893. www.thelancet.com/journals/lancet/article/PIIS0140-6736(08)61591-3/fulltext.

30   Baker, A. H., Herzog, R. (2020, 4. März). *Did Dendritic Cell Activation, Induced by Adenovirus-Antibody Complexes, Play a Role in the Death of Jesse Gelsinger?* Molecular Therapy, 28(3), S. 704 ff. www.cell.com/molecular-therapy-family/molecular-therapy/fulltext/S1525-0016(20)30096-4?_returnURL=https%3A%2F%2Flinkinghub.elsevier.com%2Fretrieve%2Fpii%2FS1525001620300964%3Fshowall%3Dtrue.

31   World Health Organization (2020, 9. April). *WHO Target Product Profiles for COVID-19 Vaccines.* www.who.int/publications/m/item/who-target-product-profiles-for-covid-19-vaccines.

32   Snowden, F. M. (2020). *Epidemics and Society.* New Haven: Yale University Press. S. 72.

KAPITEL 10

1 Kekule, A. (2020, 28. Februar). *Epidemie des neuen Coronavirus SARS-CoV-2 in Deutschland: Sofortmaßnahmen zur Gefahrenabwehr.* www.coronakompass. de/Book/References/ Sofortmassnahmen_28-02-2020.pdf.

2 Großbongardt, A., Heyer, J. A., Rosenfelder, L. (2020, 6. Juni). *Verhängnisvolle Dynamik.* Der Spiegel, 26, S. 17.

3 Dahlkamp, J., Hutt, F., Latsch, G., Mayr, W. (2020, 25. Juni). *Die Akte Ischgl.* Der Spiegel. www.spiegel.de/politik/ausland/corona-in-ischgl-wer-versagte-wer-wegschaute-und-wer-dafuer-bezahlen-muss-a-20be2617-768f-40f5-8af0-df8b591aa6b1.

4 Robert Koch-Institut (2020, 19. März). *Epidemiologisches Bulletin, 12,* S. 7. www.rki.de/DE/Content/Infekt/EpidBull/Archiv/2020/12/Tabelle.html.

5 Latsch, G., Schmergal, C., Wassermann, A., Windmann, A. (2020, 1. Mai). *Widersprüche und falsche Empfehlungen – Das überforderte Robert Koch-Institut.* Spiegel Online. www.spiegel.de/politik/deutschland/corona-in-deutschland-das-ueberforderte-robert-koch-institut-a-00000000-0002-0001-0000-000170716180); Tillack, H. (2020, 26. März). *Verwirrende Zahlen und zu späte Warnungen? Das Robert Koch-Institut gerät in die Kritik.* Stern.de. www.stern.de/politik/robert-koch-institut--rki-in-der-kritik---verwirrung-um-zahlen--zu-spaet-gewarnt--9190812.html; Niesmann, A., Szent-Ivany, T., Cleven, T. (2020, 13. August). *Pannen in der Krise: Was ist da los im Robert-Koch-Institut?* Redaktionsnetzwerk Deutschland. www.rnd.de/politik/pannen-und-fehler-beim-rki-was-ist-da-los-im-robert-koch-institut-OEEY57HIJJBJJNX53YUP3A5KH4.html; Meyer-Fünffinger, A., Wetter, A. (2020, 17. Mai). *Die verlorenen Wochen.* Tagesschau. de. www.tagesschau.de/inland/corona-ausbruch-deutschland-rekonstruktion-101.html; Welt am Sonntag. (2020, 17. Mai). *Protokoll der Krise.* Welt am Sonntag, 20, S. 15–18.

6 Price, G. M. (1918). *Influenza – Destroyer and Teacher.* The Survey, 41, S. 367 ff.

7 Spinney, L. (2017). Pale Rider. *The Spanish Flu of 1918 and How it Changed the World.* London: Vintage. S. 97.

8 Soper, G. A. (1919, 20. Mai). *The Lesson of the Pandemic.* Science, 49(1274), S. 501–505.

9 »El uruguayo es un amante de la libertad y la use con responsabilidad y con solidaridad.« Uruguay Presidencia (2020, 19. Juni). *Lacalle Pou: »Si nuestro país es elogiado en el mundo, es por la conducta de los orientales«.* www.presidencia.gub.uy//comunicacion/comunicacionnoticias/presidente-luis-lacalle-pou-conmemoracion-natalicio-artigas-sauce.

10 Anne Will (2020, 15. März). Gespräch mit A. Kekulé. *Die Corona-Krise – wie drastisch müssen die Maßnahmen werden?* ARD. daserste. ndr.de/annewill/archiv/Die-Corona-Krise-wie-drastisch-muessen-die-Massnahmen-werden,erste11508.html; Kekulés Corona-Kompass (Podcast mit A. Kekulé). (2020, 19. März). *Bitte keine Ausgangssperre verhängen.* MDR; Coronavirus-Update (Podcast mit C. Drosten) (2020,

19. März). *Malaria-Medikament vorerst kein Hoffnungsträger.* MDR; Kriesl, I. (2020, 19. März). *Interview mit Hendrik Streeck.* »*Ich bin entschieden gegen eine Ausgangssperre.*« Stern.de. www.stern.de/gesundheit/virologe-hendrik-streeck---entschieden-gegen-eine-ausgangssperre--9188488. html.

11 Lau, M., Wefing, H. (2020, 5. März). *Interview mit Jens Spahn.* »*Mich irritiert der dezidierte Ruf mancher nach immer härteren Maßnahmen*«. Die Zeit. www.zeit.de/2020/14/jens-spahn-coronavirus-einschraenkungen-normalitaet.

12 Puyeo, T. (2020, 13. März). *Coronavirus: The Hammer and the Dance. What the Next 18 Months Can Look Like, if Leaders Buy Us Time.* medium.com/@tomaspueyo/coronavirus-the-hammer-and-the-dance-be9337092b56.

13 Kekulés Corona-Kompass (Podcast mit A. Kekulé) (2020, 14. April). *Alarmierende Infektionszahl bei Klinik-Beschäftigten.* MDR; Ridenhour, B., Kowalik, J. M., Shay, D. K. (2014, 16. Januar). *Unraveling R0: Considerations for Public Health Applications.* A Publication of the American Public Health Association. pubmed.ncbi.nlm.nih.gov/24328646/; Zimmer, K. (2020, 13. Juli). *Why R0 Is Problematic for Predicting COVID-19 Spread.* The Scientist. www.the-scientist.com/features/why-r0-is-problematic-for-predicting-covid-19-spread-67690; Gostic, K. M., McGough, L., Baskerville, E. et al. (2020, 28. August). *Practical considerations for measuring the effective reproductive number, Rt.* medRxiv. www.medrxiv.org/content/10.1101/2020.06.18.20134858v3.

14 Der damalige Regierungsberater Christian Drosten erklärte am 28. Februar 2020 in der TV-Sendung Maybritt Illner: »Es wird schlimm werden.« Die entscheidende Frage sei: »In welcher Geschwindigkeit werden 60 bis 70 Prozent der deutschen Bevölkerung mit dem Virus Erfahrungen machen?« (Hummel, T. [2020, 28. Februar]. »*Maybrit Illner*« *zum Coronavirus.* Süddeutsche Zeitung. www.sueddeutsche.de/medien/coronavirus-drosten-wimmer-maybrit-illner-spahn-1.4823651.) Bundeskanzlerin Angela Merkel erklärte in einer Pressekonferenz am 11. März 2020: »Weiter muss man verstehen: Wenn das Virus da ist und noch keine Immunität der Bevölkerung gegenüber diesem Virus vorliegt, keine Impfmöglichkeiten existieren, auch noch keine Therapiemöglichkeiten, dass dann ein hoher Prozentsatz – Experten sagen 60 bis 70 Prozent der Bevölkerung – infiziert werden, solange dieser Zustand so bleibt. Und deshalb wird ja auch […] so intensiv an Therapiemöglichkeiten und Impfstoffen gearbeitet.« (*Angela Merkel ruft zu Solidarität in Corona-Krise auf.* [2020, 11. März]. *Phoenix vor Ort.* www.ardmediathek.de/phoenix/video/ phoenix-vor-ort/angela-merkel-ruft-zu-solidaritaet-in-corona-krise-auf/phoenix/ Y3JpZDovL3dkci5kZS9CZWl0cmFnLWViiNDU3OGIxLTRiYTctNG-Q5MC1iZGIxLTM4ZDc2NzMwMwZDUzNg.)

15 Meine abweichende Schätzung des Worst-Case-Szenarios habe ich erstmals im März 2020 öffentlich gemacht. Damals errechnete sich auf Basis der Todesfälle in Wuhan eine Zahl von 40 000. Im April hat China eingeräumt, dass die offiziellen Zahlen um 50 Prozent zu niedrig waren. Demnach beträgt die höchste für Deutschland zu erwartende Zahl

der Todesfälle 60 000. (Wunderlich, C. [2020, 11. März]. *In einem Punkt widerspricht Kekulé seinem Kollegen Drosten entschieden*. Welt. www.welt. de/vermischtes/article206479693/Lanz-zu-Coronavirus-Moegliche-Todesfaelle-Kekule-widerspricht-Drosten.html.)

16 Darauf basierten auch die früheren Empfehlungen der WHO und des RKI, den Reiseverkehr wegen Corona nicht einzuschränken. Bei den Influenza-Pandemien war die Situation jedoch anders als bei Covid. Bei der Spanischen Grippe von 1918 bestand die Möglichkeit der Eindämmung noch nicht; es war nicht einmal bekannt, dass es sich um ein Virus handelte. Spätere Influenza-Pandemien (1957, 1968) hatten viel niedrigere Sterberaten, sodass eine Eindämmung nicht als angemessen angesehen wurde. Abgesehen davon ist die Influenza wahrscheinlich auch ohne Superspreading so hoch ansteckend, dass eine Eindämmung kaum möglich wäre.

17 World Health Organization. (2019). *Non-pharmaceutical public health measures for mitigating the risk and impact of epidemic and pandemic influenza*. www.who.int/influenza/publications/public_health_measures/publication/en/; Yang, C. (2020, 27. März). *Does hand hygiene reduce SARS-CoC-2 transmission?* Graefe's Archive for Clinical and Experimental Ophthalmology, 258, S. 1133 f. link.springer.com/article/10.1007%2Fs00417-020-04652-5; Savage, M. P., Fischman, D. L., Mams, M. A. (2020, 2. September). *Social Intervention by the Numbers: Evidence Behind the Specific Public Health Guidelines in the COVID-19 Pandemic*. Public Health Management. pubmed.ncbi.nlm. nih.gov/32882149/; Beale, S., Johnson, A. M., Zambon, M. et al. (2020, 20. Mai). *Hand Hygiene Practices and the Risk of Human Coronavirus Infections in a UK Community Cohort*. wellcomeopenresearch.org/articles/5-98/v1.

18 Goldman, E. (2020, 3. Juli). *Exaggerated risk of transmission of COVID-19 by fomites*. The Lancet – Infectious Diseases, 20(8), S. 892 f. www.thelancet.com/journals/laninf/article/PIIS1473-3099(20)30561-2/fulltext.

19 Ng, K. (2020, 22. September). *Spanish army to enforce lockdown in Madrid*. Independent. www.independent.co.uk/news/world/europe/madrid-spain-coronavirus-lockdown-restrictions-army-b526693.html.

20 Hendrix, S., Eglash, R. (2020, 18. Oktober). *Israel ordered a second lockdown in response to coronavirus resurgence. It's not going so well*. Washington Post. www.washingtonpost.com/world/middle_east/israel-lockdown-coronavirus-protests/2020/10/18/9ba7d462-0d86-11eb-b404-8d1e675ec701_story.html.

KAPITEL 11

1 Kekulé, A. 2003 (für Schutzkommission beim Bundesminister des Innern).

2 Edrige, A. W. D., Kaczorowska, J., Hoste, A. C. R. et al. (2020, 14. September). *Seasonal coronavirus protective immunity is short-lasting*. Nature Medicine. www.nature.com/articles/s41591-020-1083-1.

3   Seow, J., Graham, C., Merrick, B. et al. (2020, 26. Oktober). *Longitudinal observation and decline of neutralizing antibody responses in the three months following SARS-CoV-2 infection in humans.* Nature Microbiology. www.nature.com/articles/s41564-020-00813-8; Figueiredo-Campos, P., Blankenhaus, B., Mota, C. et al. (2020, 21. Oktober). *Seroprevalence of anti-SARS-CoV-2 antibodies in COVID-19 patients and healthy volunteers up to six months post disease onset.* European Journal of Immunology. onlinelibrary.wiley.com/doi/10.1002/eji.202048970.

4   Kekulé, A. (2020, 26. März). *Wege aus dem Lockdown.* Zeit Online. www.zeit.de/wissen/gesundheit/2020-03/coronavirus-lockdown-ausgangssperre-alternative-pandemie-alexander-kekule?utm_referrer=https%3A%2F%2Fwww.google.de%2F. Kekulé, A. (2020, 5. Mai). *Alte Menschen nicht zu schützen, ist ethisch unvertretbar.* Zeit Online. www.zeit.de/wissen/2020-05/lockerungen-corona-massnahmen-lockdown-oeffnungen-schulen-alexander-kekule/komplettansicht.

5   The New York Times (2020, 20. Oktober). *About 38% of U.S. Coronavirus Deaths Are Linked to Nursing Homes.* The New York Times. www.nytimes.com/interactive/2020/us/coronavirus-nursing-homes.html; Booth, R. (2020, 13. April). *Half of coronavirus deaths happen in care homes, data from EU suggests.* The Guardian. www.theguardian.com/world/2020/apr/13/half-of-coronavirus-deaths-happen-in-care-homes-data-from-eu-suggests; Salcher-Konrad, M., Jhass, A., Naci, H. et al. (2020, 1. August). *COVID-19 related mortality and spread of disease in long-term care: a living systematic review of emerging evidence.* medRxiv. www.medrxiv.org/content/10.1101/2020.06.09.20125237v3; Roxby, A., Gure, T. (2020, 28. Oktober). *Lessons from Sweden: where can older adults shelter from COVID-19?* Lancet Health Longev. /doi.org/10.1016/S2666-7568(20)30035-0

6   Kang, Z., Luo, S., Gui, Y. et al. (2020, 13. September). *Obesity is a potential risk factor contributing to clinical manifestations of COVID-19.* International Journal of Obesity. www.nature.com/articles/s41366-020-00677-2.

7   Livshits, G. & Kalinkovich, A. (2019). *Inflammaging as a common ground for the development and maintenance of sarcopenia, obesity, cardiomyopathy and dysbiosis.* Ageing Research Reviews, 56. www.sciencedirect.com/science/article/pii/S1568163719302880?via%3Dihub.

8   Wadman, M. (2020, 8. September). *Why COVID-19 is more deadly in people with obesity – even if they're young.* Science. www.sciencemag.org/news/2020/09/why-covid-19-more-deadly-people-obesity-even-if-theyre-young.

9   Peeples, L. (2020, 6. Oktober). *Face masks: what the data says.* Nature. www.nature.com/articles/d41586-020-02801-8.

10 Gandhi, M., Beyrer, C., Goosby, E. (2020, 13. Juli). *Masks Do More Than Protect Others During COVID-19: Reducing the Inoculum of SARS-CoV-2 to Protect the Wearer.* Journal of General Internal Medicine, *35*, S. 3063–3066. link.springer.com/article/10.1007%2Fs11606-020-06067-8.

11 www.lufthansa.com/de/de/faq-mund-nase-bedeckung

12 Miller, S. L., Nazaroff, W. W., Jimenez, J. L. et al. (2020,
26. September). *Transmission of SARS-CoV-2 by inhalation of respiratory
aerosol in the Skagit Valley Chorale superspreading event.* onlinelibrary.
wiley.com/doi/10.1111/ina.12751.

13 Spiegel Wissenschaft. (2020, 15. Oktober). *Schweizer Jodelfest soll
Infektionswelle ausgelöst haben.* Spiegel Online. www.spiegel.de/
wissenschaft/corona-news-am-donnerstag-tourismusverband-
bezeichnet-corona-plan-als-herben-rueckschlag-a-de72a8ae-0954-
4ce2-a06b-88ae20369730.

14 Robert Koch-Institut. (2020, 19. Oktober). *Kontaktpersonen-
Nachverfolgung bei Infektionen durch SARS-CoV-2.* www.rki.de/DE/
Content/InfAZ/N/Neuartiges_Coronavirus/Kontaktperson/Management.
html#doc13516162bodyText9.

15 Gieselmann, H. (2020, 24. Juli). *So berechnet die Corona-Warn-App
Ihr Ansteckungsrisiko.* heise online. www.heise.de/hintergrund/So-
berechnet-die-Corona-Warn-App-Ihr-Ansteckungsrisiko-4851495.
html. Der nationale Algorithmus wird durch das RKI fortlaufend
angepasst.

16 Burges, Matt. (2020, 14. Oktober). *Bluetooth bugs are making contact
tracing apps spit out tons of errors.* Wired (UK). www.wired.co.uk/article/
contact-tracing-app-notification-bluetooth.

17 Carton, P. (2020, 27. Februar). *Shenzen Bioeasy Receive CE-
Marking for its Lateral-Flow Ag and Ab SARS-CoV-2 Test Kits.* Rapid
Microbiology. www.rapidmicrobiology.com/news/shenzen-bioeasy-
receive-ce-marking-for-its-lateral-flow-ag-and-ab-sars-cov-2-test-kits.

18 Porte, L., Legarraga, P., Vollrath, V. et al. (2020, 31. Mai). *Evaluation
of a novel antigen-based rapid detection test for the diagnosis of SARS-
CoV-2 in respiratory samples.* International Journal of Infectious
Diseases. www.ijidonline.com/article/S1201-9712(20)30405-7/
fulltext. Siehe auch Anm. 4 im Kap. 1.

19 Patel, R., Babady, E., Theel, E. S. et al. (2020, 26. März). *Report from the
American Society for Microbiology COVID-19 International Summit, 23
March 2020: Value of Diagnostic Testing for SARS–CoV-2/COVID-19.* American
Society for Microbiology. mbio.asm.org/content/11/2/e00722-20.

20 Larremore, D. B., Wilder, B., Lester, E. et al. (2020,
8. September). *Test sensitivity is secondary to frequency and turnaround
time for COVID-19 surveillance.* medRxiv. www.medrxiv.org/
content/10.1101/2020.06.22.20136309v3.

21 Stelzenmüller, C. (2020, 13. März). *Germany wields 'bazooka' in fight
against coronavirus.* Financial Times. www.ft.com/content/1b0f0324-
6530-11ea-b3f3-fe4680ea68b5.

22 »We are mobilising all means at our disposal.« Ursula von der Leyen
zum Thema *coronavirus response* (2020, 21. Juli). Europäische
Kommission. ec.europa.eu/info/live-work-travel-eu/health/coronavirus-
response_en.

23 Antoni Fauci bezeichnete das Risiko in den USA als »winzig«. (O'Donnell,
J. [2020, 17. Februar]. *Top disease official: Risk of coronavirus in USA
is ›minuscule‹; skip mask and wash hands.* USA Today. eu.usatoday.
com/story/news/health/2020/02/17/nih-disease-official-anthony-
fauci-risk-of-coronavirus-in-u-s-is-minuscule-skip-mask-

and-wash-hands/4787209002/.) Vincenzo D‹Anna, Chef des italienischen Biologenverbandes, sagte am 25. Februar 2020, Covid sei »nicht schlimmer als die Grippe, die Panik ist gefährlicher als die Krankheit«. (Sanità Informazione. [2020, 25. Februar]. *Coronavirus, Ordine biologi: »Non è più grave di un'influenza«. Sanità Informazione.* www.sanitainformazione.it/professioni-sanitarie/coronavirus-ordine-biologi-non-e-piu-grave-di-uninfluenza/.) Siehe auch Anm. 7 und 8 in Kap. 1.

24   Levin, A. T., Hanage, W. P., Owusu-Boaitey, N. et al. (2020, 8. Oktober). *Assessing the Age Specificity of Infection Fatality Rates for COVID-19: Systematic Review, Meta-Analysis, and Public Policy Implications.* medRxiv. www.medrxiv.org/content/10.1101/2020.07.23.20160895v6.

25   Michelozzi, P., de'Donato, F., Scortichini, M. et al. (2020, 27. August). *Temporal dynamics in total excess mortality and COVID-19 deaths in Italian cities. BMC Public Health 20, S.* 1238. bmcpublichealth.biomedcentral.com/articles/10.1186/s12889-020-09335-8.

26   Alicandro, G., Remuzzi, G., La Vecchia, C. (2020, 12. September). *Italy's first wave of the COVID-19 pandemic has ended: no excess mortality in May, 2020.* The Lancet, 396(10253), S. 27 f. www.thelancet.com/journals/lancet/article/PIIS0140-6736(20)31865-1/fulltext.

27   »Put each diseased person in a diver‹s suit and provide him with a pair of handcuffs.« Dr. Maloney, *Fall River,* zitiert von Price, G. M. Price. In: G. M. (1918). *Influenza – Destroyer and Teacher.* The Survey, 41, S. 367.

28   Maringe, C., Spicer, J., Morris, M. et al. (2020, 1. August). *The impact of the COVID-19 pandemic on cancer deaths due to delays in diagnosis in England, UK: a national, population-based, modelling study.* The Lancet – Oncology, 21(8), S. 1023–1034. www.thelancet.com/journals/lanonc/article/PIIS1470-2045(20)30388-0/fulltext; Blach, S., Kondili, L. A., Aghemo, A. et al. (2020, 6. August). *Impact of COVID-19 on global hepatitis C elimination efforts.* Journal of Hepatology. www.journal-of-hepatology.eu/article/S0168-8278(20)30523-7/fulltext; Hogan, A. B. et al. *Potential impact of the COVID-19 pandemic on HIV, tuberculosis, and malaria in low-income and middle-income countries: a modelling study.* The Lancet – Global Health, 8(9), S. 1132–1141. www.thelancet.com/journals/langlo/article/PIIS2214-109X(20)30288-6/fulltext.

29   Word Economic Outlook, IMF Oct 2020. www.imf.org/en/Publications/WEO/Issues/2020/09/30/world-economic-outlook-october-2020; blogs.imf.org/2020/10/13/a-long-uneven-and-uncertain-ascent/

30   Anenberg, S., Miller, J., Henze, D., Minjares, R. (2019, 26. Februar). *A global snapshot of the air pollution-related health impacts of transportation sector emissions in 2010 and 2015. The International Council on Clean Transportation.* theicct.org/publications/health-impacts-transport-emissions-2010-2015.

KAPITEL 12

1   Die Bibel. 2. Buch der Chronik 32, 31.

2   Dehning, J., Zierenberg, J., Spitzner, F. P. et al. (2020, 10. Juli). *Inferring change points in the spread of COVID-19 reveals the effectiveness of interventions*. Science, 369(6500). science.sciencemag.org/content/369/6500/eabb9789.

3   Alagoz, O., Sethi, A., Patterson, B. et al. (2020, 9. Juni). *Impact of Timing of and Adherence to Social Distancing Measures on COVID-19 Burden in the US: A Simulation Modeling Approach.* medRxiv. www.medrxiv.org/content/10.1101/2020.06.07.20124859v1.

4   »I think we've probably done the best job of any country, certainly of any major country anywhere in the world on the pandemic.« Donald Trump in einer Rede in Freeland (2020, 10. September). www.rev.com/blog/transcripts/donald-trump-freeland-mi-campaign-rally-speech-transcript-september-10.

5   Robert Koch-Institut (2020, 27. Oktober). *Schätzung der aktuellen Entwicklung der SARS-CoV-2-Epidemie in Deutschland – Nowcasting Epi Bull 17/2020.* www.rki.de/DE/Content/InfAZ/N/Neuartiges_Coronavirus/Projekte_RKI/Nowcasting.html.

6   Department of Commerce, Bureau of the Census. (1920). *Special Tables of Mortality From Influenza and Pneumonia. Indiana, Kansas, And Philadelphia.* Washington: Washington Government Printing Office.

7   Price, G. M. (1918). Influenza – Destroyer and Teacher. The Survey, 41, S. 367 ff

8   BBC. (2020, 24. Januar). *Interview with Chris Whitty. China coronavirus: UK tracing up to 2,000 Wuhan visitors.* www.bbc.com/news/uk-51232163.

9   Bundesamt für Wirtschaft und Ausfuhrkontrolle (2020, 4. März). *Anordnung von Beschränkungen im Außenwirtschaftsverkehr mit bestimmten Gütern.* www.bafa.de/SharedDocs/Downloads/DE/Aussenwirtschaft/afk_coronavirus_schutzausruestung_anordnung.html.

10   Su, A. (2020, 2. April). *Why China's wildlife ban is not enough to stop another virus outbreak.* Los Angeles Times. www.latimes.com/world-nation/story/2020-04-02/why-china-wildlife-ban-not-enough-stop-coronavirus-outbreak.

11   Environmental Investigation Agency (2020, 25. März). *We've been accused of peddling 'fake news' – so here are the facts about China's recommended use of bear bile.* eia-international.org/news/weve-been-accused-of-peddling-fake-news-so-here-are-the-facts-about-chinas-recommended-use-of-bear-bile/; Fobar, R. (2020, 27. März). *Chinas Regierung empfiehlt Bärengalle gegen COVID-19.* National Geographic. www.nationalgeographic.de/tiere/2020/03/chinas-regierung-empfiehlt-baerengalle-gegen-covid-19.

12   Kekulé, A. (2021). *Global Early Warning System for Infectious Diseases.* Davos: One Health Summit. Siehe auch Anm. 2 im Kap. 6.

13   »Now, here, you see, it takes all the running you can do, to keep in the same place.« Carroll, L. (1974). *Alice hinter den Spiegeln.* Frankfurt/M.: Insel. (engl. Orig. 1872)

14   Convention on Biological Diversity. (2020). *Global Biodiversity Outlook 5*. www.cbd.int/gbo5.
15   Faust, C. L., McCallum, H. I., Bloomfield, L. S. P. (2018, 21. Februar). *Pathogen spillover during land conversion*. Ecology Letters, 21(4). onlinelibrary.wiley.com/doi/abs/10.1111/ele.12904; Gibb, R., Redding, D. W., Chin, K. Q. et al. (2020). *Zoonotic host diversity increases in human-dominated ecosystems*. Nature, 584, S. 398–402. www.nature.com/articles/s41586-020-2562-8; Dobson, A. P., Pimm, S. L., Hannah, L. et al. (2020, 24. Juli). *Ecology and economics for pandemic prevention*. Science, 369(6502), S. 379 ff. pubmed.ncbi.nlm.nih.gov/32703868/.

REGISTER

A

Abbott   S. 257
Absonderung   S. 228, 315
ACE-2   S. 92
– Rezeptor   S. 41, 43, 97, 153 f.,
   156, 158 f., 303, 315
Acute respiratory distress
   syndrome (ARDS–Akutes
   Lungenversagen)   S. 94, 304
Adaptive Immunantwort   S. 60,
   64 f., 67, 89, 325
Adenoviren   S. 187 f.
Adjuvanzien   S. 187
Aerogene Infektion   S. 241, 244
Aerogene Übertragung   S. 219,
   234, 245, 255, 264, 317
Aerosole   S. 235, 244
Afrikanische Schweinepest   S. 96
Aids   (siehe auch HIV)   S. 72 f., 86,
   89, 106, 140 f., 172, 188, 293, 303
Alltagsmasken   S. 239, 241 f., 244
Altenheime   S. 127, 212, 232–236,
   248, 259, 262 f., 270
American Public Health
   Association   S. 287, 335
Angeborene Immunantwort
   S. 61, 63, 90, 95, 176, 187
Angeborene Immunität   S. 125
Ansteckungsfähigkeit   (siehe auch
   Kontagiosität)   S. 81, 95, 137,
   139 f., 248
Antibiotika   S. 57, 71
Antigen   S. 64 ff., 168 f., 185, 301 f.,
   312
– Schnelltest   S. 168 ff., 202,
   256–261
Antikoagulanzien   S. 176
Antikörper   S. 57, 60, 64–67, 90,
   122, 155, 166–171, 173 ff., 178,
   182 ff., 188 f., 303 ff., 314
– Test   S. 170
Antiviraler Zustand   S. 63

ARDS   siehe Acute respiratory
   distress syndrome
Argentinien   S. 183, 208
AstraZeneca   S. 187 f.
Atemschutzmaske   S. 149, 236,
   239
Atemwegsinfektion   S. 25, 74, 85,
   124, 155, 208, 312
Atlantic Storm   S. 108 ff., 325
Ausatemventile   S. 244
Ausgangssperre   S. 29, 212 f., 311,
   335, 337
Autochthone Infektionen   S. 304
Aviäre Influenzaviren   S. 76, 92,
   302

B

Baden-Württemberg   S. 29, 31,
   199 f., 322
Bakterielle Infektion   S. 57
Basisreproduktionszahl (R_0)
   S. 132 f., 137 f., 141, 179, 228,
   304, 315, 335
Bayern   S. 24, 29, 31, 199 f.
Belgien   S. 212 f.
Berlin   S. 101, 109, 238, 267
Beschleunigen und Bremsen
   S. 213 f., 216, 220, 230, 278
Bill and Melinda Gates
   Foundation   S. 114 f.
Biodiversität   S. 299
BioNTech   S. 190
Blattern   S. 180, 200, 294, 304
Blutplättchen   S. 58
B-Lymphozyten   S. 64 f., 304,
   314, 320
BMI   siehe Body-Mass-Index
Body-Mass-Index (BMI)   S. 237,
   305
Bolsonaro, Jair   S. 292

Brasilien S. 32, 34, 114, 136, 179, 183, 198, 208, 269, 290, 292, 319
Broomfield, Sir Nigel S. 109
Brundtland, Gro Harlem S. 108 f.
Bundesamt für Bevölkerungs-schutz und Katastrophenhilfe S. 109, 304, 325 f.
Buzek, Jerzy S. 108
Buzyn, Agnès S. 22, 321

C

Cabinet Office Briefing Room (COBRA) S. 22, 305
CanSino S. 187 f.
Carroll, Lewis S. 297
Case fatality ratio (CFR) S. 55, 123, 235, 305
CCDC *siehe* China Center for Disease Control and Prevention
CDC *siehe* Center for Disease Control and Prevention
Center for Disease Control and Prevention S. 85, 116, 150, 210, 305
Center for Health Security S. 106, 111, 115, 326
CEPI *siehe* Coalition for Epidemic Preparedness Innovations
CFR *siehe* Case Fatality Ratio
China S. 14–26, 31, 76, 81 ff., 96–99, 116, 120 ff., 126 f., 129, 142, 147, 149, 152, 157 f., 161, 181, 186, 201, 209 f., 285, 295 f., 298, 322, 326–330, 333, 336
Chinese Center for Disease Control and Prevention (CCDC) S. 116, 210, 305
Chloroquin S. 171, 175, 331
Chromosomen S. 41
Clade X S. 111
Cluster S. 111, 249 f., 278, 305
Coalition for Epidemic Preparedness Innovations (CEPI) S. 114, 178
COBRA *siehe* Cabinet Office Briefing Room
Codogno S. 26 f., 119–122
Columbus, Christoph S. 133

Containment-Scouts S. 255
Copeland, S. Royal S. 202, 287
Cordon Sanitaire S. 192, 212
Corona-Auflagen S. 33
 – Ausbruch/Covid-Ausbruch S. 122, 147, 211 f., 235, 311
 – Test/Covid-Test (*siehe auch* Do-it-yourself-Test, Schnelltest) S. 208, 216, 261, 267
Coronavirus-/SARS-CoV-2-Infektion S. 61, 126, 129, 178 f., 191, 219, 230, 236 f., 248, 257 ff., 264, 269 ff.
Corona-Warn-App S. 253, 255, 356
COVAX-Initiative S. 178, 292
Covid-Behandlung S. 171 f., 177
Covid-Impfstoff S. 191
Cox, Nancy S. 74
Cytotoxische T-Lymphozyten S. 64, 184, 188, 303, 305

D

D614G (Virus-Mutation) *siehe* G-Variante
DALY *siehe* Disability-adjusted life years
DDT (Insektenvernichtungs-mittel) S. 71, 306
de Maizière, Thomas S. 114, 326
Dendritische Zelle S. 72 ff., 91 f., 185 f., 306, 308
Desinfektion S. 28, 111, 201 f., 218 f., 243
Dexamethason S. 175 f., 325, 332
Diphtherie S. 174
Disability-adjusted life years (DALY) S. 273
Disease Outbreak News (DON) S. 15, 18, 306 f.
DNA (Desoxyribonukleinsäure) S. 41 f., 45–49, 52, 57, 83
Do-it-yourself-Test S. 170, 260
Domäne S. 48 f., 154, 307, 315
DON *siehe* Disease Outbreak News
Doppelblind-Studie S. 183
Doppelsträngige RNA S. 62
Dromedare S. 87

Drosten, Christian   S. 321, 331, 333, 335 f.
Dunkelziffer   S. 15, 29, 102, 126, 218, 322

E

Early Warning and Response System (EWRS)   S. 23, 307
East India Company   S. 200
Ebola   S. 16, 35, 39, 53 ff., 72 f., 79, 81, 92, 114, 138, 153, 173, 188, 296 f., 331
ECDC (European Centre for Disease Prevention and Control)   S. 109, 257, 307
Einreisekontrolle   S. 19, 21, 29, 203, 207, 225 ff., 231
Einreiseverbot   S. 111, 225
Elimination   S. 226, 231
Emerging diseases   S. 15, 307
Enzyme   S. 42, 46 f., 62, 307, 329
Epidemie   S. 15, 25, 29 f., 33, 55, 68, 88, 91, 106 f., 109, 121, 123, 127 f., 132 f., 136–141, 143 f., 161, 178 ff., 209, 214, 217, 220, 223–233, 248 f., 262, 267, 272, 286, 288, 303, 319, 322, 334, 340
Epidemische Schwelle   S. 132, 179, 307
Eradikation   S. 71, 307
Ernte-Effekt   S. 270
Erster Weltkrieg   S. 79, 103
Eukaryonten   S. 48, 307
Europäisches Frühwarnsystem   S. 23
EWRS   *siehe* Early Warning and Response System
Excess mortality   S. 235, 273

F

Fancang Shelter Hospitals   S. 210
FFP2   S. 236, 239, 241, 308
  – Maske   S. 236, 243
FFP3   S. 239
FFP-Maske   S. 239, 241, 243 f., 255, 262

Flatten the Curve   S. 215, 217, 223, 231
Fledermaus   (*siehe auch* Hufeisennase)   S. 62, 97, 153, 155 f.
Foshan   S. 85, 99
Fouchier, Ron   S. 84, 87, 324
Frankreich   S. 22–25, 30, 33, 128, 171, 195, 200, 212 f., 220, 229
Fresszellen   S. 54, 64, 93 f., 125, 173, 176 f., 186 f., 189 f., 237, 308, 312
Fridays for Future   S. 298
Frischluftzufuhr   S. 246
Fu, Gao   S. 115 f., 210
Furin   S. 329

G

Gain of function   S. 159 f.
Gamaleya Institut   S. 187
Gardner, Lauren   S. 20
Gates, Bill   S. 114 f., 178
GAVI   *siehe* Global Alliance for Vaccines and Immunization
Gedächtniszelle   S. 65 ff., 90, 125, 170
Gelsinger, Jesse   S. 189, 334
Genom   S. 41, 45 f., 78, 83 f., 156, 165, 169, 308, 311, 313
Gesichtsabstand   S. 240, 244
  – kontakt   S. 240, 244 f., 264
  – maske   S. 18
Gesundheitsamt   S. 17 f., 28, 30, 150, 218, 228, 231, 246, 249 ff., 253 ff., 288, 294, 313
  – notfall   S. 20 f., 314, 321
  – system   S. 28, 102, 116, 182, 195, 198, 215, 231, 233, 312, 319
Ghebreyesus, Tedros   S. 21, 327
Gilead Sciences   S. 172
Global Alliance for Vaccines and Immunization (GAVI)   S. 178
Global Health (Globale Gesundheit)   S. 101, 339
Global Surveillance and Response System (Globales Frühwarnsystem)   S. 102, 324 f.
Goldstandard   S. 168, 256 f.
Granulozyten   S. 64, 93 f., 306, 325

Green Channel S. 17
Grippaler Infekt S. 27
Grippe (*siehe auch* Influenza)
  S. 74–79, 81 ff., 86, 107, 110,
  123 f., 136, 175, 178, 200 f.,
  217 f., 235, 268 f., 272, 277,
  287 f., 294, 336, 338
  – **virus** (*siehe auch*
  Influenzaviren) S. 15, 21 f.,
  109, 155, 310
Guangdong S. 74, 83 ff., 96 f.
Guangzhou S. 85
G-Variante (des Virus) S. 128 f.,
  144, 195, 211, 308

H

H5N1 *siehe* Vogelgrippe
Hamburg S. 72
Hancock, Matt S. 22
Händewaschen S. 218
Heinsberg S. 30
Hepatitis-C S. 173
Herdenimmunität S. 34, 67, 69,
  178 f., 191, 224, 227, 230, 232,
  309
Herdenschutz S. 68, 180, 217
Herpes S. 53 f., 76, 133
Hiskia S. 284
Hispaniola S. 133, 136
HIV (*siehe auch* Aids) S. 72, 89,
  140, 188 f., 309, 328, 333
Hongkong S. 13 f., 16, 21, 73–76,
  84 ff., 91, 114, 149, 151, 196, 299
Hotspot S. 25, 31, 200, 243, 270,
  309
Huanan Seafood Market S. 14,
  144
Hufeisennasen S. 97, 99, 155
Hultin, Johan S. 77 f.
Hydroxychloroquin S. 71, 75, 331

I

IFR *siehe* Infection fatality ratio
IHR *siehe* International Health
  Regulations
Immunität (*siehe auch*
  Angeborene Immunität,
  Herdenimmunität,
  Kreuzimmunität,
  Teilimmunität) S. 61, 66,
  124 f., 132, 140, 164, 169 f., 189,
  230, 269, 301 f., 310, 318
Immunsystem S. 34, 53 f., 59, 90,
  153, 158, 176 f., 184, 189 ff., 303,
  312 f.
Impfstoff (*siehe auch* COVID-
  Impfstoff, inaktivierte
  Vakzinen, Lebendimpfstoff,
  RNA-Impfstoff, Untereinheiten-
  Impfstoff, Vektorimpfstoff)
  S. 34, 36, 82, 108, 163 f., 178,
  182 f., 186–191, 260, 290, 293,
  311, 319
Inches, James W. S. 201
Inaktivierte Vakzinen S. 90, 186
Index-Fall (*siehe auch* Patient zero)
  S. 152, 309
Industrieländer S. 32, 114, 306
Infection fatality ratio (IFR)
  S. 126
Infektion (*siehe auch* Aerogene
  Infektion, Atemwegsinfektion,
  Autochthone Infektion,
  Bakterielle Infektion,
  Coronavirus-/SARS-CoV-2-
  Infektion, Schmierinfektion,
  Tröpfcheninfektion) S. 60, 66,
  154, 164, 170 f., 172, 174, 176
Infektionskette S. 25, 29, 143,
  152, 157, 218, 224–228, 246,
  248 ff., 280, 309 f., 313
  – **krankheit** S. 15 f., 23, 33, 67,
  72, 81, 138, 148, 151, 164, 200,
  305, 316 f.
  – **risiko** S. 137, 233

Influenza (*siehe auch* Grippe, Grippevirus) S. 19, 26, 35, 66, 74–79, 86 f., 114, 119, 136, 139, 148, 202, 217, 269, 278, 287, 310, 323, 328, 334, 336, 339 f.
– **Viren** S. 75 f., 79, 81, 92, 102, 126, 277, 304, 318, 326
Inglesby, Tom S. 115 f.
Inkubationszeit S. 216, 248
Inokulation S. 201
Intensivstation S. 14, 84, 119, 123, 176, 209, 212 f., 217, 231
Interferon S. 62 f., 90–94, 172, 177, 310, 332
International Health Regulations (IHR) S. 103 f., 294, 309, 314, 325
Internationaler Gesundheitsnotfall (PHEIC) S. 105, 314, 321
Intervall S. 132, 141, 213, 230, 278, 310
Inuit S. 78
Ischgl S. 30, 200, 334
Isolation/Isolierung S. 138, 192, 228, 249 f., 287
Italien S. 24 ff., 31, 120 f., 127, 129, 143 f., 192, 200, 205, 207, 212 f., 218, 244, 270, 322, 338

J

Janssen S. 187
Jenner, Edward S. 181, 319
Jianlun, Liu S. 84 ff.
Jixian, Zhan S. 148
Johns Hopkins Center for Health Security S. 111, 115, 326
Johns Hopkins University S. 20, 106
Jongun, Kim S. 231

K

Kennedy, John F. S. 163
Kindergarten S. 53, 259
Klimawandel S. 14, 300
Klimaziele S. 298

Klinische Prüfung S. 182
Knobloch, Jürgen S. 72, 323
Kollateralschäden (*siehe auch* Primäre Kollateralschäden, Sekundäre Kollateralschäden, Tertiäre Kollateralschäden) S. 310
Kontagiosität S. 81, 95, 142, 200, 310
Kontaktperson S. 25, 30, 120, 228, 248 f., 310, 313
Kontrollarm S. 183
Kortison S. 176
Krankenhaus S. 17, 24 f., 60, 85, 119, 121 ff., 148, 234
Kreuzimmunität S. 66, 124, 269, 310 f.
Krise S. 22, 28, 30, 35 f., 69, 101, 109, 112 f., 171, 192, 195, 207, 210 f., 221, 261, 285, 289 ff., 295 f., 300, 311, 323, 325, 334 ff.
Ksiazek, Thomas G. S. 84, 324
Kwong Wah Hospital S. 84

L

Laborstraße S. 168, 256
Laborunfall S. 160 f.
Lacalle Pou, Luis S. 208, 335
Lama S. 166, 169
Länderübergreifende Krisen-Exercise (LÜKEX) S. 109
Larvenroller S. 17, 85, 97, 295
Last Universal Cellular Ancestor (LUCA) S. 44, 311
Lebendimpfstoff S. 184
Lebendmärkte (Wet markets) S. 96, 156, 297 f., 319
Lederberg, Joshua S. 106
Les Contamines-Montjoie S. 22 f.
Letalität (*siehe auch* Sterblichkeit) S. 55, 102, 111, 311, 317
Leukozyten S. 308, 311 f., 325
Lipid nanoparticles (LNP) S. 189 f., 311
LNP *siehe* Lipid nanoparticles
Lockdown S. 25, 33, 121, 210, 212 f., 220, 223, 227, 234, 271, 276, 285 f., 303, 311, 336 f.

Lodi S. 27, 120, 209
Lombardei S. 27, 119 ff., 128 f., 212
Lopinavir (*siehe auch* Ritonavir) S. 172, 331
LUCA *siehe* Last Universal Cellular Ancestor
Lucy (Spanische-Grippe-Leiche in Alaska) S. 78
Luftsicherheitsgesetz S. 276
Luftverschmutzung S. 277
LÜKEX *siehe* Länderübergreifende Krisen-Exercise
Lungenentzündung (*siehe auch* Pneumonie) S. 14–17, 71, 87, 89 f., 119, 148, 155, 314, 316
Lymphknoten S. 54, 64 f., 237, 312
Lymphozyten S. 64–67, 170, 182, 184, 186–189, 303 ff., 311, 314, 318, 320, 325

M

Macron, Emmanuel S. 205
Madrid S. 220, 264, 336
Maestri, Mattia S. 119, 122
Malara, Annalisa S. 119–122
Malaria S. 71, 171 f., 331, 335, 339
Masern S. 68, 71, 133, 136 f., 139, 184, 224
Maske (*siehe auch* Alltagsmaske, Atemschutzmaske, FFP-Maske, FFP2-Maske, Gesichtsmaske, Mund-Nasen-Bedeckung, OP-Maske, OP-Mundschutz) S. 240, 242, 245, 247
Maskeninitiativen S. 205
Massentierhaltung S. 157
Mattarella, Sergio S. 121
MERS *siehe* Middle Eastern Respiratory Syndrome
MERS-CoV S. 87–90, 312
Methylprednisolon S. 176, 332
Middle Eastern Respiratory Syndrome (MERS) S. 87, 154, 312
Milchglas-Trübungen S. 143

Milz S. 51 f., 54, 59, 65, 104, 114, 237, 312
Ming-Dynastie S. 180
Mink *siehe* Nerz
Mischgefäß S. 76, 79
Mitigation S. 112, 225, 227, 229, 312
Monozyten S. 312, 325
Montagnier, Luc S. 159
Montagu, Lady Mary Wortley S. 201
Morbidität S. 278, 313
Mortalität S. 55, 124 f., 278, 313, 317 f.
München S. 120
Mund-Nasen-Bedeckung S. 239, 312
Mutation S. 128 f., 144, 157, 184, 230, 313, 327 ff.

N

Nachverfolgung S. 25, 30, 218, 226 ff., 234, 248 ff., 254 f., 278, 280, 313, 317
Natürliche Killerzellen S. 93, 313
Nefesh, Pikuach S. 276
Nerz (Mink) S. 158
Neuseeland S. 32 f., 159, 225, 231
New York City S. 72, 128, 202, 267, 285
Nichtpharmazeutische Interventionen S. 192
Niederlande S. 87
Noise-Effekt S. 250 f.
Norditalien S. 28–31, 119, 121 ff., 127 ff., 141–144, 195, 199, 212, 234, 270, 276
Nordrhein-Westfalen S. 31
Norwegen S. 114
Notfallkomitee S. 20, 105
Notstand S. 30, 321
Novavax S. 187

O

Operation Warp Speed S. 178, 290, 332
OP-Maske S. 244
OP-Mundschutz S. 239 f.
Osterhaus, Albert S. 84
Osterholm, Michael S. 79
Österreich S. 30 f., 128, 195, 199, 213, 254
Outbreak (Film) S. 73

P

Pandemieplan S. 28, 74, 107, 112, 114, 224, 294
Parasit S. 51, 92
Pareto-Prinzip S. 206
Patient zero/paziente uno S. 85, 121 f., 129, 144, 151 f., 309, 313
PCR *siehe* Polymerase-Kettenreaktion
PCR-Sensitivität S. 165, 168, 170
PCR-Spezifität S. 168
PCR-Test S. 122, 248, 257, 330 f.
PEDV *siehe* Porcine epidemic diarrhea virus S. 82, 96, 314
Peiris, Malik S. 83, 97
Petersen, Wolfgang S. 73
Pfizer S. 189
PHEIC (Public Health Emergency of International Concern) *siehe* Internationaler Gesundheitsnotfall
Planspiele S. 107, 111, 318
Pneumonie (*siehe auch* Lungenentzündung) S. 314, 316
Pocken S. 71, 86, 104, 108, 133, 136, 139, 180 f., 186, 200 f., 294, 304, 319, 323
Polio S. 15, 71, 314, 323
Polymerase-Kettenreaktion(PCR) S. 122, 165 f., 170, 248, 256–259
Polynesien S. 136
Popper, Karl S. 206
Porcine epidemic diarrhea virus (PEDV) S. 82, 96, 314
Potter, George S. 67

PREDICT S. 296
Primäre Immunreaktion S. 66, 89, 173, 177, 182, 186, 303 f.
Primäre Kollateralschäden S. 272
ProMED-Mail S. 15, 87
Protein S. 41 ff., 45 ff., 49 f., 57, 62, 128, 154, 156, 158 f., 168 f., 185 ff., 189 f., 303 f., 306 ff., 314–320, 329
Proximitätsbestimmung S. 254
Prüfarm S. 183
Puyeo, Tomás S. 214 f.

Q

Quarantäne S. 25, 104, 120, 170, 192, 208, 211, 225, 228, 231, 248 f., 272, 313, 315
 – **anordnung** S. 250
 – **maßnahmen** S. 248

R

R_0 *siehe* Basisreproduktionszahl
RaTG13 (Fledermausvirus) S. 156, 159 f.
Rechenbach, Peer S. 28
Regeneron S. 175
Reinfektion S. 230
Rekombination S. 157, 315
Remdesivir S. 172 ff., 325, 331
Reproduktionszahl R S. 68, 129, 132, 214, 216, 218, 286, 307, 315
Resilienz (*siehe auch* Schwarmresilienz) S. 113, 197, 279, 289, 291
Rezeptor-Bindungsdomäne S. 154
Rezession S. 214
Ribonukleinsäure (RNA; *siehe auch* Doppelsträngige RNA) S. 41 ff., 62, 77 f., 83 f., 90, 157, 165, 167 f., 189 f, 290, 306, 308, 311, 313 ff.
Ribosomen S. 41 f., 46 f., 49, 57, 62, 315 f.
Ribozym S. 46

Risiko (*siehe auch* Sterbensrisiko)
S. 22, 25, 32, 40, 67, 79, 110, 124,
137, 189, 232, 234, 236, 240,
243 f., 247, 250, 254, 261 ff., 264,
270., 276 ff., 338
–**faktoren** S. 243, 237 f.
–**gebiet** S. 24, 29 f.
–**gruppe** S. 180, 191, 223, 232,
234, 236, 238, 245, 278, 317
–**person** S. 236, 243 f., 256, 259,
262 f.
Ritonavir (*siehe auch* Lopinavir)
S. 172, 331
RKI *siehe* Robert Koch-Institut
RNA-Impfstoffe S. 189 f.
Robert Koch-Institut (RKI) S. 22,
29 f., 111, 200, 214, 216, 238,
248, 286, 316, 321 f., 334, 336,
338, 340
Roche S. 257
Rotuma S. 136, 328
Roux, Émile S. 202
Rückstellproben S. 296

S

SADS-CoV S. 97, 99, 316
San Francisco S. 17, 130, 140, 228
SARS-CoV-2 S. 84, 122, 150, 152,
154, 165, 169, 182, 200, 210 f.,
259, 269, 303, 305, 309, 327, 330
– **Genom** S. 84, 165, 169
– **Kontagiosität** S. 142, 200
SARS-related coronaviruses
S. 155, 330
Sättigungseffekt S. 229
Sauerstoff S. 175, 177
Schließung S. 29, 150, 199, 202,
213, 287
Schmierinfektion S. 219, 242 f.
Schnelltest S. 168 ff., 202, 236,
256 ff., 278 f., 289
Schule S. 53, 199, 201 f., 208, 211,
233, 248 f., 262 ff., 279, 285,
287, 305
Schuppentiere S. 156 f.
Schutzkommission S. 28, 30,
106 f., 109 f., 115, 210, 325 f., 337
Schwarmresilienz S. 291

Schweden S. 231 ff.
Schweinedurchfall *siehe* Porcine
epidemic diarrhea virus
Schweinegrippe S. 114
Schweiz S. 246, 338
Sechste Plage S. 293 f.
Secondary attack rate S. 137,
140, 328
Sekundäre Immunreaktion S. 66
Sekundäre Kollateralschäden
S. 272
Sekundärschäden S. 112
Select Agents List S. 79
Sensitivität (*siehe auch*
Empfindlichkeit) S. 165, 168,
170, 288, 314
Serumtherapie S. 173 f.
Seuchen-Bekämpfung S. 104,
202, 246
Seward-Halbinsel S. 78
Shuk-kwan, Chuang S. 151
Singapur S. 21, 23, 86, 120, 131,
196
Sinopharm S. 186
Sinovac S. 186
SMART (Konzept) S. 226, 228,
232 f., 236, 243, 245f, 250, 254,
256, 259, 262 f., 267 f., 278 ff.,
315
Social Distancing (*siehe auch*
Gesichtsabstand) S. 29, 127,
138 f., 142, 178, 231, 232, 285,
303, 317, 340
Solidarity S. 172, 175, 331
Sonnenkorona S. 83
Soper, George A. S. 202, 219, 334
Soziale Medien S. 15
Spahn, Jens S. 335
Spanien S. 23, 33, 128, 130, 195,
200, 212 f.
Spanische Grippe S. 75, 77–82,
86, 110, 124, 178, 200 f., 217 ff.,
272, 287 f., 294, 336
Speranza, Roberto S. 26, 120
Spezifität S. 168, 315
Spike/Spike-Protein S. 43, 128,
153 f., 156, 158 f., 168, 185, 187,
189 f., 303, 306, 329
Spillover S. 72, 296, 317, 340
Steady state S. 226, 233

Sterberisiko (CFR) S. 123, 130, 236 f., 262, 305, 311
Sterblichkeit (*siehe auch* Letalität) S. 34, 55, 74, 77, 116, 123, 125 ff., 172 f., 176, 178, 212, 217, 223, 232 f., 278, 290, 309, 317, 327
Sterilisierende Immunität S. 66, 318
Stewart, William H. S. 71
Stöhr, Klaus S. 19, 321, 325
Streeck, Hendrik S. 335
Sturgis Motorrad-Rallye S. 264
Südkorea S. 21, 31, 32, 88, 120, 131, 149, 196
Superspreader S. 85, 111, 139, 142, 318
Superspreading S. 85, 90 ff., 129, 135, 140 f., 151 f., 154, 224, 241 f., 245 ff., 249 f., 263 f., 278, 318, 328, 336, 338
Swine acute diarrhea syndrome coronavirus (SADS-CoV) S. 97, 316

T

Table-Top-Übungen S. 107 f., 110, 206, 210, 318
Taíno S. 133, 136
Taiwan S. 21, 32 f., 131, 196, 198, 208
Taubenberger, Jeffery S. 77 ff., 323 f.
Tegnell, Anders S. 232
Teilimmunität S. 66, 143, 269, 318
Tertiäre Kollateralschäden S. 275, 278
TGEV (transmissible gastroenteritis virus) S. 82, 318
Thailand S. 19, 21, 131, 149, 196, 207
The Hammer and the Dance S. 214 f., 335
The Metropole (Hotel) S. 85, 91
Thrombose S. 94, 176, 318
Thunberg, Greta S. 298
Tierviren S. 72 f.

T-Lymphozyten S. 64–67, 182, 184, 186, 188 f., 303, 305, 318, 320
Tongguan S. 130 f., 156, 160
Tote (durch Corona und Covid) S. 27, 207 ff., 232, 270 f, 273 ff., 292, 334
Tröpfcheninfektion S. 240, 244 f.
Trump, Donald S. 21, 115, 171, 175, 285, 331, 340
Tufts University S. 296
Turnaround time S. 168, 338

U

Übergewicht S. 103, 124, 233, 290, 305
Übersterblichkeit S. 235, 238, 270 f., 318
U-förmige Altersverteilung S. 124, 177
Ultrabreitband S. 254
UN *siehe* Vereinte Nationen
Untereinheiten-Impfstoff S. 186
Urlaubsrückkehrer S. 199, 250
Uruguay S. 32, 130, 198, 208, 335
USA S. 31–34, 74, 79, 86, 104, 111, 114, 128 ff., 144, 168, 183, 195, 198–201, 209, 212, 220, 229, 232, 237, 244, 267, 269, 275 f., 280, 285, 288, 290, 296, 305, 308

V

Vakzine S. 181, 186, 188, 190 f., 220, 290, 319
Variolation S. 181, 183 f., 200 f., 242
Variolation Movement S. 201, 205
Vektorimpfstoff S. 187, 189
Veranstaltungsverbot S. 205
Vereinte Nationen (UN) S. 324, 335
Virusmenge S. 137, 168, 235, 242, 246, 259
Virusvermehrung S. 43, 93, 172

Vogelgrippe (H5N1)   S. 74 ff., 114, 154 f., 304, 308, 319
von Behring, Emil   S. 174
von Bomhard, Nikolaus   S. 32

W

Walter Reed Army Medical Center S. 77, 175
Webster, Robert G.   S. 75
Weltgesundheitsorganisation (WHO) S. 15–21, 24–27, 33, 72, 82 f., 86 f., 102–106, 108 f., 123, 126, 149, 171 ff., 175, 178, 181, 190 f., 219, 223, 238, 256, 294–297, 306, 309, 314, 319, 321 ff.
Weltwirtschaftsforum   S. 114 f.
Wet markets   *siehe* Lebendmärkte
WHO   (*siehe* Weltgesundheitsorganisation)
Wieler, Lothar   S. 22
Wirbeltiere   S. 48, 60 f., 169 f.
Wirtschaft   S. 29, 32, 106, 108 f., 195, 206, 213, 234, 279, 318, 340
Wuhan Institute of Virology S. 17 f., 152, 159, 330
Wuhan   S. 13 f., 16–19, 23 f., 36, 96, 114, 121 f., 128 f., 130 f., 141–152, 155 f., 161, 208 ff., 212, 234, 283, 296, 308 f., 311, 326–330, 336, 340

Z

Zaki, Ali Mohammed   S. 87
Zheng-li, Shi   S. 96 f., 153, 155 f., 159 ff.
Zoonose   S. 87, 319
Zweitinfektion   S. 179, 188
Zytokin   S. 54, 59, 62 f., 91, 94, 176, 310, 320
 – **sturm**   S. 54 f., 94, 125, 176 f., 189, 320
Zytoplasma   S. 41 f., 316, 320